Kochbuch Internistische Intensivmedizin

HEINER LANGENFELD
GABRIEL BURROWS

Kochbuch
Internistische Intensivmedizin

Das pragmatische Kompendium
der gesamten Internistischen Intensivmedizin

FrankoMed Fachverlag

Geschützte Warennamen (Warenzeichen) werden **nicht** besonders kenntlich gemacht. Aus dem Fehlen eines solchen Hinweises kann also nicht geschlossen werden, dass es sich um einen freien Warennamen handele.

Das Werk, einschließlich aller seiner Teile, ist urheberrechtlich geschützt. Jede Verwertung außerhalb der engen Grenzen des Urheberrechtsgesetzes ist ohne Zustimmung der Autoren unzulässig und strafbar. Das gilt insbesondere für Vervielfältigungen, Übersetzungen, Mikroverfilmungen und die Einspeicherung und Verarbeitung in elektronischen Systemen.

© 2001 by Heiner Langenfeld und Gabriel Burrows

FrankoMed-Fachverlag
Inge Langenfeld & Andrea Burrows
Judenbühlweg 9
97082 Würzburg

ISBN 3-935835-01-9

Typografie, Satz, Lithografie, Illustration: ASKU-PRESSE, Bad Nauheim
Druck und Bindearbeiten: Vier-Türme GmbH Benedict Press, Münsterschwarzach

Wichtiger Hinweis:
Wie jede Wissenschaft ist die Medizin ständigen Entwicklungen unterworfen. Forschung und klinische Erfahrung erweitern unsere Erkenntnisse, insbesondere was Behandlung und medikamentöse Therapie anbelangt. Soweit in diesem Werk eine Dosierung oder eine Applikation erwähnt wird, darf der Leser zwar darauf vertrauen, dass die Autoren große Sorgfalt darauf verwandt haben und dass diese Angabe dem Wissensstand bei Fertigstellung des Werkes entspricht.

Für Angaben über Dosierungsanweisungen und Applikationsformen kann von den Autoren jedoch keine Gewähr übernommen werden. Jeder Benutzer ist angehalten, durch sorgfältige Prüfung der Beipackzettel der verwendeten Präparate und gegebenenfalls nach Konsultation eines Spezialisten festzustellen, ob die dort gegebene Empfehlung für Dosierungen oder die Beachtung von Kontraindikationen gegenüber der Angabe in diesem Buch abweicht. Eine solche Prüfung ist besonders wichtig bei selten verwendeten Präparaten oder solchen, die neu auf den Markt gebracht worden sind. **Jede Dosierung oder Applikation erfolgt auf eigene Gefahr des Benutzers.** Die Autoren appellieren an jeden Benutzer, ihnen etwa auffallende Ungenauigkeiten mitzuteilen.

Unseren Eltern –
die dieses Buch möglich gemacht haben
und
unseren Frauen, Kindern und Hunden –
die dieses Buch nötig gemacht haben

Autoren

Prof. Dr. Heiner Langenfeld

wurde 1954 in Recklinghausen geboren. Nach dem Abitur studierte er zunächst Tiermedizin in Gießen. Nach dem Physikum wechselte er zur Humanmedizin nach Marburg und legte dort 1981 das Staatsexamen ab und promovierte. Ab 1981 erhielt er ein Ausbildungsstipendium der Deutschen Forschungsgemeinschaft für Arbeiten zur zellulären kardialen Elektrophysiologie am Physiologischen Institut in Freiburg.

Ab 1984 folgte die Facharztausbildung zum Internisten und Kardiologen an der Medizinischen Universitätsklinik Würzburg, 1991 die Habilitation mit Arbeiten zur Herzschrittmachertherapie und zum Wirkmechanismus von Antiarrhythmika.

Seit 1991 ist Prof. Langenfeld Oberarzt der allgemeininternistischen Intensivstation der Medizinischen Universitätsklinik Würzburg. Er ist Inhaber der »Fakultativen Weiterbildung Spezielle Internistische Intensivmedizin«, hat die Weiterbildungsermächtigung dafür und ist Prüfer für das Teilgebiet »Kardiologie« bei der Bayerischen Landesärztekammer. 1997 folgte die Ernennung zum außerplanmäßigen Professor.

Kapitel: Perikardpunktion, Swan-Ganz-Katheter, Punktionstracheotomie, Reanimation, Überstimulation, Kardioversion, Herzschrittmacher, Betablockertherapie, Erkrankungen des Herz-Kreislaufsystems, Ethische Aspekte und Grenzen der Intensivmedizin (außer Hirntod).

Dr. Gabriel Burrows

wurde 1961 in Nürnberg geboren. Nach dem Schulbesuch in Braunschweig wurde er zunächst zum Bühnenbeleuchter ausgebildet und war am Staatstheater in Braunschweig tätig, ehe er 1983 das Begabtenabitur vor der Bezirksregierung in Braunschweig ablegte. Seit 1983 studierte Dr. Burrows Medizin in Heidelberg, Erlangen und Lübeck, wo er 1989 das Staatsexamen ablegte und promovierte. Die Facharztausbildung zum Internisten durchlief er an Krankenhäusern in Bad Oldesloe und Witten, die Teilgebietsweiterbildung zum Hämatologen und Internistischen Onkologen am Universitätskrankenhaus Eppendorf in Hamburg. 1996 wechselte er an die Medizinischen Universitätsklinik Würzburg, wo er die Fachkunde »Echokardiografie« erwarb und die »Fakultative Weiterbildung Spezielle Internistische Intensivmedizin« abschloss. Seit 1997 ist Dr. Burrows gemeinsam mit Prof. Langenfeld Oberarzt der Medizinischen Intensivstation.

Kapitel: Zugänge, Extrakorporale Eliminationsverfahren, Punktionen (außer Perikard), Intubation, Medikamente, Blut und Blutprodukte, Krankhafte Veränderungen des Blutbildes, Onkologische Notfälle, Nierenversagen in der Intensivmedizin, Akute obstruktive Atemwegserkrankungen, Sepsis, ARDS, Akutes Leberversagen, Spontane bakterielle Peritonitis, Akute Pankreatitis, Alkoholentzugssyndrom, Koma, Intoxikationen.

Seit 1999 führen die Autoren zweimal jährlich für etwa 60 Teilnehmer den dreitägigen »Kursus Internistische Intensivmedizin« durch (Information und Anmeldung über www.intensivmedizin-kursus.de).

Weitere Beiträge

stammen von **Prof. Dr. Wolfgang Scheppach**, Leiter der Abteilung Gastroenterologie (Kapitel Ernährung des Intensivpatienten, Gastrointestinale Blutung), **Dr. Wolfgang Müllges**, Oberarzt der Neurologischen Klinik (Kapitel Diagnostik und Behandlung des Schlaganfalls, Epileptische Anfälle und Status epilepticus, Hirntod) und **Dr. Kai Lopau**, Abteilung Nephrologie (Kapitel Transplantationsmedizin), alle Universitätsklinik Würzburg.

Vorwort

Die erste gedruckte Auflage unseres »Kochbuchs Internistische Intensivmedizin« hat eine lange Vorgeschichte. Der Ursprung liegt in Handlungsanweisungen, die in den letzten Jahren im wesentlichen durch die Oberärzte der Intensivstation der Medizinischen Universitätsklinik Würzburg zusammengetragen worden sind. Dabei entsprachen wir einem vielfach geäußerten Wunsch jüngerer Kolleginnen und Kollegen, in gewissen, zur Eile mahnenden Situationen im Alltag der Intensivstation schnell erfolgversprechende Rezepte zur Hand zu haben. So setzte sich schnell die Bezeichnung »Kochbuch« durch (»Was tun, wenn ...?« oder »Man nehme ...«).

Im Rahmen unseres dreitägigen »Kursus Internistische Intensivmedizin«, den wir seit 1999 durchführen, haben wir diese Handlungsanweisungen erstmalig überarbeitet, ergänzt und als Skript für die Teilnehmer herausgegeben. Das positive Echo bei den Kursteilnehmern veranlasste uns nun, nach weiterer Vervollständigung und Aktualisierung das vorliegende ausführlichere Buch herauszubringen.

Bewusst sind wir bei der ursprünglichen Intention des »Kochbuchs« geblieben und haben der Versuchung widerstanden, ein Lehrbuch zu schreiben. Wenngleich wir den theoretischen Hintergrund zum Verständnis kurz anreißen, haben wir eine zu verzweigte Vertiefung in Grundlagen und die Diskussion von Forschungsergebnissen vermieden, um den Einsatz des Buchs in der Akutsituation nicht zu behindern. Der Übersichtlichkeit wegen sind auch die Literaturhinweise auf grundlegende Arbeiten, Richtlinien und einige interessante neuere Publikationen beschränkt. Nichtsdestotrotz zeigt die Erfahrung in unserer Klinik, dass das Kochbuch auch bei Examensvorbereitungen, z.B. Facharztprüfungen, hilfreich sein kann. Dies soll den Sinn von grundlegenden Lehrbüchern aber nicht in Frage stellen.

Ein Hauptanliegen unseres »Kochbuchs« ist neben der Weitergabe von allgemeingültigem Wissen die Verbreitung von »Tipps und Tricks«, die wir in langjähriger Tätigkeit als Oberärzte einer großen allgemeininternistischen Intensivstation sammeln konnten – auch, wenn in vielen Fällen der letztendliche Beweis der Wirksamkeit durch großangelegte Studien fehlt. Die Intensivmedizin lebt wie kaum ein anderes Gebiet der Inneren Medizin von der Erfahrung. Saubere Studien sind – vielleicht mit Ausnahme der koronaren Herzkrankheit – schwierig durchführbar, da sich bei den oft schwerkranken und multimorbiden Patienten die verschiedensten Krankheiten und Krankheitssymptome überlagern und gegenseitig beeinflussen. Damit die »Tipps und Tricks« auch wirklich von denen kommen, die seit vielen Jahren täglich in der Praxis der Intensivmedizin stehen, haben wir es vermieden, ein »Vielmänner-Buch« von Teilgebietsspezialisten schreiben zu lassen und über 90% des Buches selber verfasst. Der Rest wurde von Autoren geschrieben, die selber langjährig als Intensiv-Oberärzte tätig waren: Prof. Dr. Wolfgang Scheppach von der Medizinischen Universitätsklinik als Gastroenterologe und Dr. Wolfgang Müllges von der Neurologischen Universitätsklinik als Neurologe. Ferner findet sich ein Kapitel von Dr. Kai Lopau aus der Nephrologischen Abteilung unserer Klinik zum Thema der Organtransplatation.

Wir empfehlen, die beschriebenen Methoden kritisch anzuwenden und sind für Anregungen und Kritik dankbar. Wir hoffen, mit dem »Kochbuch« gewisse Standards erarbeitet zu haben und damit auch einen Beitrag zur Qualitätssicherung zu leisten. Wir müssen aber betonen, dass solche Standards keine unumstößlichen Verhaltensmaßregeln sind, sondern mit wachsamem Auge der individuellen Situation beim einzelnen Patienten angepasst werden müssen.

Möge also unser »Kochbuch Internistische Intensivmedizin« in interessierte Hände geraten und helfen, in manch kritischer Situation schnell das richtige zu tun!

Heiner Langenfeld und Gabriel Burrows   Würzburg, im März 2001

Geleitwort

Es gibt viele Kochbücher, aber nur wenige gute. Ein gutes Kochbuch zeichnet sich dadurch aus, dass die Rezepte es erlauben, eine Speise zur Perfektion zuzubereiten. Hierzu sind meist viele Einzelschritte notwendig, die mit exakten Angaben für die Zutaten und Kochzeiten definiert sein müssen. Dies gilt auch für ein Handbuch für die klinische Alltagspraxis, insbesondere wenn es sich um die internistische Intensivmedizin handelt. Zunehmend beruht auch diese auf der überall zitierten »Evidence based« Medizin. In vielen Bereichen sind die intensivmedizinischen Krankheitsbilder jedoch relativ selten, ihr Verlauf sehr variabel und die Behandlung aufgrund eines rasch sich verändernden Verlaufes kaum für eine große Studie randomisierbar. Entsprechende Daten liegen daher nach wie vor für viele intensivmedizinische Erkrankungen nicht vor. Schließlich spielt die praktische Anwendung, bestimmt von manuellen Tricks und Kniffen, auf der internistischen Intensivstation eine hervorragende Rolle.

Das vorliegende praktische Handbuch ist damit tatsächlich ein gutes Kochbuch, welches den Anfänger bei seiner Zeit auf der Intensivstation begleiten und mit dem Fortgeschrittenen und intensivmedizinischen Experten einen Erfahrungsaustausch pflegen kann. Die Verfasser, H. Langenfeld und G. Burrows, sind begeisterte Intensivmediziner mit langjähriger Erfahrung auf einer großen internistischen Intensivstation. Darüber hinaus unterrichten sie Intensivmedizin und führen mit großem Erfolg einen Kursus für internistische Intensivmedizin durch, auf dem das vorliegende Kochbuch beruht. Ich kann es jedem, der sich ein kurz gefasstes und praxisorientiertes Nachschlagewerk für die Intensivstation wünscht, empfehlen.

Prof. Dr. Georg Ertl   Würzburg, Februar 2001
Direktor der Medizinischen
Universitätsklinik Würzburg

Inhaltsverzeichnis

1 Allgemeiner Teil

1.1 Venöse Zugänge

1.1.1 Periphervenöse Zugänge

Jeder Intensivpatient benötigt einen sicheren venösen Zugang. Nicht in jedem Falle ist ein zentralvenöser Zugang indiziert, jedoch ist auch bei Überwachungspatienten ein periphervenöser Zugang obligat. Die Venen des Handrückens oder des Unterarmes sind dabei am besten geeignet; bei der Wahl des Zugangsortes ist zu berücksichtigen, ob der Patient möglicherweise in absehbarer Zeit dialysepflichtig wird (Schonung des Armes – Shuntanlage); bei Hemiparesen ist der nichtparetische Arm zu bevorzugen. Entgegen früherer Meinung muss ein periphervenöser Zugang nicht regelmäßig gewechselt werden, Voraussetzung ist jedoch die mehrmals tägliche Kontrolle auf lokale Entzündungszeichen; bei Fieber unklarer Ursache sind alle Zugänge zu entfernen (auch ohne lokale Entzündungszeichen) und der mikrobiologischen Untersuchung zuzuführen.

1.1.2 Zentralvenöse Zugänge

Wie bereits oben erwähnt, ist es nicht gerechtfertigt, jedem Patienten – nur weil er auf einer Intensivstation aufgenommen wurde – einen zentralvenösen Zugang zu legen. Auch dieser Eingriff (!) muss indiziert sein. Indikationen sind einerseits diagnostisch (Messung des ZVD, Bestimmung der zentralvenösen (nicht gemischtvenösen, diese ist nur über das distale Lumen eines Pulmonaliskatheters zu bestimmen) Sättigung, andererseits therapeutisch. Zu letzteren Indikationen zählen: Unmöglichkeit, einen periphervenösen Zugang zu legen (schlechte Venenverhältnisse, Verbrennungen), Infusion hyperosmolarer und venenreizender Medikamente und Lösungen (Kalium, oft Erythromycin, hochprozentige Glukose- [> 10%] und Aminosäurelösungen – Fette, auch hochkonzentriert, können problemlos periphervenös appliziert werden).

Bei der Wahl des Venenkatheters sollte bereits bei der ersten Anlage in der Notaufnahme berücksichtigt werden, ob eine längerfristige Intensivtherapie mit verschiedenen Dauerinfusionen (Sedierung, Ernährung, Diuretika, Katecholamine) zu erwarten steht. In diesem Fall sollte von vornherein ein Katheter mit ausreichender Anzahl an Lumina (bei uns verfügbar: 2 – 5 Lumina) gelegt werden; diese Katheter müssen dann über die V. jugularis externa, interna, V. subclavia (in Ausnahmen und nur kurzzeitig: V. femoralis) gelegt werden. Reicht ein Lumen aus, sollte in erster Linie ein Zugang über die Venen der Ellenbeuge angelegt werden.

Auch für zentralvenöse Zugänge gilt, dass ein Wechsel nach Schema nicht sinnvoll ist – auch hier muss die Einstichstelle zweimal täglich auf Entzündungszeichen untersucht werden und der Katheter bei lokalen Reizungserscheinungen, Be-

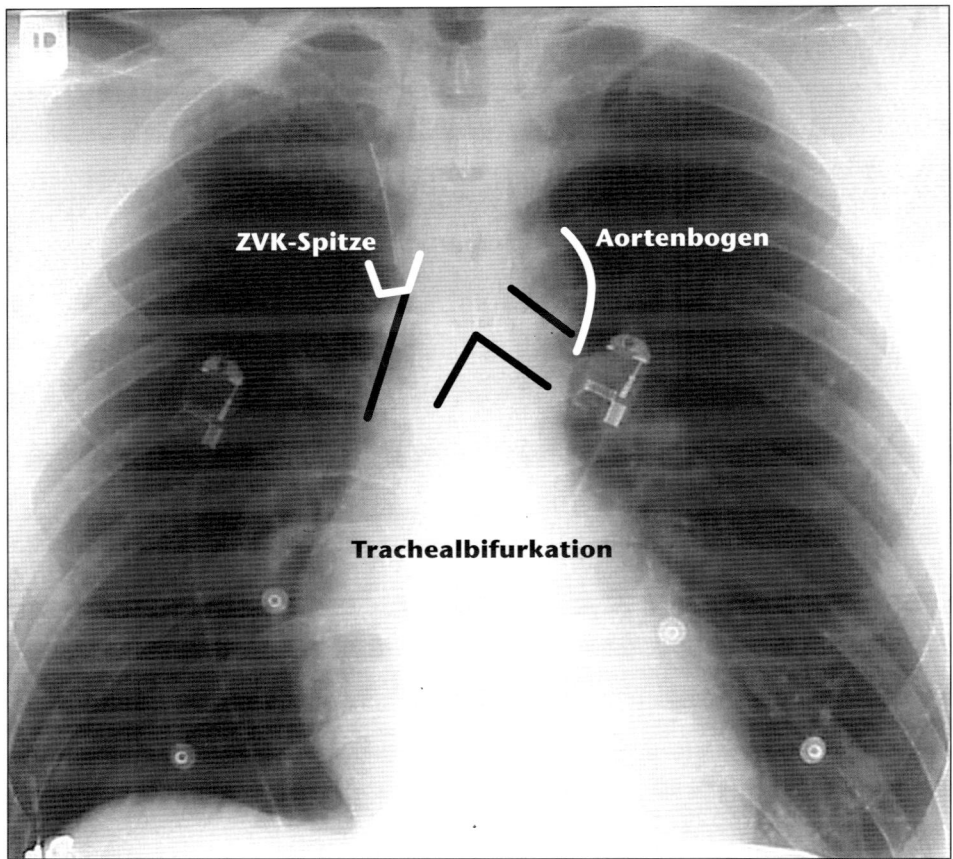

Abb. 1: Korrekte Lage der ZVK-Spitze

schwerden und Fieber umgehend entfernt werden. In dieser Situation ist ein Katheterwechsel »über Draht« (siehe weiter unten) nicht statthaft.

Vor der ersten Medikamentengabe (und dazu zählen auch Infusionen) **muss** die korrekte Lage des ZVK mittels Durchleuchtung oder Röntgenaufnahme kontrolliert und dokumentiert werden. Im p.-a.- oder a.-p.-Strahlengang sollte sich die Katheterspitze auf die Höhe des Aortenknopfes bzw. der Trachealbifurkation projizieren (Abb. 1). Zusätzlich muss der ZVK auf freie Rückläufigkeit und Atemverschieblichkeit der Flüssigkeit im ZVK geprüft werden – hierzu Infusionsflasche unter Patientenniveau halten und Rücklauf von Blut beobachten.

Da ein zu weit (rechter Ventrikel, Tricuspidalklappe) vorgeschobener ZVK oder Seldinger-Draht massive ventrikuläre Rhythmusstörungen (bis zu ventrikulären Tachykardien) auslösen kann, sollte der Patient während des Eingriffes am Monitor überwacht werden. Bei elektiven Katheteranlagen sollten Blutgerinnung,

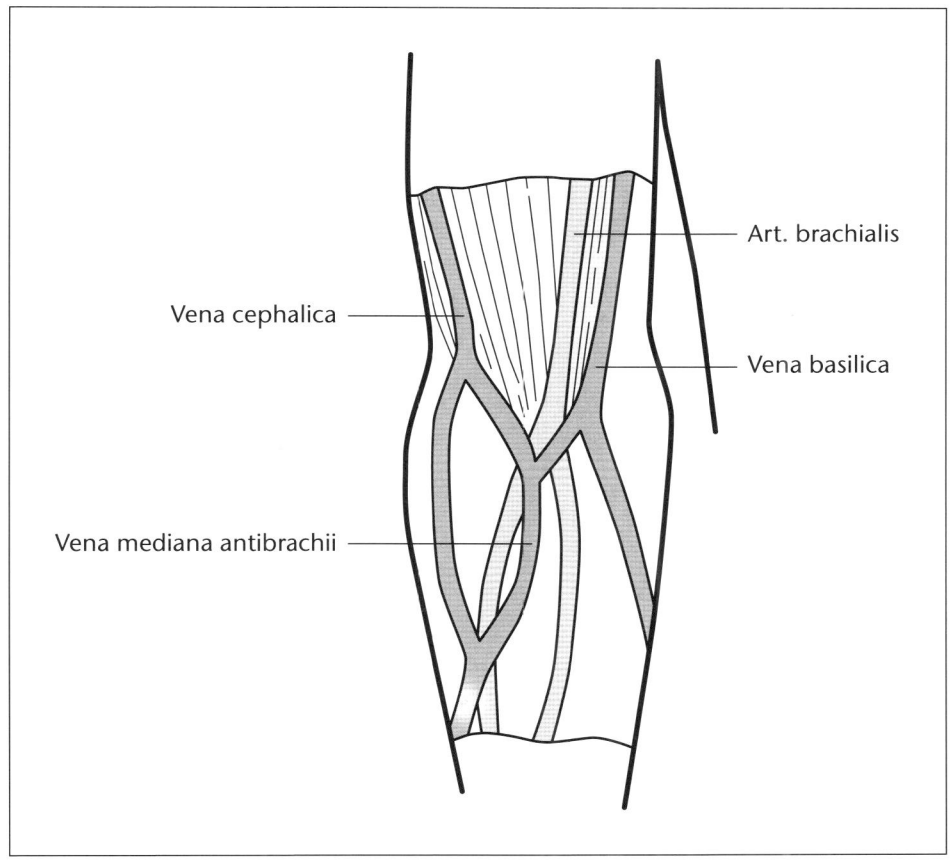

Abb. 2: Verlauf der Kubitalvenen

Thrombozytenzahl und Serumkalium bekannt sein. Für eine Punktion zentraler Venen, insbesondere bei Gefahr der arteriellen Fehlpunktion (Vena jugularis interna, Vena subclavia), sollte der Quickwert über 50 %, die Thrombozytenzahl über 50.000/µl liegen – ggf. Substitution vor Punktion, so die klinische Situation dies zulässt und kein anderer Zugang (z. B. Vena jugularis externa) möglich.

1.1.2.1 *Vena basilica*

Zugang erster Wahl wenn: ZVK indiziert, ein Lumen genügend und die Venenverhältnisse hierfür ausreichen. Trefferquote nach erfolgreicher Venenpunktion, d. h. korrekte Positionierung möglich, beim Geübten unter Durchleuchtung um 60 %.

Vorgehen: Hautdesinfektion und erforderlichenfalls Rasur des Punktionsgebietes, Staubinde anlegen. Darstellung der Cubitalvenen (Abb. 2). Nach Möglichkeit sollte die Vena basilica der Vena cephalica vorgezogen werden, da letztgenannte nahezu rechtwinklig in die Vena axillaris mündet, was die Platzierung erschweren oder unmöglich machen kann. Punktion der Haut distal des gewünschten Venenpunktionsortes, Punktionsnadel in die Vene platzieren und Kunststoffhülle unter Rückzug des Stahlmandrins vorschieben. Nach Entfernen des Stahlmandrins verhindert ein Ventilmechanismus den freien Rücklauf von venösem Blut. Aus der liegenden Kanüle kann nun zunächst eine Blutentnahme erfolgen, die Bestimmung der Blutgase kann die venöse Lage sichern. Mittels Ansatzkonus wird der ZVK, der durch eine Hülle geschützt ist, in die Kanüle eingeführt und vorgeschoben. Bei Widerstand weites Zurückziehen des ZVK (bis in die Kanüle) und erneuter Versuch unter Abduktion und Außenrotation des punktierten Armes, Wenden des Kopfes; das Valsalva-Manöver kann beim Hängenbleiben des ZVK in Venenklappen hilfreich sein. Kann der ZVK so nicht positioniert werden, ist gelegentlich unter Durchleuchtung dies noch möglich; ansonsten kann der ZVK z. B. in der Vena axillaris verbleiben, womit dann allerdings weder die ZVD-Messung, noch die Gabe hyperosmolarer Lösungen über diesen Zugang möglich sind. Alternativ kann der ZVK ganz entfernt werden und die Punktionskanüle (nach Ausschalten des Ventilmechanismus durch Anschluss eines Dreiwegehahnes) als peripher-venöser Zugang genutzt werden. Ist der ZVK erfolgreich platziert (Einschubweite sehr variabel, um 50 cm) und radiologisch kontrolliert worden, kann der im Lumen liegende Führungsdraht, der der besseren Führbarkeit und Röntgenkontrastgebung des ZVK dient, entfernt werden. Anschließend wird nach der oben beschriebenen Methode die Rückläufigkeit kontrolliert, danach die Punktionskanüle zurückgezogen und der ZVK in der Ellenbeuge mit zwei Pflasterzügen zunächst fixiert, dann verbunden.

Vorteile: Keine Pneumothoraxgefahr, bei Fehlpunktion Einstichstelle leicht komprimierbar (wichtig bei Lysetherapie, Antikoagulation und Gerinnungsstörungen).

Nachteile: Punktion schmerzhaft (vorherige Lokalanästhesie erschwert durch das subkutane Depot die Identifikation des Venenverlaufes oft so erheblich, dass eine Punktion unmöglich wird – wenn Lokalanästhesie, dann auch Stichinzision der Haut mit spitzem Skalpell), relativ hohe Rate an Thrombophlebitiden (um 15 %), durch Armexkursion kann sich die Lage der Katheterspitze um bis zu 15 cm (!) verändern und somit (insbesondere bei Kontakt im Bereich der Tricuspidalklappe) Rhythmusstörungen auslösen; nur ein Lumen steht zur Verfügung (auf dem Markt befinden sich auch 2-lumige Systeme, die bei uns allerdings nicht zum Einsatz kommen).

1.1.2.2 *Vena jugularis externa*

Über die Vena jugularis externa können Venenkatheter in der »Katheter-durch-Kanüle«-Technik (wie bei der Vena basilica beschrieben) ebenso gelegt werden wie Braunülen (oft einzige Möglichkeit in Notsituationen, z. B. keine peripheren

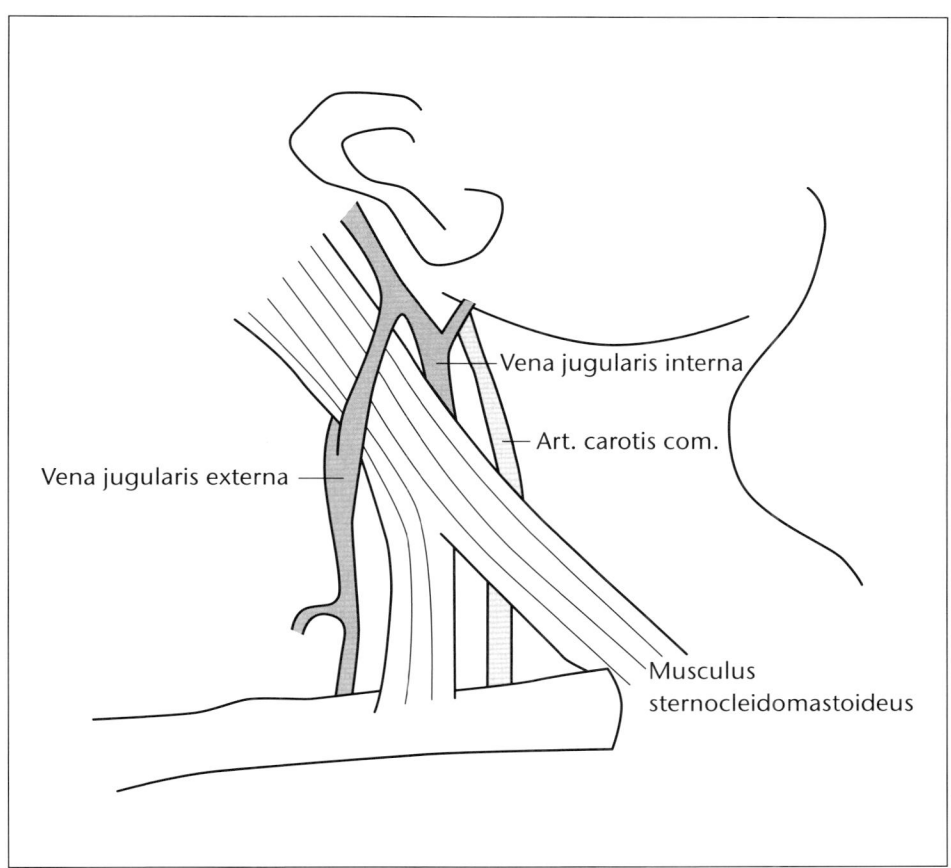

Abb. 3: Verlauf der Vena juglaris interna und externa in Beziehung zur Arteria carotis

Venen punktierbar, ZVK nicht verfügbar, z.B. eingeklemmter Pkw-Fahrer) und mehrlumige ZVK in Seldinger-Technik (siehe weiter unten). Somit vereint dieser Zugangsweg die Vorteile der Basilica-Punktion mit denen der Punktion der Vena jugularis interna: Praktisch keine Pneumothoraxgefahr, Punktionsstelle komprimierbar – Anlage mehrlumiger Katheter möglich, geringe Dislokation durch Bewegung des Patienten). Nachteil dieser Methode ist vor allem die mit 60% ebenfalls geringe Trefferquote, bedingt durch den Verlauf der Vena mit rechtwinkliger Einmündung in die Vena brachiocephalica und (relativ häufig) durch Fehlpunktion des Gefäßes.

Vorgehen: Hautdesinfektion, Rasur, evtl. Lokalanästhesie. Lokalisation des Venenverlaufs: zur besseren Darstellung kann die Venenfüllung durch Kopftieflage und Bauchpresse verbessert werden, ebenso durch Kompression der Vene oberhalb der Clavicula. Punktionstechnik wie bei der Basilica-Punktion (»Katheter-durch-

Kanüle«) oder bei der Punktion der Vena jugularis interna (Seldinger-Technik) beschrieben wobei die rechte Seite der linken vorgezogen werden sollte (kürzere Distanz und somit häufiger korrekte Positionierung möglich). Einschubweite rechts um 20 cm, links um 25 cm, wenn Durchleuchtung nicht verfügbar.

Vorteile: Praktisch keine Pneumothoraxgefahr, Einstichstelle gut komprimierbar, geringe Gefahr der arteriellen Fehlpunktion, geringe Dislokation der Katheterspitze durch Patientenbewegung, gut fixierbar, Anlage mehrlumiger Katheter möglich, Thrombophlebitis mit ca. 5 % deutlich seltener als bei den Kathetern der Ellenbeuge – somit insgesamt der ideale Punktionsort, wenn nicht der Nachteil der geringen Trefferquote häufig doch den Zugang über die Venae jugularis interna oder subclavia erforderlich machen würde. Schließlich ist die Vena jugularis externa häufig nicht für die Anlage von Shaldon-Kathetern und nur in Ausnahmefällen von Schleusensystemen, z. B. zur Schrittmacheranlage geeignet.

1.1.2.3 Vena jugularis interna

Über die Vena jugularis interna können Katheter sowohl in »Katheter-durch-Kanüle«-, als auch in Seldinger-Technik gelegt werden, wobei wir fast ausschließlich letztere Methode anwenden. Vorteil dieses Zugangsweges ist die nahezu gerade Mündung der rechten Vena jugularis interna (weshalb diese Seite bevorzugt werden sollte) in die Vena cava superior bei zumeist aufgrund des Kalibers gut zu punktierendem Gefäß. Hieraus resultiert eine Erfolgsquote um 95 %, unter Ultraschallkontrolle eher höher. Weitere Vorteile sind die Möglichkeit, dicklumige Katheter (z. B. Shaldonkatheter, Schleusensysteme) einzuführen, die geringe Dislokation der Katheterspitze bei Patientenbewegungen und die niedrige Rate an Thrombophlebitiden. Dem stehen mit der Pneumothoraxgefahr und der Gefahr der arteriellen Fehlpunktion (in der Literatur mit jeweils 1–2 % beim Geübten) gegenüber, weswegen wir die Vena jugularis interna als Zugang zweiter Wahl nach der Vena jugularis externa betrachten, auch wenn die oben genannten Komplikationen durch die Ultraschallgesteuerte Punktion des Gefäßes bei uns deutlich seltener sind (Pneumothorax < 0,01 %). Aus dem gleichen Grund scheidet die Vena jugularis interna als Zugang (ebenso wie die Vena subclavia) bei Patienten mit Gerinnungsstörungen oder möglicherweise anstehender Lysetherapie aus.

1.1.2.4 Ultraschall-gesteuerte Punktion

Bei der Ultraschall-gesteuerten Punktion der Vena jugularis interna (ebenso möglich, aber selten nötig bei der Vena femoralis; zur Punktion der Vena subclavia ist die Ultraschalldarstellung wenig hilfreich, allenfalls können atypische Verläufe der Arteria subclavia dargestellt werden, die gelegentlich vor der Vena subclavia verläuft und so eine Punktion unmöglich machen kann) nutzt man das Prinzip der Kompressions-Sonographie: die dargestellte Vene lässt sich in der Regel durch leichten Druck (d. h. gegen den ZVD) komprimieren, wohingegen sich die Arterie unter mäßigem Druck (gegen systemischen Blutdruck) nicht komprimieren lässt. So gelingt in aller Regel auf Anhieb die Identifikation von Vene und Arterie; nur selten ist der Einsatz von Doppler-Verfahren darüber hinaus notwendig und hilfreich und steht nicht überall zur Verfügung. Zur besseren Darstellung der Vene und zur Vermeidung von Luftembolien (tödliche Menge um 100 ml – abgeleitet aus Tierversuchen – bei offenem Foramen ovale sollen bereits 20–30 ml erhebliche Komplikationen bereiten können) bringen wir den Patienten in Kopftieflage fordern den kooperativen Patienten zur Bauchpresse auf. Durch den Einsatz steriler Einmalcover für den Schallkopf kann nun unter sonographischer Sicht gezielt punktiert werden

Zugang über die Vena jugularis interna in Seldinger-Technik

Nach Rasur und Hautdesinfektion erfolgt eine Lokalanästhesie an der späteren Punktionsstelle, die ausreichen sollte, um auch den Einstich für die spätere Naht ausreichend zu anästhesieren. Hierzu wird bereits bei der Lokalanästhesie der Verlauf der Vene sonografisch dargestellt – nach Anlegen der sterilen Handschuhe wird der sterile Einmalcover angereicht, dann vom Arzt aufgehalten, so dass der Schallkopf von einer Hilfsperson in den Cover gelegt werden kann. Durch die beiliegende Klammer kann der Schallkopf und das distale Ende des Kabels steril gehalten werden. Unter sonographischer Sicht wird dann nach der Hautquaddel das subkutane Gewebe bis unmittelbar vor die Vene mit Lokalanästhetikum infiltriert, eine Probepunktion der Vene mit der Lokalanästhesie-Nadel bringt bei korrekter Technik keinen weiteren Erkenntnisgewinn und ist somit verzichtbar. Nun kann unter Ultraschallsicht die Vene mit der eigentlichen Punktionsnadel punktiert werden, was durch Bauchpresse des Patienten erleichtert wird. Die Punktionsnadel sollte zur Vermeidung von Luftembolien immer mit einer mit Kochsalzlösung gefüllten 10 ml Spritze armiert sein. Nach Punktion des Gefäßes muss sich dunkelrotes Blut im Schwall aspirieren lassen. Sollte es trotz Ultraschallsteuerung zu einer arteriellen Fehlpunktion mit Aspiration von pulsierendem hellrotem Blut gekommen sein (cave: beim hyperoxygeniertem Patienten, z. B. Aufnahme nach Reanimation, Respirator noch mit 100% Sauerstoffkonzentration, kann auch das venöse Blut hellrot sein, jedoch nicht pulsieren), muss die Punktionsnadel entfernt und die Punktionsstelle für 10 Minuten manuell komprimiert werden. Liegen keine gravierenden Gerinnungsstörungen vor, kann danach in aller Regel problemlos mit der Punktion fortgefahren werden. Im Falle einer arteriellen Fehlpunktion bei Patienten mit Gerinnungsstörungen, sollte die Nadel nicht sofort, sondern erst nach Ausgleich der Gerinnungsstörung (Protamin, PPSB, Thrombozytenkonzentrat nach zugrunde liegender Störung) entfernt werden. In diesem Falle die Nadel von der aufrechten oder spitzwinkligen Punktionsposition in eine gefäßparallele Position auf die Haut legen, locker fixieren und mit einem Stopfen verschließen. Bei sicher intravenöser Lage wird anschließend die Spritze von der Punktionsnadel entfernt und der Seldinger-Draht ohne Widerstand über die Kanüle etwa 20 cm vorgeführt. Wenn sich der Draht nicht ohne Widerstand vorführen lässt, kann das Drehen des J-Drahtes eine Passage von Venenklappen und der Einmündung in Vena cava ermöglichen; anderenfalls muss die intravenöse Lage erneut kontrolliert und gegebenenfalls korrigiert werden. Nach Vorführen des Seldinger-Drahtes (idealerweise unter Kontrolle mittels Durchleuchtung) sollte bei mehr- oder dicklumigen Kathetern nach Entfernen der Punktionsnadel eine Stichinzision der Haut mit einem spitzen Skalpell erfolgen und anschließend mit dem dem Punktionsset beiliegenden Dilatator unter drehender Bewegung das Subkutangewebe dilatiert werden, wonach der ZVK sich meist ohne größeren Widerstand über den Draht in die gewünschte Position vorführen lässt. Unter Durchleuchtung sollte sich die Spitze des ZVK auf Höhe der Trachealbifurkation projizieren (bessere Darstellung durch langsames Zurückziehen des J-Drahtes unter Durchleuchtung – an der Spitze des ZVK begradigt sich das j-förmig gebogene Ende des Drahtes). Steht keine Durchleuchtung zur Verfügung, sollte der ZVK etwas weiter als in die erwartete Position vorgeschoben werden, das heißt rechts 17 cm, links 22 cm, da nach der abschließenden Röntgenkontrolle der ZVK aus Gründen der Sterilität nur noch durch Rückzug, nicht durch Vorschieben, in die korrekte Position gebracht werden darf. Nach Entfernen des Seldinger-Drahtes und Anschließen der Drei-Wege-Hähne wird jedes Lumen aspiriert, wobei sich ohne großen Sog Blut aspirieren lassen sollte und anschließend mit Kochsalzlösung gespült. Nach abschließender Lagekontrolle kann der ZVK mit einer Hautnaht fixiert und verbunden werden.

Nach der ZVK-Anlage ist eine Röntgenaufnahme zum Ausschluss eines Pneumothorax zwingend; nach einer Fehlpunktion darf die Gegenseite erst nach sicherem Pneumothorax-Ausschluss punktiert werden wobei zu berücksichtigen ist, dass sich ein Pneumothorax im Röntgenbild unter Umständen erst mit einer Verzögerung von bis zu 12 Stunden zeigt; die Röntgenaufnahme zum Pneumothorax-Ausschluss sollte daher frühestens nach 3 Stunden erfolgen.

Wenn auch die Häufigkeit von Thrombophlebitiden und Thrombosen bei der Vena jugularis interna deutlich geringer ist als bei den vorgenannten Zugangswegen, sollte man wegen der theoretischen Gefahr einer beidseitigen Vena-jugularis-Thrombose mit entsprechenden Konsequenzen für die cerebrale Perfusion niemals Zugänge auf beiden Seiten legen. Reicht die Anzahl der Infusionslumina nicht aus und lässt sich ein weiterer Zugang nicht über die Vena basilica oder die Vena jugularis externa legen, so sollten weitere Zugänge über die Vena subclavia angelegt werden.

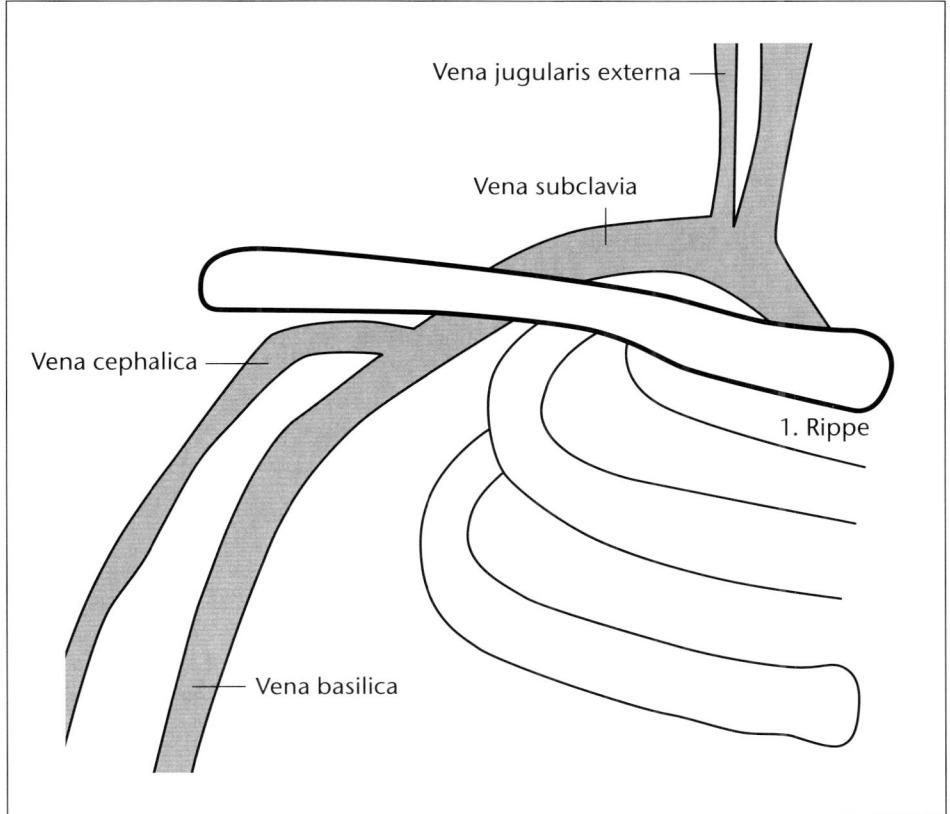

Abb. 4: Verlauf der Vena subclavia

1.1.2.5 *Vena subclavia*

Vorteil dieses Zugangsweges (Abb. 4) ist neben der übersichtlichen Anatomie und der hohen Erfolgsquote (um 95 % beim Geübten) die geringe Mitbewegung des Katheters bei Patientenbewegungen und damit geringe Rate an Thrombosen und Thrombophlebitiden (mit 1–2 % die geringste Rate aller Zugangswege), weshalb dieser Zugang ideal für die Anlage passagerer Schrittmacher und Pulmonaliskatheter ist. Eine weitere Besonderheit besteht in der bindegewebigen Verspannung der Vene in der Umgebung, weswegen ein Kollabieren im Schock nach Lehrbuchmeinung nicht möglich sein soll. Die klinische Erfahrung und eigene Versuche der Darstellung mit Ultraschall können diese Aussage nicht uneingeschränkt bestätigen; dennoch ist insbesondere bei Volumenmangel die Vena subclavia oft die einzige zu punktierende zentrale Vene. Diesen Vorteilen steht mit der höchsten Rate an Pneumothoraces, die durch die Unmöglichkeit, die Ultraschalldarstellung sinnvoll zur Hilfe zu nehmen, nicht unter 1 % gesenkt werden kann und einer Häufigkeit arterieller Fehlpunktionen um 2 % gravierende Nachteile gegenüber. Wir entscheiden uns daher zu dieser Punktion nur, wenn andere Zugangswege ausscheiden oder der Vorteil der geringen Beweglichkeit überwiegt (z. B. passagerer Schrittmacher), insbesondere, da sich die Arteria subclavia schlecht komprimieren lässt und so eine Fehlpunktion hier eine Kontraindikation zu einer Lysetherapie darstellt.

Wir benutzen ausschließlich den infraclaviculären Zugangsweg. Hierzu wird nach Hautdesinfektion und Rasur zunächst die Lokalanästhesie gesetzt. Einstichort ist in der Medioclavicularlinie, nicht direkt unterhalb, sondern in etwa 3 cm Abstand zur Clavicula (um besser die Nadel unter der Clavicula manövrieren zu können). Nach Setzen der Hautquaddel wird die Nadel unter Aspiration und Injektion von Lokalanästhetikum in Richtung Clavicula vorgeführt, wobei vor der Passage der Clavicula die Stichrichtung zunächst in Richtung des claviculären Ansatzes des Musculus sternocleidomastoideus zielt. Dabei wird die Nadel bewusst zuerst auf die Clavicula geführt und auch hier (schmerzempfindliches Periost) ein Depot gesetzt. Nach deutlichem Rückzug der Nadel erneutes Vorführen, nun etwas tiefer auf Clavicula und so weiter. Schließlich gerät die Nadel knapp unter die Clavicula, woraufhin die Stichrichtung in die endgültige Richtung, auf das Sternoclaviculargelenk geändert wird. Nun ein letztes Lokalanästhesiedepot unterhalb der Clavicula. Ein Probepunktion der Vena subclavia ist meines Erachtens verzichtbar – sie sagt nur aus, dass dort eine Vene punktierbar ist (was wir ohnehin wissen), hilft aber nicht wirklich, diese Punktion mit dem Katheter zu wiederholen (kann sie jedoch durch Entstehen eines Hämatoms erschweren). Nach Einwirken des Lokalanästhetikums wird in gleicher Weise die eigentliche Punktionskanüle vorgeführt. Nach Durchstechen der Haut ist ein Ausspritzen von 0,5 ml NaCl (um Gewebsreste aus der Kanüle zu entfernen) zu empfehlen. Nach Passage der Clavicula sollte nach maximal 4 – 5 cm die Vena subclavia erreicht sein – Aspiration von Blut im Schwall; anderenfalls Rückzug bis zur Haut und erneute Punktion mit leicht cranialwärts gerichteter Punktionsrichtung. Nach erfolgreicher Punktion Einführen des Seldinger-Drahtes wie oben beschrieben. Steht keine Durchleuchtung zur Verfügung, sollte der ZVK rechts 17 cm, links 25 cm (!) eingeführt werden und nach Röntgenkontrolle auf die korrekte Position zurückgezogen und verbunden werden.

Bezüglich des Pneumothorax-Ausschlusses nach Subclavia-Punktion gilt das bei der Punktion der Vena jugularis interna gesagte.

1.1.2.6 Vena femoralis

Wegen der sehr großen Häufigkeit von Thrombophlebitiden, Thrombosen und embolischen Komplikationen sollte der femorale Zugangsweg nur in begründeten Ausnahmefällen gewählt werden. Hierzu zählt vor allem die ZVK-Anlage unter

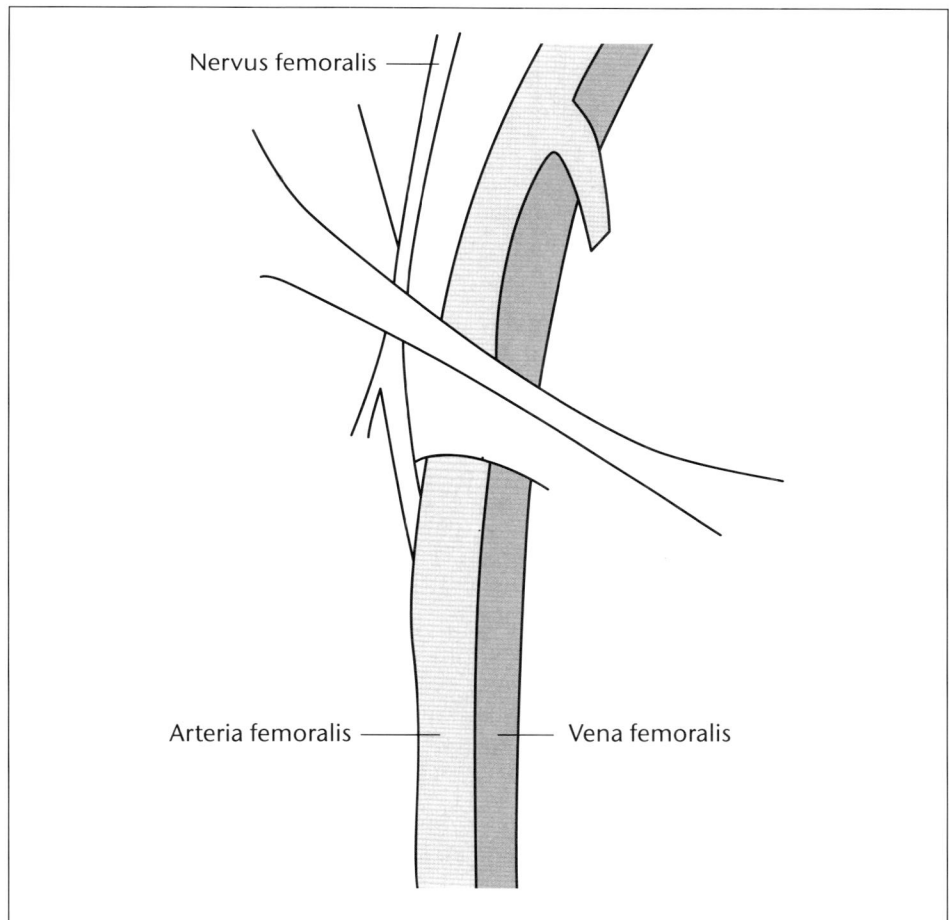

Nervus femoralis —

Arteria femoralis ———————— Vena femoralis

Abb. 5: Verlauf der Vena femoralis in Beziehung zu Nerv und Arterie

Reanimation, da hier die Herzdruckmassage zur Katheteranlage nicht unterbrochen werden muss. Ein aus diesem Grund femoral zugeführter ZVK muss dann jedoch so bald als möglich entfernt werden.

Technisch ist die Punktion überaus einfach: nach Hautdesinfektion und Rasur wird die Vene durch Tasten der Arteria femoralis lokalisiert, sie verläuft medial parallel zu dieser. Unter Tasten der Arterie mit der einen Hand wird mit der anderen Hand die Vene etwa 2 cm unterhalb des Leistenbandes und 1–2 cm medial des Arterienpulses punktiert und der Katheter in beliebiger Technik platziert. Die Einschubweite wird bei dieser Technik durch die Katheterlänge vorgegeben und sollte um 25 cm liegen.

1.1.2.7 ZVK-Wechsel

Wie bereits erwähnt, werden zentrale Venenkatheter nicht routinemäßig nach starrem Schema gewechselt. Indikationen zum Katheterwechsel sind:

Lokale Entzündungszeichen – Katheter entfernen, Neuanlage an anderer Zugangsstelle, mikrobiologische Untersuchung der Katheterspitze gelegentlich sinnvoll.

Fieber unklarer Ursache – Entfernen **aller** intravasalen Katheter und Neuanlage an anderen Zugangsorten, mikrobiologische Untersuchung der Katheterspitzen obligat.

Wechsel auf einen Katheter mit mehr Lumina oder anderen Kathetertyp (Shaldon, Pulmonalis) – hier, jedoch **niemals** bei Fieber oder Entzündungszeichen, kann der Katheter »über Draht« gewechselt werden.

Vorgehen:

Entfernen aller Verbände, sorgfältige Desinfektion der Umgebung der Einstichstelle. Abdecken mit sterilem Lochtuch, patientenfernes Katheterende bleibt unter dem Lochtuch. Auftrennen der Hautnaht, Herausziehen des Katheters unter dem Lochtuch durch Hilfsperson, je nach Zugangsort 5–10 cm. Fassen des Katheters direkt über der Haut mit steriler Klammer, unmittelbar proximal davon Abschneiden des patientenfernen Katheterendes mit steriler Schere. Seldinger-Draht des neu zu legenden Katheters in das Lumen des früheren ZVK einführen, Einführtiefe abhängig vom Zugangsort (siehe dort). Alten ZVK über den Seldinger-Draht herausziehen. Werden so dicklumige Katheter wie Shaldonkatheter entfernt, droht das Eindringen von Luft über den Hautdefekt mit der Gefahr der Luftembolie – Vermeidung durch Eingriff in Kopftieflage. Einbringen des neuen Katheters über den Seldinger-Draht wie üblich. Nach Entfernen des Drahtes und Spülen des Katheters radiologische Lagekontrolle, ggf. Hautnaht, Pflasterverband.

Eine andere Methode bei dünnen Kathetern (einlumiger ZVK) besteht darin, nach dem Abschneiden des Katheters (wie oben beschrieben) eine Braunüle ohne Ventilmechanismus über den Katheter in die Vene einzuführen. Nach Entfernen des Katheterrestes kann durch die Braunüle der neue Zugang gelegt werden.

1.1.2.8 Besondere Kathetertypen

In den letzten Jahren wurden mit antiseptischen Substanzen imprägnierte Katheter entwickelt, in der Hoffnung, die Häufigkeit an Katheterinfektionen zu reduzieren. Tatsächlich konnte im vergangenen Jahr in einem Hochrisikokollektiv eine signifikante Abnahme der Kathetersepsishäufigkeit von 5,2 % auf 3 % (Kathetersepsis mit Todesfolge von 0,78 % auf 0,45 %) bei Einsatz von mit Chlorhexidin und Silbersulfadiazin imprägnierten Kathetern gezeigt werden (Veenstra et al., 1999), wobei es trotz Einsatz der teureren Katheter gelang, durch Reduktion der (Kathetersepsis-bedingten) Folgekosten die Gesamtkosten deutlich zu reduzieren. In Zukunft sollen deshalb auch bei uns diese Katheter bei Horchrisiko-Patienten (Immunsuppression, vollständige parenterale Ernährung) zum Einsatz kommen.

1.1.3 Literatur

Blitt, C.D., Wright, W.A., Petty W.C., Webster, T.A.: Central venous catheterisation via the external jugular vein: A technique employing the J-wire. JAMA 1974; 229; 817

Cobb, D.K., High, K.P. et al.: A controlled trial of scheduled replacement of central venous and pulmonary artery catheters. N Engl J Med 1992; 327: 1062

Curelaru, I., Linder, L.E., Gustavsson, B.: Displacement of catheters inserted through internal jugular veins with neck flexion and extension. Intensive Care Med 1980; 6: 179

Durbec, O., Albanese, J., Rouzaud, M.: Thrombotic risk of indwelling venous catheters in femoral position. Anaesthesiology 1991; 75: A267

Eerola, R., Kaukinen, L., Kaukinen, S.: Analysis of 13.800 subclavian catheterizations. Acta Anaesthesiol Scand 1985; 29: 293

Elliot, T.: Intravascular catheter-related sepsis – novel methods of prevention. Intensive Care Med 2000; 26: S45

Joynt, G.M., Kew, J., Gomersall, C.D., Leung, V.Y.F., Liu, E.K.H.: Deep Venous Thrombosis Caused by Venous Catheters in Critically Ill Adult Patients. Chest 2000; 117: 178

Möllmann, M., Wagner, W., Böttcher, H.D., Lawin, P.: Lagekontrolle zentralvenöser Katheter mittels Ultraschall. Ultraschall 1987; 8: 215

Müller, K.M., Blaeser, B.: Tödliche thromboembolische Komplikationen nach zentralem Venenkatheter. Dtsch Med Wschr 1976; 101: 411

Plit, M.L., Lipman, J., Eidelman, J., Gavaudan, J.: Catheter related infection. A plea for consensus with review and guidelines. Intensive Care Med 1988; 14: 503

Randolph, A.G., Cook, D.J., Gonzales, C.A., Pribble, C.G.: Ultrasound guidance for placement of central venous catheters: a meta-analysis of the literature. Crit Care Med 1996; 24: 2053

Rosen, M., Latto, I.P., Ng, W.S.: Handbook of Percutaneous Central Venous Cannulation. Saunders, London 1981

Seldinger, S.I.: Catheter replacement of the neeedle in percutaneous arteriography: A new technique. Acta Radiol 1953; 39: 368

Tyden, H.: Cannulation of the internal jugular vein: 500 cases. Acta Anaesthesiol Scand 1982; 26: 485

van Dijk, B., Bakker, P.M.: Appraisal of the dislocation of central venous catheter tips using subclavian and arm veins. Anaesthesist 1977; 26: 138

Veenstra, D.L., Saint, S., Saha, S., Lumley, T., Sullivan, S.D.: Effiacy of antiseptic-impregnated central venous catheters in preventing catheter-related blood-stream-infection. JAMA 1999; 281: 261

Williams, J.F., Seneff, M.G., Friedman, B.C.: Use of femoral venous catheters in critical ill adults: prospective study. Crit Care Med 1991; 19: 550

Yonei, A., Nonoue, T., Sari, A.: Real time ultrasonic guidance for percutaneous puncture of the internal jugular vein. Anaesthesiology 1986; 64: 830

1.2 Arterielle Zugänge

Indikationen für arterielle Zugänge sind die Notwendigkeit zu wiederholten Blutgasanalysen (vor allem bei beatmeten Patienten) und zur kontinuierlichen Blutdruckmessung (Therapiesteuerung von Katecholaminen, aber auch hochwirksamen Antihypertensiva wie Nitroprussid). Nicht jeder beatmete Patient muss einen arteriellen Zugang haben, bei kurzzeitig beatmeten Patienten (perioperativ) oder der Unmöglichkeit einen arteriellen Zugang zu legen (fortgeschrittene Gefäßsklerose) kann man sich durchaus mit zentralvenösen und kapillären Blutgasanalysen, sowie der kontinuierlichen transkutanen Messung der Sauerstoffsättigung ausreichend orientieren. Wichtig: Patienten mit einem arteriellen Zugang müssen kontinuierlich überwacht werden (Gefahr der Diskonnektion!); diese Zugänge müssen deutlich gekennzeichnet sein (Gefahr der irrtümlichen arteriellen Injektion von Medikamenten mit drohendem Extremitätenverlust) – rotes System, Kennzeichnung »Arterie«. Ist ein Patient mit einem arteriellen Zugang versorgt, sollten Blutentnahmen ausschließlich hieraus erfolgen: Geringeres Infektionsrisiko, keine Kontamination mit Medikamenten mit daraus resultierenden Fehlmessungen (Gerinnungsanalysen, Medikamenten-Spiegel).

Komplikationen sind neben der Fehlpunktion mit Hämatombildung und Verletzung angrenzender anatomischer Strukturen, Infektionen (abhängig von der Liegedauer, nach einer Woche sind ungefähr 15 % der arteriellen Katheter infiziert) und Schäden am Gefäß selbst: in etwa 10 % aller Katheterisierungen der Arteria radialis kommt es zu einer Thrombosierung des Gefäßes, die jedoch in aller Regel nach Entfernen des Katheters ohne bleibende Schäden in den folgenden Wochen rekanalisieren; Ischämien des Beines durch Embolisation, die einer operativen Therapie bedürfen, sollen bei 0,5 % der Patienten, die mit einem Arteria femoralis Katheter versorgt wurden, auftreten. Bei Zeichen der von dem arteriellen Katheter ausgehenden Embolisation (livide retikuläre Zeichnung der Haut im Versorgungsgebiet) muss der Katheter umgehend entfernt werden, wonach weitere Maßnahmen, insbesondere chirurgische, in aller Regel nicht erforderlich sind.

1.2.1 Arteria radialis

Vor der Katheterisierung der Arteria radialis muss die ausreichende Kollateralversorgung der Hand über die Arteria ulnaris mittels modifizierten Allen-Tests überprüft werden: Manuelle Kompression von Arteria ulnaris und Arteria radialis für 1 Minute, während der Patient aktiv (bzw. eine Hilfsperson am) bewusstlosen Patienten wiederholt die Faust schließt und öffnet. Wird nun der Blutfluss über die Arteria ulnaris wieder freigegeben, muss sich die Hand binnen 5 – 7 Sekunden wieder rosig färben. Sicherer gelingt der Nachweis der suffizienten Kollateralversorgung durch die Doppler-Untersuchung; von den meisten Autoren wird deren Nachweis

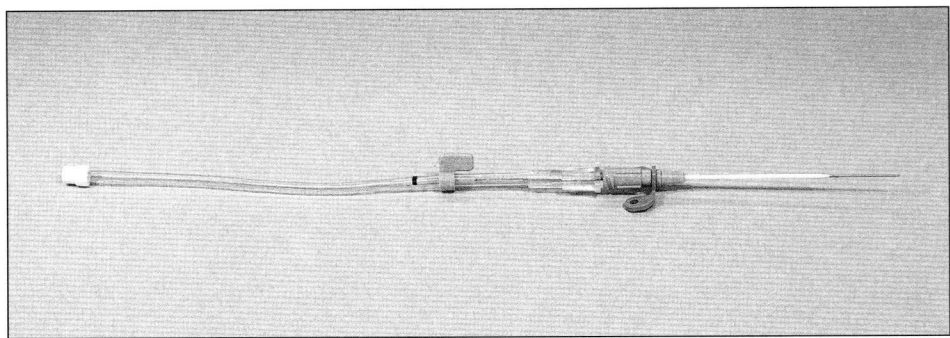

Abb. 6: Arteria radialis-Katheter der Firma Arrow mit integriertem Seldinger-Draht

heute jedoch nicht mehr gefordert, sofern ausreichend dünnlumige (d. h. 20 G)
Katheter, die die Arteria radialis nicht vollständig verlegen, zum Einsatz kommen.

Wir verwenden Punktionssysteme der Firma Arrow, die ein geschlossenes Sel-
dinger-System bieten; es können allerdings ebenso gut Systeme in Braunülentech-
nik verwendet werden.

Technik: Dorsalflektion der Hand, Hautdesinfektion, Rasur, Lokalanästhesie
beim wachen Patienten. Die Punktionsstelle sollte 3–4 cm proximal des Hand-
gelenkes liegen, hier wird in einem Winkel von ~ 45 Grad zur Haut eingestochen
und die Punktionsnadel vorgeführt, bis sich pulsierendes hellrotes Blut in den an-
geschlossenen Kunststoffschlauch füllt. Vorschieben des integrierten Seldinger-
Drahtes, der sich ohne Widerstand vorschieben lassen muss, anschließend wird
der eigentliche Teflonkatheter über diesen in die Arterie eingeführt. Fixierung mittels Pflasterzug und Pflasterverband, Anschluss des Systems zur arteriellen Druckmessung und unverwechselbare Markierung des Systems als **ARTERIE**.

1.2.2 Arteria femoralis

Die Punktion der Arteria femoralis ist technisch einfacher, da das Gefäß ein deutlich größeres Lumen hat und der Femoralispuls oft beim zentralisierten Patienten,
bei dem kein Radialispuls mehr getastet werden kann, noch palpabel ist. In dieser
Situation ist, da sich der Katheter aus dieser Punktionsstelle weiter nach zentral
vorlegen lässt, oft auch eine blutige Druckmessung nur noch über diesen Zugangsweg möglich. Nachteil der Methode sind die Gefahr von Embolisationen (insbesondere beim Patienten mit fortgeschrittener Gefäßsklerose) und der Ausbildung von arteriellen Pseudoaneurysmata und arteriovenösen Fisteln; diese Komplikationen sind allerdings bei Einsatz relativ dünnlumiger Katheter (16 G) sehr
viel seltener als bei anderen diagnostischen arteriellen Punktionen an dieser Stelle.

Technik: Leichte Abduktion des zu punktierenden Beines, Rasur und Desinfektion der Leistenregion. Lokalanästhesie beim wachen Patienten. Punktion unter

palpatorischer Lokalisation der Arterie in einem Winkel von ~ 60 Grad zur Haut-oberfläche und Vorschieben der Punktionsnadel, bis sich spritzend hellrotes Blut entleert. Einführen des J-förmigen Seldinger-Drahtes, Entfernen der Punktions-nadel, Einführen des Katheters über den Seldinger-Draht. Fixation des Katheters mittels Hautnaht, Entfernen des Seldinger-Drahtes, Anschluss an das Druckmess-system, Pflasterverband. Unzweideutige Markierung wie oben beschrieben.

Von vielen (insbesondere Kardiologen) wird es zwar als unsportlich betrachtet, doch kann die Darstellung der Arterie mittels Ultraschall und ggf. auch Punktion unter Einsatz eines sterilen »Ultracover« (siehe Abschnitt 1.1.2.4 Ultraschall-gesteuerte Venenpunktion) bei ausgeprägter Hypotension oder unter Reanimation oft hilfreich sein.

1.2.3 Literatur

Allen, E.V.: Thromboangiitis obliterans: Method of diagnosis of chronic occlusive arterial lesions distal to the wrist with illustrative case. Am J Med Sci 1929; 178: 237

Klues, H.G., Haager, P.K., Janssens, U., Hanrath, P.: Risiken invasiven Monitorings. Intensivmed 1998; 35: S3

Ruland, O., Borkenhagen, N, Prien, T.: Der Doppler-Hohlhand-Test. Ultraschall 1988; 9: 63

Wilkins, R.G.: Radial arterial cannulation amd ischaemic damage: a review. Anaes-thesia 1985; 40: 896

1.3 Dialysezugänge

1.3.1 Gefäßzugänge

Für extrakorporale Eliminationsverfahren (Hämodialyse, Hämofiltration, Hämo-perfusion, Plasmaseparation) bedarf es spezieller Zugänge, die den erforderlichen Blutfluss (z. B. 150 ml/Minute) gewährleisten. Während für die Hämodialyse (in »single-needle-technik«: über den Zugang wird abwechselnd Blut aus dem Kreis-lauf zur Maschine und aus der Maschine in den Kreislauf geführt) ein Zugang mit hohem Blutfluss ausreicht, erfordern die übrigen genannten Verfahren zwei solcher Zugänge (im Einzelfall kann man sich mit einem einlumigen Shaldon zur Blutent-nahme und einer dicklumigen Braunüle zur Blutrückgabe behelfen). Hierfür exis-tieren zwei- und dreilumige Shaldonkatheter. Da diese recht teuer (ca. 120,– DM) sind, sollte deren Einsatz auf die oben genannten Indikationen beschränkt bleiben; für die Hämodialyse ist der einlumige Shaldonkatheter oft sogar besser geeignet.

Neben der Hämodialyse ist die Notwendigkeit, große Volumenmengen in kur-zer Zeit geben zu müssen (Massivtransfusionen, z. B. bei der Oesophagusvarizen-blutung) eine weitere Indikation für die Anlage eines einlumigen Shaldonkathe-ters.

1.3.2 Zugangsorte

Da diese Katheter aufgrund ihrer Länge und ihres Kalibers nicht über die Kubital-venen und häufig nicht über die Vena jugularis externa angelegt werden können, bleiben als Zugangsweg nur die Vena jugularis interna und die Vena subclavia. Im Einzelfall wird man in diesen Situationen eher gezwungen sein, den Zugang über die Vena femoralis (den es sonst zu vermeiden gilt) zu wählen, z. B. bei Mangel an Zugängen, in Notsituationen (Notfall-Dialyse unter Reanimation), oft aber auch wegen der begleitenden Gerinnungsstörung (siehe obiges Beispiel, Oesophagus-varizenblutung), bei der die Punktion der Vena subclavia kontraindiziert ist. Der Zugang über die Vena jugularis interna sollte dem über die Vena subclavia vorge-zogen werden, da bei letztgenannten die bei Nachuntersuchungen in 42 % (!) be-schriebenen Stenosen oder Verschlüsse bei der eventuellen späteren Anlage eines permanenten Shuntes Probleme bereiten können.

1.3.3 Technik

Technisch ist die Anlage von Shaldonkathetern die Anlage eines zentralen Venen-zuganges in Seldinger-Technik. Eine Besonderheit besteht darin, dass die Länge des Katheters vor der Punktion entsprechend der Anatomie gewählt wird und der Katheter dann ohne Korrektur in die Idealposition bis zum Ansatzstück eingeführt wird; kommt die Katheterspitze dadurch sehr weit proximal in der Vena cava supe-rior oder im Übergang zum rechten Vorhof zu liegen, wird die Lage belassen, bei tieferen Lagen sollte eventuell »über Draht« auf einen kürzeren Shaldonkatheter gewechselt werden.

Bei der Anlage des Katheters ist nach Positionierung des Seldinger-Drahtes unbedingt eine Stichinzision der Haut und eine Dilatation des Stichkanals mit dem beiliegenden Dilatator durchzuführen, anderenfalls ist das Einführen bei Mehrlumen-Kathetern unmöglich.

1.3.4 Kathetertypen

1.3.4.1 Einlumiger Shaldon

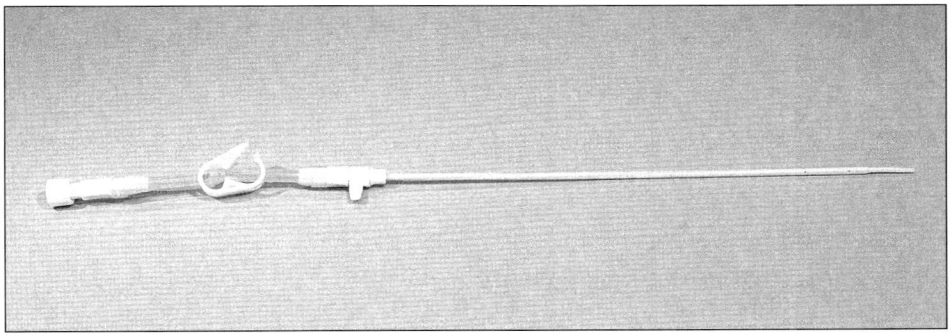

Abb. 7: Einlumiger Shaldonkatheter der Firma Vygon

Wie oben erwähnt, wird die Lage der Katheterspitze durch die Länge des Katheters bestimmt, weshalb für die unterschiedlichen Zugangswege verschiedene Längen erhältlich sind und so gewählt werden sollten:

Vena jugularis interna rechts: 15 cm
Vena jugularis interna links: 17 cm
Vena subclavia rechts: 17 cm
Vena subclavia links: 20 cm
Vena femoralis: 20 cm oder 25 cm

1.3.4.2 Mehrlumiger Shaldon

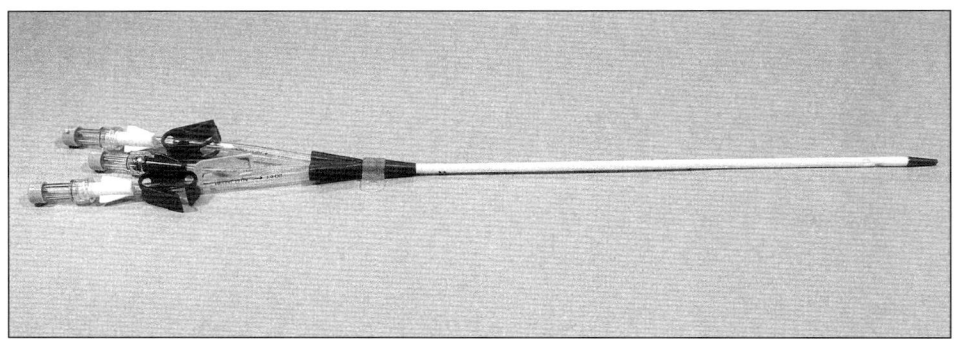

Abb. 8: Dreilumiger Shaldonkatheter der Firma Arrow

Mehrlumige Shaldonkatheter gibt es als zweilumige Modelle und als dreilumiges Modell mit einem zusätzlichen (kleinkalibrigen) Lumen zur Infusion und ZVD-Messung. Der hier abgebildete Katheter hat bei einem Außendurchmesser von 12 F (= 4 mm) zwei Lumina à 12 G mit einer Flussrate von 220 ml/Min. und ein zusätzliches Infusionslumen (16 G) mit einer Flussrate von 50 ml/Min. Für die Längenwahl gilt das oben gesagte.

1.3.5 Literatur

Cimochowski, G.E., Worley, E., Rutherford, W.E., Sartain, J.A., Blondin, J., Harter, H.: Superiority of the internal jugular over the subclavian access for temporary dialysis. Nephron 1990; 54: 154

Konner, K.: Probleme des geeigneten Gefäßzuganges bei der Anwendung von Nierenersatzverfahren bei akutem Nierenversagen. Intensivmed 1997; 34: 569

Schillinger F., Schillinger, D., Montagnac, R., Milcent, T.: Post catheterisation vein stenosis in haemodialysis: Comparative angiographic study of 50 subclavian and 50 internal jugular accesses. Nephrol Dial Tranpl 1991; 6: 722

Uldall, P.R., Woods, F. et al.: A double-lumen subclavian canula (DLSC) for temporary haemodialysis access. Trans Am Soc Artif Intern Organs 1980: 93

1.4 Extrakorporale Eliminationsverfahren

1.4.1 Hämodialyse

Bei der Hämodialyse, erstmalig durch Kolff 1947 beschrieben, werden Substanzen aus dem Blut durch Diffusion entlang eines Konzentrationsgradienten über eine semipermeable Membran in die im Gegenstromprinzip laufende Dialysatflüssigkeit eliminiert. Die Trenngrenze liegt dabei bei den konventionellen Membranen bei 1.000 Dalton, wohingegen sie bei moderneren High-flux-Membranen höher liegt. Für die kleinmolekularen harnpflichtigen Substanzen Kreatinin und Harnstoff sowie für Kalium liegt die Effektivität des Verfahrens mit einer Clearence von über 100 ml/Min. im Bereich der Funktion der gesunden Niere. Durch Veränderung des Druckgradienten zwischen Blut und Dialysat kann der Anteil der aus dem Blut eliminierten Flüssigkeit variiert werden = Ultrafiltration. In grenzwertigen Kreislaufsituationen, in der vor allem der Flüssigkeitsentzug gewünscht ist, kann zur besseren Verträglichkeit ausschließlich filtriert werden, indem das Dialysat nicht zirkuliert und so nur Flüssigkeit aus dem Blut entzogen wird = Bergström-Verfahren. Umgekehrt kann natürlich auch – ebenfalls bei besserer Kreislaufverträglichkeit – ohne Flüssigkeitsentzug dialysiert werden.

Indikation:

Die Hämodialyse ist das Verfahren der Wahl in der Nierenersatztherapie auf Intensivstationen. Über einen einlumigen Shaldon oder, bei vorbestehender terminaler Niereninsuffizienz, einen bestehenden Shunt, kann hier in üblichen Intervallen (3 x/Woche) die Nierenfunktion ersetzt werden. Bei akutem Nierenversagen oder aber auch erstmaliger Dialyse bei Erreichen des Terminalstadiums einer chronischen Nierenerkrankung sollte die Dialyse in den ersten Tagen täglich durchgeführt werden. Wie bereits erwähnt, stellt die Dialyse eine Belastung für den Kreislauf dar, der nicht alle Intensivpatienten gewachsen sind. Lässt sich durch Füllen des Dialysegerätes mit Albuminlösung, Gabe von 20 %iger Albuminlösung unter der Dialyse, Reduktion der Ultrafiltration und niedrig dosierte Noradrenalingabe dieses Problem nicht beherrschen, kann als kreislaufschonenderes Verfahren die CVVH zum Einsatz kommen.

Weitere Indikationen: reine Ultrafiltration beim hydropisch dekompensierten Patienten, insbesondere wenn dadurch die Intubation bei nur langsamer Ausschwemmung des Lungenödems vermieden werden kann; sekundäre Giftelimination (wirksam bei Alkoholen, anorganischen Substanzen – z.B. Arsen, Thallium, Lithium, Barbiturate und – in Kombination mit der Hämoperfusion – Theophyllin).

1.4.2 Kontinuierliche veno-venöse Hämofiltration (CVVH)

Bei der Hämofiltration werden gelösten Substanzen bis zu einem Molekular-gewicht von 35.000 Dalton durch Konvektion aus dem Blut eliminiert, womit die Hämofiltration bei der Elimination höhermolekularer Substanzen überlegen ist. Das abfiltrierte Volumen wird durch Substituatflüssigkeit ersetzt, wobei das Ver-hältnis von abfiltriertem zu substituierten Volumen die Flüssigkeitsbilanz ergibt. Wegen des kontinuierlichen Flüssigkeitsentzuges über 24 Stunden am Tag, wird dieser bei der CVVH von kreislaufinstabilen Patienten deutlich besser toleriert. Die theoretische Überlegung, durch die Elimination höhermolekularer Substanzen bei septischen Patienten »Sepsis-Toxine« zu entfernen ist bisher nicht belegt; den-noch werden diese Patienten ohnehin aufgrund ihrer Kreislaufsituation vorwie-gend kontinuierlich hämofiltriert, wobei als Nebeneffekt therapieresistentes Fie-ber durch Kühlen der Substituatflüssigkeit artifiziell gesenkt werden kann. Neue Ergebnisse sprechen dafür, dass eine Erhöhung der Ultrafiltration (auf 35 ml/kgKG/h entsprechend 2,5 Liter Austausch/Stunde bei 70 kg entgegen der bei uns bisher üblichen Austauschrate von 1,5 Liter/Stunde) das Überleben bei akutem Nieren-versagen verbessert (Ronco et al., Lancet 2000).

In der sekundären Giftelimination spielt die Hämofiltration bei uns keine Rolle.

Nachteil der Methode ist die Notwendigkeit zum doppellumigen Gefäßzugang; wegen des erforderlichen hohen Blutflusses (mindestens 100 ml/Min.) müssen Lage-veränderungen dieses Zuganges mit Anlegen an die Gefäßwand unbedingt vermie-den werden, weshalb dieses Verfahren bei uns praktisch ausschließlich beim sedier-ten Patienten eingesetzt wird. Außerdem ist eine kontinuierliche Heparingabe in einer Größenordnung von 1.000E/h (gesteuert nach der ACT = activated clotting time, Zielwert ≥ 150 Sekunden) erforderlich, während die diskontinuierliche Dia-lyse mit deutlich weniger, teilweise ohne Heparin durchgeführt werden kann.

Bei Kontraindikationen gegen die Antikoagulation mit Heparin, insbesondere heparin-induzierter Thrombozytopenie, kann alternativ Danaparoid (Orgaran®) eingesetzt werden (Dosierungsempfehlung nach Böhler, 1996): Bolus 2500 E, an-schließend Erhaltungsdosis: 600 E/h in den ersten 4 Stunden, 400 E/h in den fol-genden 4 Stunden, anschließend 200 E/h; Kontrolle durch Bestimmung der anti-Faktor Xa-Aktivität im venösen Schenkel (Zielwert 0,5–1,0 AntiXa-Einheiten).

1.4.3 Hämoperfusion

Prinzip der Hämoperfusion ist die Adsorption von Giftstoffen an kunststoff-beschichteter Aktivkohle oder Kunstharzen; technisch ist dieses Verfahren sowohl mit einem Dialysegerät, als auch mit einem Hämoflitrationsgerät möglich, für die verschiedenen Gifte gibt es teilweise spezielle Filter. Indiziert ist dieses Verfahren bei der Intoxikation mit adsorbierbaren Substanzen, z. B. Barbiturate, Paracetamol, Theophyllin und Paraquat. Wichtigste Nebenwirkung (neben den technisch bedingten, siehe bei Hämodialyse und Hämofiltration) ist ein teilweise klinisch relevanter Abfall der Thrombozyten, weshalb dieses Verfahren auch bei Intoxikationen mit prinzipiell adsorbierbaren Substanzen nur bei strenger Indikationsstellung zum Einsatz kommen sollte.

1.4.4 Plasmaseparation

Durch die Trennung von zellulären Blutbestandteilen vom Plasma mittels Zentrifugation oder über Membranen können beliebig große Eiweißsubstanzen aus dem Blut eliminiert werden. Hauptindikation ist die Elimination von Antikörpern bei antikörpervermittelten Erkrankungen wie dem Goodpasture-Syndrom. Das separierte Plasma kann entweder verworfen und durch die Gabe von 5 %igem Humanalbumin substituiert werden oder wird dem Patienten nach Aufbereitung zurückgegeben. Beispiel für letztgenanntes Verfahren ist die Immunadsorption, mit der gezielt Substanzen, z. B. Antikörper bestimmter Klassen, adsorbiert werden; das so »gereinigte« Plasma wird dem Patienten zurückgegeben, die Substitution durch Humanalbumin entfällt. Um die Nachproduktion dieser Antikörper zu unterdrücken, wird das Verfahren oft mit einer immunsuppressiven Behandlung kombiniert. Hauptnebenwirkung kann auch hier ein Abfall der Thrombozyten sein.

1.4.5 MARS® (»Leberdialyse«)

Das »Molecular adsorbents recirculating system« (MARS®) stellt einen neuen Ansatz in dem Bemühen dar, eine fehlende Entgiftungsfunktion der Leber artifiziell zu ersetzen. Während die bisherigen Ergebnisse der Versuche mit sogenannten Bioreaktoren den hierfür erforderlichen hohen Aufwand derzeit nicht rechtfertigen, konnte für das MARS® eine ökonomisch vertretbare effektive Elimination von Toxinen, die mit einer klinischen Zustandsverbesserung bzw. erfolgreichen Überbrückung bis zu einer Lebertransplantation einhergeht, aufgezeigt werden (Stange, Mitzner et al., Artificial Organs 1999). Unter der Vorstellung, dass die bei hepatischer Insuffizienz kumulierenden Toxine im Körper an Albumin gebunden sind und somit einer Elimination bei konventioneller Dialyse nicht zugänglich sind, wird bei diesem Verfahren eine Dialyse gegen Albumin durchgeführt. In einem zweiten Schritt werden die in das Albumin aufgenommenen Toxinen durch Adsorption an Aktivkohle und in einem Ionentauscher eliminiert, wonach das so gereinigte Albumin wieder als Dialysat zur Verfügung steht. Da das bisher einzige auf dem Markt befindliche Gerät der Firma Teraklin, Rostock keine eigenen Blutpumpen hat, muss zur Herstellung des blutseitigen Kreislaufs ein Dialysegerät in Reihenschaltung eingesetzt werden; ohnehin bedürfen die meisten Patienten mit einer Indikation zur MARS®-Therapie einer Dialyse. Technisch ist eine Kombination sowohl mit einem Hämodialysegerät und täglicher Therapie für 4–8 Stunden, als auch eine kontinuierliche 24-stündige Therapie mit einem CVVH-Gerät möglich. Die Elimination von Bilirubin, aromatischen Aminosäuren, Phenolen, Mercaptanen, endogenen Benzodiazepinen, Ammoniak und falschen Neurotransmittern führt nicht nur während der Behandlung zu einer effektiven Entgiftung, auch darüber hinaus lässt sich oft ein positiver Effekt auf die Leberfunktion nach Abschluss der Therapie nachweisen; ursächlich hierfür scheint eine Hemmung der Leberregeneration durch diese Toxine zu sein, welche unter der MARS®-Therapie durchbrochen wird.

Das MARS® ist derzeit ein experimentelles Verfahren, Patienten sollten nur in Rahmen von Studien behandelt werden. Indikationen hierfür sind neben dem hepatorenalen Syndrom die Überbrückung bis zu einer Lebertransplantation oder Organerholung, z. B. nach ausgedehnten Leberteilresektionen.

> Ansprechpartner für die MARS-Therapie an der Universitätsklinik Würzburg:
> Medizinische Klinik: Dr. Gabriel Burrows, Dr. Kai Lopau;
> Chirurgische Klinik: Dr. R. Kellersmann, alle Tel. 09 31/2 01-1

1.4.6 Literatur

Bellomo, R., Boyce, N.: Continuous venovenous hemodiafiltration compared with conventional dialysis in critical ill patients with acute renal failure. ASAIO 1994; 42: M 794

Bellomo, R., Ronco, C.: Indications and criteria for initiating renal replacement therapy in the intensive care unit. Kidney Int 1998; 56 (Supl. 66): 106

Bellomo, R., Ronco, C.: Continuous renal replacement therapy in the intensive care unit. Intensive Care Med 1999; 25: 781

Brunkhorst, R., Koch, K.M., Koll, R.: Klinische Immunadsorption. Wissenschaftliche Verlagsanstalt Wiesbaden, 1999

Gettings, L.G., Reynolds, H.N., Scalea, T.: Outcome in post-traumatic acute renal failure when continuous renal replacement is applied early vs. late. Intensive Care Med 1999; 25: 805

Heering, P., Morgera, S. et al.: Cytokine removal and cardiovascular hemodynamics in septic patients with continuous venovenous hemofiltration. Intensive Care Med 1997; 23: 288

Kierdorf, H.P., Sieberth, H.G.: Continuous renal replacement therapies versus intermittent hemodialysis in acute renal failure: What do we know? Am J Kidney Dis 1996; 28: 90

Kierdorf, H.P.: Aktuelle Aspekte der extrakorporalen Nierenersatztherapie. Internist 2000; 41: 1062

Kolff, W.J.: New ways of treating uremia. Churchill Livingstone, London – New York, 1947

Madore, F., Lazarus, J.M., Brady, H.R.: Therapeutic plasma exchange in renal diseases. J Amer Soc Nephrol 1995; 7: 367

McGuire, B.M., Sielaff, T.D. et al.: Review of support systems used in the management of fulminant hepatic failure. Dig Dis 1995; 13: 379

Ronco, C., Bellomo, R., Homel, P., Brendolan, A., Dan, M., Piccinni, P., La Greca, G.: Effects of different doses in continuous veno-venous haemofiltration on outcomes of acute renal failure: a prospective randomised trial. Lancet 2000; 355: 26

Stange, J., Mitzner, S.R et al.: Molecular Adsorbent Recycling System (MARS): Clinical Results of a New Membrane-Based Blood Purification System for Bioartificial Liver Support. Artif Organs 1999; 23(4): 319

1.5 Punktionen

1.5.1 Lumbalpunktion

Indikation

Zur Diagnostik von entzündlichen Erkrankungen des ZNS, Nachweis von Tumorzellen, einer Subarachnoidalblutung, Schrankenstörung und intrathekaler Antikörperproduktion

Kontraindikationen

Wichtigste Kontraindikationen sind plasmatische und thrombozytäre Gerinnungsstörungen und – wegen der Gefahr der Massenverschiebung mit Einklemmung – die Steigerung des Hirndrucks. Da bei einer akuten Hirndrucksteigerung einige Stunden bis zum Auftreten von Stauungspapillen vergehen, sollte bei dem leisesten Verdacht auf eine Hirndrucksteigerung vor der Lumbalpunktion eine kranielle Computertomographie durchgeführt werden.

Ausnahmen von diesen Regeln sollten nur nach konsiliarischer Beratung mit einem Neurologen gemacht werden.

Technik

Normalerweise beim sitzenden Patienten mit maximal gebeugtem Rücken (Ausgleich der Lendenlordose), beim Intensivpatienten zumeist im Liegen: maximale Beugung des Rückens in Seitenlage – sorgfältige Hautdesinfektion – ggf. Lokalanästhesie: Hautquaddel unterhalb des Dornfortsatzes von LWK 3 (alternativ: LWK 4) in der Mittellinie, vorgehen unter Aspiration etwa 30 Grad nach kranial gerichtet bis auf das straffe Ligamentum interspinale – nach Einwirken Punktion mit der eigentlichen Punktionsnadel in eben dieser Richtung – nach Überwinden des straffen Ligamentum interspinale und des federnden Widerstandes der Dura sollte Liquor frei abtropfen, hierzu probeweise den Mandrin entfernen – Abfüllen in 3 Proberöhrchen mit 2–5 ml jeweils (nach Art und Umfang der gewünschten Untersuchungen, ggf. vorher Rücksprache Neurologe/Labor). Erste Probe am besten für mikrobiologische Untersuchungen geeignet (artifizielle Blutbeimengungen!). **Immer** gleichzeitige Blutentnahme (Glukose, Eiweiße) und Mitgabe ins Labor. Nach Gewinnung des Materials Mandrin wieder in Punktionsnadel einführen und diese zügig herausziehen, Pflasterverband. Zur Vermeidung postpunktioneller Kopfschmerzen wird anschließend eine 24-stündige Bettruhe empfohlen, die bei Verwendung atraumatischer Nadeln (heißen überall – außer in Würzburg – Würzburger Nadeln) wohl nicht erforderlich ist.

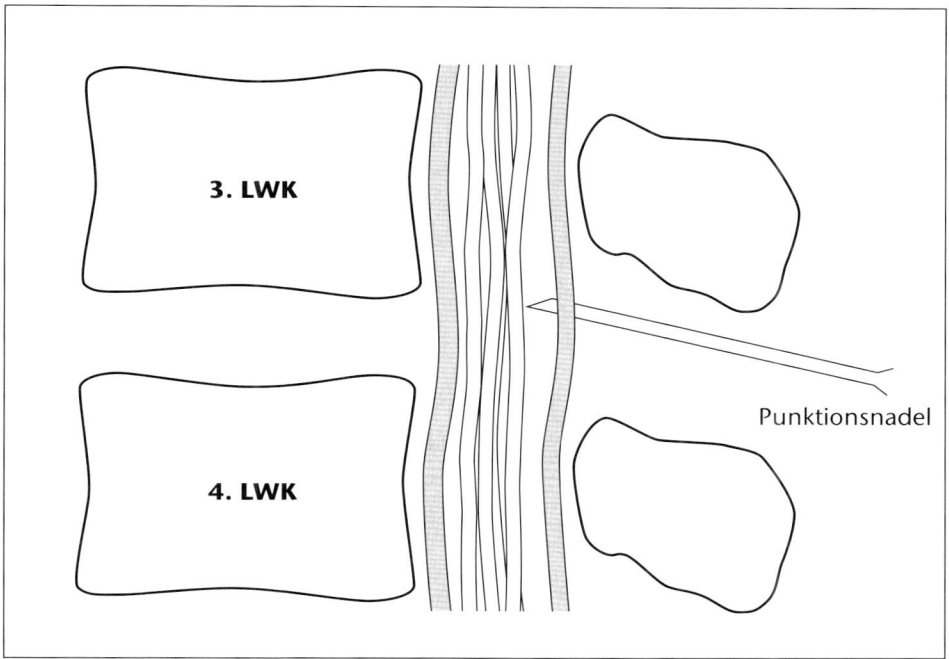

Abb. 9: Lumbalpunktion

1.5.2 Pleurapunktion

Dargestellt werden sollen nur die diagnostische und therapeutische Punktion von Pleuraergüssen, nicht jedoch die Drainage von Pneumothoraces.

Die Indikation zur Punktion von Pleuraergüssen kann einerseits diagnostisch (laborchemische, zytologische und mikrobiologische Untersuchung zur Frage der Genese des Ergusses), andererseits therapeutisch bei Behinderung der Atmung durch das Ergussvolumen sein.

Kontraindikationen stellen lediglich nicht beherrschbare Gerinnungsstörungen und lokale Infektionen im Bereich der vorgesehenen Punktionsstelle dar.

Die Punktionsstelle sollte im 5. bis 7. ICR in der mittleren bis hinteren Axillarlinie liegen und am besten sonographisch festgelegt werden (Markierung durch Druck mit dem Fingernagel).

Zur ausschließlich diagnostischen Punktion hat sich folgendes Vorgehen bewährt:

In eine 10 ml Spritze mit Luer-Ansatz werden 10 ml Lokalanästhetikum aufgezogen und der Luer-Ansatz mit einem Adapter für Saarstedt-Kanülen armiert (Abb. 10). Eine für die geplanten Untersuchungen ausreichende Anzahl von Saarstedt-Serummonovetten werden entleert (Trennungsmittel) und bereitgelegt.

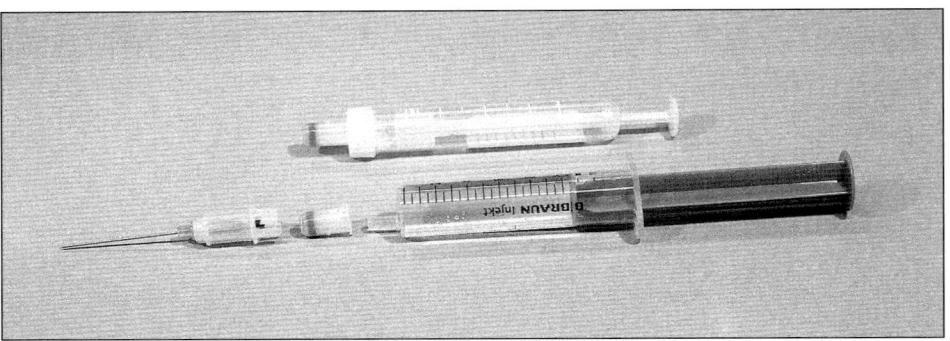

Abb. 10: Lokalanästhesie mit Adapter auf Saarstedt-System

Nach Lokalisation des Ergusses und Hautdesinfektion erfolgt die Lokalanästhesie. Einstichort ist stets der Oberrand der unteren Rippe im ICR, um Verletzungen des Gefäß-Nerven-Bündels zu vermeiden (Abb. 11). Nach Infiltration der Haut und des Subkutangewebes wird mit leicht cranialwärts gerichteter Nadel unter Aspiration und erneuter Gabe von Lokalanästhetikum die Nadel bis in den Erguss vorgeführt. Sobald sich sicher Ergussflüssigkeit aspirieren lässt, wird die Spritze von der Punktionsnadel abgenommen – durch den Ventilmechanismus der Saarstedt-Kanülen kann keine Luft in den Pleuraspalt eindringen – und die Serummonovette aufgesetzt. Nun kann die erforderliche Zahl von Proben ohne Pneumothorax- und Kontaminationsgefahr gewonnen werden. Abschließende wird die Nadel zügig herausgezogen und die Punktionsstelle mit einem Pflaster versorgt. Der radiologische Pneumothorax-Ausschluss (am besten 3 Stunden nach der Punktion in Expiration) ist trotz der geringen Pneumothoraxgefahr bei dieser Methode obligat.

Soll der Erguss aus therapeutischen Erwägungen weitgehend abgelassen werden, so empfiehlt sich folgendes Vorgehen:

Vorbereitung wie oben, Lokalanästhesie mit herkömmlicher Spritze. Aus den kommerziell erhältlichen Punktionssets verwenden wir nur das Auffangsystem; zur Punktion des Ergusses kommt eine dicklumige Braunüle zum Einsatz. Nachdem bereits beim Setzen der Lokalanästhesie durch Probepunktion der korrekte Zugang zum Erguss gezeigt ist, erfolgt die erneute Punktion mit der Braunüle. Nach Rückzug des Mandrins entleert sich spontan Erguss, es kann das Ableitsystem angeschlossen werden. Die Kunststoffkanüle sollte weit genug in den Ergussspalt eingeführt werden, um eine sichere Lage zu gewährleisten. Durch passives Ablaufen bei geöffnetem Drei-Wege-Hahn oder durch Abziehen mit der beiliegenden 60 ml-Spritze kann der Erguss entleert werden, wobei wegen der Gefahr des Expansions-Lungenödems **keinesfalls mehr als 1.000 ml** Pleuraerguss in einer Sitzung abgelassen werden sollten. Nach Herausziehen der Kunststoffkanüle Pflasterverband und obligater radiologischer Pneumothorax-Ausschluss.

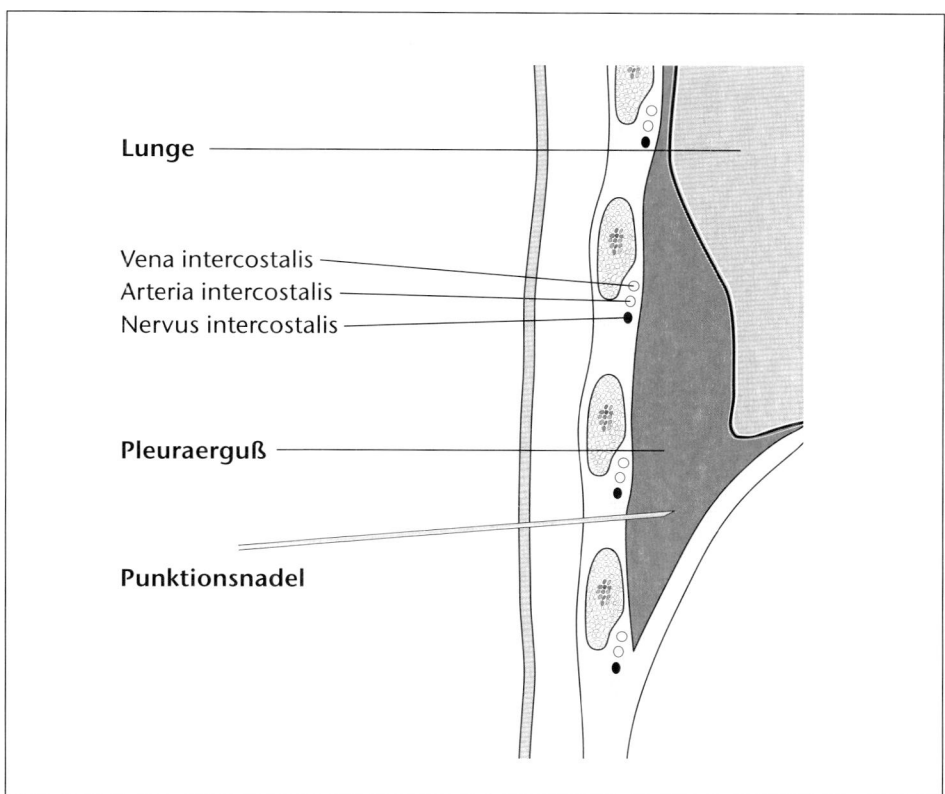

Abb. 11: Pleurapunktion

1.5.3 Aszitespunktion

Die Aszitespunktion dient einerseits der Diagnostik (Ätiologie des Aszites? Wichtig: spontane bakterielle Peritonitis bei akuter Verschlechterung einer bekannten Lebererkrankung auch ohne abdominelle Symptomatik, siehe Kapitel 7.3), andererseits der Entlastung bei Beschwerden durch einen konservativ nicht ausreichend therapierbaren Aszites.

Vorgehen:

Die Punktionsstelle sollte stets sonographisch kontrolliert werden, doch ist eine Punktion ohne vorherige Sonographie bei ausgeprägtem Aszites an der klassischen Punktionsstelle (Übergangspunkt vom äußeren zum mittleren Drittel einer gedachten Verbindungslinie zwischen Spina iliaca anterior superior links und Bauch-

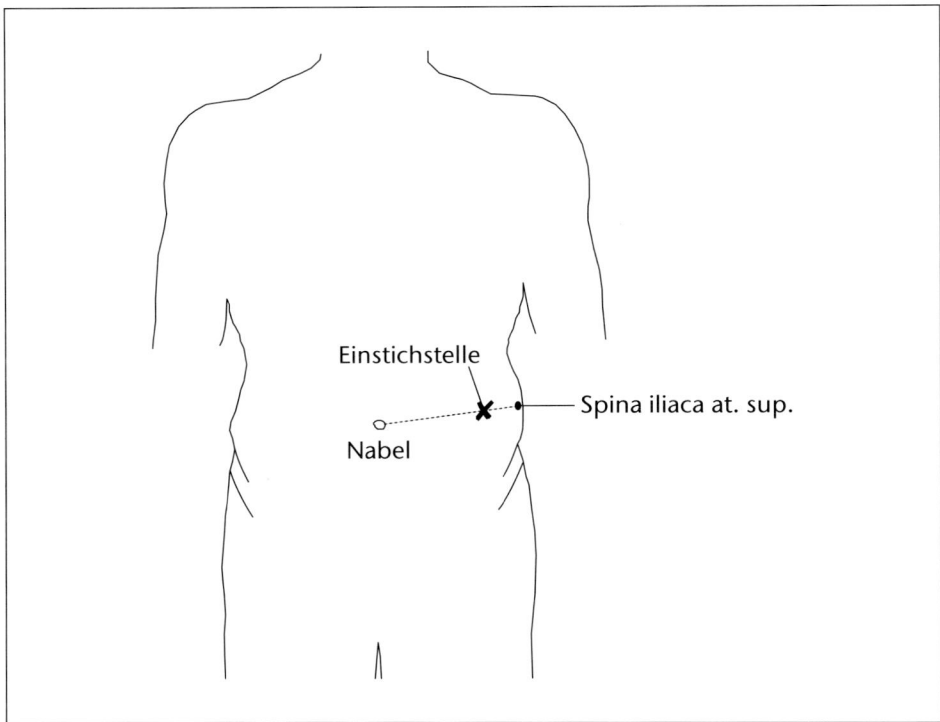

Einstichstelle

Spina iliaca at. sup.

Nabel

Abb. 12: Typische Einstichstelle zur Aszitespunktion

nabel) durchaus statthaft. Zur rein diagnostischen Punktion wenden wir das selbe Verfahren wie bei der oben beschriebenen diagnostischen Pleurapunktion an.

Therapeutische Aszitespunktion:

Nach Hautdesinfektion und sorgfältiger Lokalanästhesie bis auf das Peritoneum wird eine möglichst großlumige Braunüle in den Aszites eingeführt, der Stahlmandrin entfernt und ein Ableitsystem angeschlossen. Hat man sich zur Aszitesentleerung entschlossen, sollte diese auch in einer Sitzung vollständig erfolgen. Zur Vermeidung der gefürchteten Komplikationen wie Verschlechterung der hepatischen Situation und Entwicklung eines Nierenversagens (was dazu geführt hat, das dieses Verfahren für einige Jahre weitgehend verlassen wurde) **müssen** pro Liter abgelassenem Aszites 6 g Albumin substituiert werden – z.B. 30 ml 20%ige Albuminlösung. Nach vollständigem Entleeren des Aszites wird die Kanüle entfernt und der Einstich mit einem Pflasterverband versorgt. Bei größeren Defekten mit der Gefahr eines spontanen Nachlaufens von Aszites aus der Wunde, kann versucht werden, den Einstich mittels Steristrips zu adaptieren.

1.5.4 Perikardpunktion

Indikationen

- <u>Therapeutisch</u> bei Tamponade, bzw. V. a. symptomatischen Perikarderguss (PE), und zur Instillation von Zytostatika bei malignem PE
- <u>Diagnostisch</u>

Symptomatik bei Tamponade

- Dyspnoe
- Tachykardie
- RR-Abfall
- Halsvenenstauung

Ursachen

Hämatoperikard bei Trauma, perforierter Schrittmacherelektrode, perforiertem Aneurysma der Aorta ascendens, Ventrikelperforation subakut nach Infarkt, Koronarperforation nach PTCA oder Stent, Einblutung nach Herz-Thorax-OP, nach Myokardbiopsie; Tamponade im engeren Sinne selten bei Perikarditis und malignem Erguss wegen langsamer Dehnung des Perikards

Material

- steriles Abdeckmaterial mit Lochtuch
- Steriler Kittel und Handschuhe
- Kanüle 20 G (7 cm) für Lokalanästhesie und zur Probepunktion
- Sterile Kochsalzlösung
- Sterile Tupfer
- Etwa 20 ml Lokalanästhetikum
- 8 F-Schleuse
- 7 F Pigtailkatheter 65 cm oder auch länger
- Führungsdraht mit beweglicher Seele
- Pleurapunktionsset
- Zwei 20 ml-Spritzen für Proben
- Mehrere heparinisierte 2 ml-Spritzen
- Mehrere 10 ml-Spritzen für Lokalanästhetikum
- Skalpell
- Proben: Labor (Blutbild, LDH, Eiweiß; Zytologie: 1 leerer Behälter (wenn Material sofort in der Zytologie aufgearbeitet wird) + 1 Behälter mit etwa 20–30 ml 50%igem Alkohol; Hygiene: Native Probe und zwei Blutkulturflaschen)

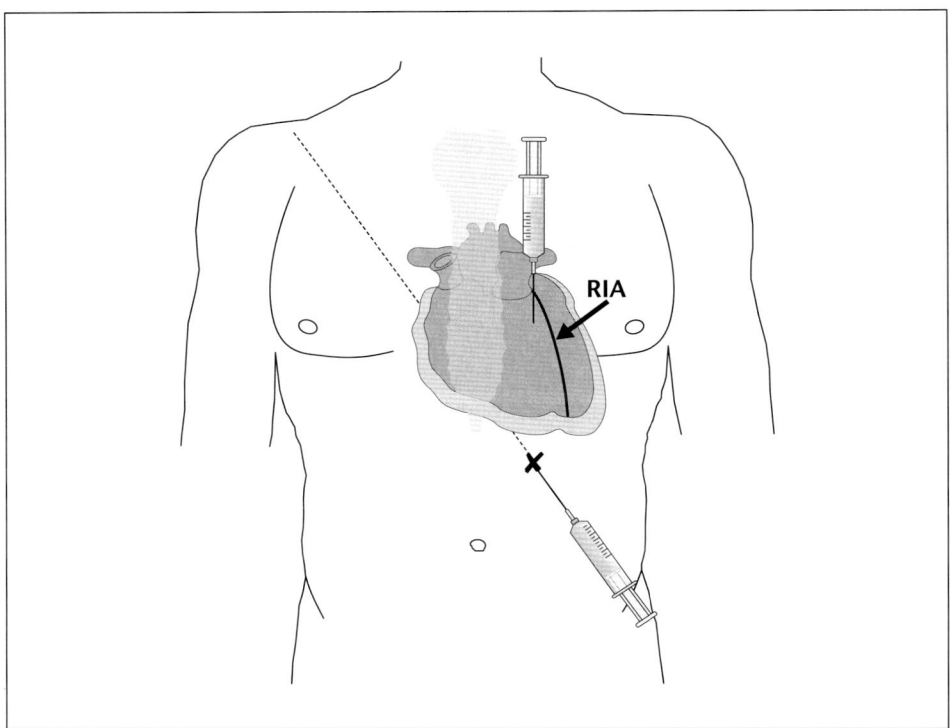

Abb. 13: Klassische Punktionsstelle etwa 2–3 cm links und 2–3 cm unterhalb des Xiphoid, Stichrichtung rechte Schulter, ersatzweise bei anteriorem Erguss im 4. ICR links parasternal senkrecht einstechen

Praktisches Vorgehen unter (semi-) elektiven Bedingungen

- Immer venöser Zugang, ZVK günstig, venöse BGA abnehmen für Hb und Sättigung
- Vorher in 45° sitzender Lagerung von subxiphoidal echokardiographieren (PE von dieser Richtung punktabel?); **PE von weniger als 1–1,5 cm inferior in dieser Lage ist nicht mit akzeptablem Risiko zu punktieren (außer im Notfall einer Tamponade Punktion ablehnen!)**
- Punktion unter Durchleuchtung in 45°-Lagerung des Oberkörpers
- Rasur und Desinfektion subxiphoidal mehrmals
- Steril mit Lochtuch abdecken, Subxiphoidalregion frei
- Primäre Stichrichtung: Etwa 2–3 cm caudal und 2–3 cm links von Xiphoid in Richtung rechte Schulter (s. Abb 13)
- Lokalanästhesie mit langer Nadel in **Stichrichtung auf die rechte Schulter** vorbringen, zunächst in Richtung Medianlinie auf Sternum, dann fächerförmig darunter, PE wird häufig etwa in Medianlinie getroffen
- Bei erfolgreicher Punktion 2 mal 20 ml für Proben abnehmen

- An Einstichstelle mit Skalpell inzidieren und mit dicker, relativ stumpfer Nadel des Pleurapunktionsbestecks in gleicher Weise punktieren (punktiert nicht so leicht durchs Myokard wie eine scharfe Punktionsnadel!)
- Bei Einstich ins Perikard ist Perikardkontakt insbesondere bei chronischer Perikarditis als Widerstand zu merken, manchmal ist das Perikard so fibrosiert, dass man doch eine scharfe Punktionsnadel nehmen muss!
- Bei Erfolg unter Durchleuchtung langen Draht mit beweglicher Seele etwa 20–30 cm ins Perikard einführen, wenn erforderlich durch Ziehen der Seele ein Stück weich machen
- Nadel ziehen und Schleuse in Seldinger-Technik einführen
- Draht liegen lassen und Dilatator der Schleuse ziehen
- Über Draht Pigtailkatheter möglichst bis an die linke Herzspitze einführen und mit dem Pleurapunktionsset PE leerpunktieren
- Zum Schluss Versuch, über den Spülschlauch der Schleuse weiteren Erguss zu punktieren
- Pigtailkatheter und Schleuse bis zum nächsten Tag liegen lassen, Erguss kann nachlaufen oder man muss nach Erhalt der Zytologie ein Zytostatikum instillieren
- Pigtailkatheter und Schleuse mit mindestens 3 Zügelpflastern fixieren
- Alle 2 Stunden mit 50 ml-Luer-Lok-Spritze PE abziehen und mit 5–10 ml Kochsalzlösung spülen

Problem:

Häufiger ist man sich bei hämorrhagischen Ergüssen nicht sicher, ob man sich mit der Nadel im Erguss oder im Herzen oder in einer Vene befindet. Zur Unterscheidung dienen:

- Tupferprobe: Tropfen auf Tupfer zeigen bei Erguss größeren Hof (unsicher)
- Abnahme einer Probe in heparinisierter 2 ml-Spritze und Bestimmung von Hb und Sättigung an BGA-Gerät – Vergleich mit einer vorher abgenommenen Blutprobe
- Einspritzen von Röntgenkontrastmittel

Gelangt man mit der erwähnten Stichrichtung nicht in den Erguss, kann man die Richtung mehr nach der li. Patientenseite ändern (Nachteil: Gefahr der Punktion des Ramus interventricularis anterior, RIA)

Im Notfall einer fulminanten Tamponade:
Mit langer, nicht zu dünner Punktionsnadel einfach von subxiphoidal
in Richtung auf die rechte Schulter einstechen!

Bei rein diagnostischer Probepunktion reicht Punktion mit langer dünner Nadel unter gründlicher Desinfektion. Meistens möchte man jedoch einen größeren PE gleich abpunktieren.

Alternative Punktionsstelle: Senkrecht parasternal links ca. im 4. ICR (vorher Echokontrolle)
Vorteil: Kürzerer Weg
Nachteil: Man fällt häufiger mit der Nadel in den rechten (oder linken!) Ventrikel

Deshalb nur wählen, wenn man von subxiphoidal bei langem Punktionsweg (z. B. bei Adipositas) nicht in den Erguss gelangt (Abb. 13).

Komplikationen

- Intraventrikuläre Punktion (einfach Nadel herausziehen und neu punktieren, es passiert meistens nichts; akute Tamponade äußerst selten)
- Punktion der V. cava (harmlos)
- Vagale Reaktion (großzügig Lokalanästhesie verwenden)

Instillation von Zytostatika bei malignem PE
(häufig rezidivverhütend)

- Nie ohne eindeutigen zytologischen Befund!
- 50 mg Cisplatin (Platinex ®) in 250 ml NaCl über 30 Min. ins Perikard infundieren oder:
- 30 mg Bleomycin (2 Inj.-Flaschen Bleomycinum Mack®) in 50 ml NaCl
- 4 Stunden einwirken lassen
- danach völlig leerpunktieren
- Drainage wie üblich bis zum nächsten Tag liegen lassen
- Vor- und Nachwässern mit NaCl wie bei Cisplatin üblich, ggf. Antiemetika
- **Achtung:** Bleomycin verursacht häufig febrile Reaktionen; bei der Instillation dieser Substanz in die Perikardhöhle darf keinesfalls – wie bei der systemischen Bleomycin-Gabe üblich – eine Behandlung mit Antiphlogistika oder Steroiden erfolgen, da diese den hier erwünschten inflammatorischen Effekt (wahrscheinlich für den Erfolg der Perikardiodese wichtiger als der zytostatische Effekt der Substanz) hemmen.

1.5.5 Literatur

Bastian, A., Meißner, A. et al.: Pericardiocentesis: differential aspects of a common procedure. Intensive Care Med 2000; 26: 572
Delank, H.W.: Klinische Liquordiagnostik. Nervenarzt 1972; 43: 57

Hoefs, J.C.: Diagnostic paracentesis. A potent clinical tool. Gastroenterology 1990; 98: 230

Mahfood, S., Hix, W.R., Aaron, B.L., Blaes, P., Watson, D.C.: Reexpansion pulmonary edema. Ann Thorac Surg 1988; 45: 340

Sagristá-Sauleda, J., Mercé, J., Permanyer-Miralda, G., Soler-Soler, J.: Clinical Clues to the Cause of Large Pericardial Effusions. Am J Med 2000; 109: 95

Tomkowski, W.Z., Filipecki, S.: Intrapericardial administration of cisplatin in treatment of metastatic pericardial involvement in andenocarcinoma of the lung. Monaldi Arch Chest Dis 1997; 52: 221

Ulmer, E., Wyser, C., Solér, M.: Pleuraerguss: wie weiter? Schweiz Med Wochenschr 1998; 128: 451

Yano, T., Yokoyama, H., Inoue, T., Takanashi, N., Asoh, H., Ichinose, Y.: A simple technique to manage malignant pericardal effusion with a local instillation of bleomycin in non-small cell carcinoma of the lung. Oncology 1994; 51: 507

Vaitkus, P.T., Herrmann, H.C., LeWinter, M.M.: Treatment of Malignant Pericardial Effusion. JAMA 1994; 272: 59

1.6 Swan-Ganz-Katheter (Pulmonalis- oder Rechtsherzkatheter)

In der Intensivmedizin verwendete Swan-Ganz-Katheter bestehen aus 5 Lumina:

- einem distal an der Spitze mündendem für die Druckmessung (gelber Schlauch, gekennzeichnet meist mit »PA distal«)
- einem blauen, ca. 30 cm proximal der Spitze mündendem (»prox. injection«) für die Injektion der Kochsalzlösung für die HZV-Bestimmung
- einem roten mit Verriegelung zum Aufblasen des etwa 2 mm vor der Spitze angebrachten Ballons.
- einem gelben, mit einem Stecker, der mit einem Thermofühler, mündend etwa 3 cm proximal der Katheterspitze, verbunden ist
- einem meist weißen für reine Infusionszwecke, mündend etwa 30 cm proximal der Spitze (»prox. infusion«)

Neben dem Infusionslumen können auch das distale und das HZV-Lumen zwischen den Messungen zu Infusionszwecken verwendet werden.

Mit dem Swan-Ganz-Katheter lässt sich das HZV nach der Thermodilutionsmethode bestimmen. Dabei wird über die HZV-Einheit des Monitors einmal die Temperatur der in das blaue Lumen gespritzten meist eiskalten Kochsalzlösung über einen zwischengeschalteten Stecker (Inline-Messelement) gemessen und mit der gestiegenen Temperatur, die über den distalen Messfühler an der Spitze gemessen wird, verglichen. Die HZV-Einheit errechnet über den Temperaturanstieg pro Zeit das HZV.

Weiterhin lassen sich **Druckkurven** aus dem kleinen Kreislauf registrieren, zentralvenöse Sättigungsbestimmungen durchführen (Aussage über **Hämodynamik** und über Shunts) sowie – als entscheidender Vorteil – mit Hilfe des hinter der Katheterspitze aufgeblasenen Ballons der sog. Pulmonalkapillarverschlussdruck (»Wedge«) messen, der i. a. dem enddiastolischen Druck im linken Ventrikel entspricht. Durch Vorschieben des Ballons wird irgendwann ein Pulmonalarterienast verschlossen und der registrierte Druck entspricht dem linksatrialen Druck und damit am Ende der Diastole dem enddiastolischen linksventrikulären Druck (Ausnahme: Mitralstenose).

1.6.1 Indikationen

- **Invasives hämodynamisches Monitoring** über mehrere Tage (im allgemeinen auf Intensivstationen) bei
  - septischen Krankheitsbildern mit Schocksymptomatik zur Steuerung der Volumentherapie unter Wedge-Kontrolle
  - Linksherzinsuffizienz, insbesondere nach großem Infarkt mit reduzierter Hämodynamik zur kontrollierten Volumengabe unter Wedge-Kontrolle
  - Evtl. Rechtsherzinfarkt zur Wedge-gesteuerten Volumengabe

- Verlauf der pulmonalen Widerstandserhöhung bei Lungenembolie
- **kurzfristige diagnostische Messung** (eher im Herzkatheterlabor) von HZV, pulmonalem Widerstand und Sättigungskinetik bei
  - Herzinsuffizienz
  - Cor pulmonale
  - V. a. Shunt (z. B. bei Septumperforation nach Infarkt)
  - V. a. akute Klappeninsuffizienzen (bei Infarkt oder Endokarditis)

Merke: Der Volumenbedarf lässt sich klinisch auch einfach abschätzen durch den Beinhebeversuch: Beim liegenden Patienten invasiv gemessenen arteriellen Druck unter Hochheben der Beine beobachten. Bei Anstieg um mehr als 5–10 mmHg besteht Volumenbedarf (»Rechtsherzkatheter des kleinen Mannes« – hervorragende Methode!)

1.6.2 Material

- Sterile Handschuhe
- Kittel
- Großes steriles (Loch-) Tuch oder Einmal-Angiographietuch
- Sterile Kompressen
- Schale für etwa 100 ml Kochsalzlösung
- 3 sterile heparinisierte 2 ml-Spritzen
- Mehrere 10 ml-Spritzen zum Spülen
- Kanüle für Lokalanästhesie je nach Zugang
- Lokalanästhetikum
- Swan-Ganz-Katheter mit zusätzlichem Infusionslumen
- Dazu passendes Punktionsset mit Schleuse
- Passende Kontaminationsschutzhülle
- Mindestens 30 ml eisgekühlte Kochsalzlösung für HZV-Messung
- Zubehör für HZV-Messung
- Druck- und HZV-Einschub für Monitor
- Einmal-Druckaufnehmer
- Wasserwaage
- Nähmaterial zum Annähen der Schleuse
- Verbandsmaterial und Pflaster

1.6.3 Praktisches Vorgehen

- Druck- und HZV-Einschub für Monitor sowie Druckaufnehmer vorbereiten
- Am Patienten Markierungsmarke für Null-Abgleich einzeichnen

- Dreiwegehahn von Druckaufnehmer auf die Höhe mit Wasserwaage einstellen bei ganz heruntergefahrenem Bett.
- Zugang: V. jugularis interna (externa), V. basilica rechts, V. subclavia, alle ohne Durchleuchtung (DL), V. femoralis meist nur mit DL möglich, da Katheter sich meist an Tricuspidalklappe oder in der rechten Ventrikelspitze verfängt
- Punktion nach steriler Abdeckung und unter sterilen Kautelen
- Einführung der Schleuse in Seldinger-Technik, Spülen und Nahtfixation
- Swan-Ganz-Katheter mit Dreiwegehähnen versehen, durchspülen und Ballon mit beigefügter Spritze prüfen
- Katheter richtig herum in die zusammengestülpte Kontaminationsschutzhülle einführen und
- Katheter etwa 30 cm in Schleuse einführen und mit Schlauch von Druckaufnehmer verbinden lassen, spülen, Null-Abgleich
- Abnahme einer zentralvenösen Sättigung mit heparinisierter 2 ml-Spritze
- Unter Druckkontrolle auf dem Monitor bei aufgeblasenem Ballon (1–2 ml Luft) vorschieben, möglichst Dokumentation der atrialen Druckkurve (oder Cava-Druck)
- Vorschieben nach Druckkurve in den rechten Ventrikel und Druckkurvendokumentation
- Abnahme einer Sättigung aus dem rechten Ventrikel
- Vorschieben in den Pulmonalishauptstamm nach Druckkurve und Dokumentation
- Abnahme einer Sättigung aus der Art. pulmonalis
- Weiteres Vorschieben mit immer noch aufgeblasenem Ballon, bis Pulmonalis-Ast durch Ballon verschlossen ist und die Wedge-Kurve erscheint (d. h. die linksatriale Druckkurve erscheint), Kurvendokumentation
- Jeweils systolischen, diastolischen und Mitteldruck notieren, im Atrium und in Wedgeposition reicht Mitteldruck, im rechten Ventrikel syst. und diast. Druck
- Ballon nun ablassen, nach Ablassen sollte ohne Positionsänderung die Wedge-Kurve in die PA-Kurve übergehen
- Bei erneuten Wedge-Messungen sollte, streng genommen, der Katheter erst in den Pulmonalishauptstamm zurückgezogen und dann der Katheter nach Aufblasen des Ballons in die Wedgeposition vorgeschoben werden, um eine theoretisch mögliche Ruptur des Pulmonalgefäßes durch Aufblasen an Ort und Stelle zu vermeiden. In der Praxis wird dies häufig nicht so gehandhabt, da bei häufigen Manipulationen mit der Kontaminationsschutzhülle über Tage die Sterilität nicht optimal gewahrt bleibt. **Aber: Nie den Katheter für längere Zeit in Wedgeposition aufgeblasen belassen! Aufpassen, dass er nicht unaufgeblasen in ein kleineres Gefäß tiefer abrutscht und »spontanwedged«.**
- Kontaminationsschutzhülle über Katheter ausfahren und in Schleuse einrasten; von nun an kann unsteril gearbeitet werden.

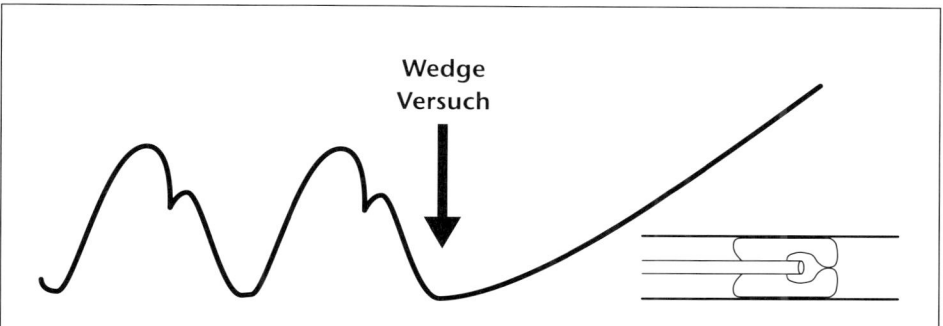

Abb. 14: Verschluss der distalen Öffnung des PA-Katheters durch Ballonhernierung

- Dreimalige HZV-Messung über blaues Lumen mit 10 ml eisgekühlter Kochsalzlösung
- **Liegezeit möglichst nicht länger als 3 Tage**

PEEP-Beatmung erhöht den Wedge-Druck um maximal ⅓ des PEEPs.

Von der oberen Körperhälfte lässt sich der Swan-Ganz-Katheter normalerweise problemlos ohne Durchleuchtung mit aufgeblasenem Ballon bis in die Wedgeposition vorschieben. Sollte dies einmal nicht so sein, gelingt es häufig mit folgenden Tricks:

- Zurückziehen und es mit einer Drehung neu versuchen
- Versuch mit abgelassenem Ballon
- Patienten aufsetzen, damit Ballon nach oben schwimmt oder
- Liegenden Patienten auf die rechte Seite legen lassen
- Letztlich unter Sicht mit Durchleuchtung legen
- Ist ein Wedge-Druck absolut nicht abzuleiten, kann näherungsweise der diastolische PA-Druck als Wedge genommen werden, wenn keine präkapilläre pulmonale Hypertonie besteht.

Schwierigkeit: Beim Versuch des Wedgens mit konstanter Ballonlage geht die Kurve nach oben davon. Der Katheter liegt dann in einem zu engen Gefäß und die distale Öffnung wird durch aufgeblasenen Ballon verschlossen (s. Abb. 14).

Lösung: Ballon ablassen und Katheter in Gefäß mit größerem Querschnitt zurückziehen (evtl. auch an gleicher Stelle mit weniger Luft aufblasen)

1.6.4 Komplikationen

- Rhythmusstörungen bis zum Kammerflimmern beim Vorschieben (Defi daneben stellen)

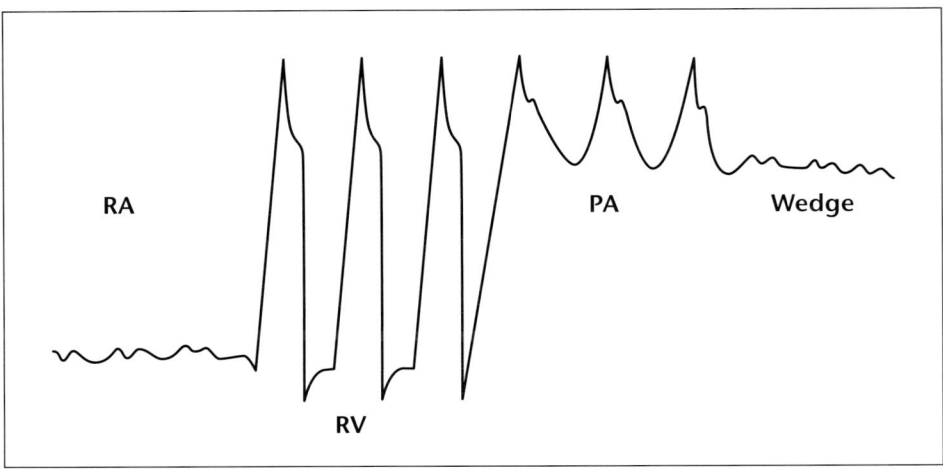

Abb. 15: Skizzierte Druckkurven vom rechten Atrium bis zum Wedge-Druck. Beachte: Die Unterscheidung von RV- und PA-Druck ist insbesondere bei Tachykardie nicht immer ganz so einfach: Der RV-Druck fällt frühdiastolisch auf nahe Null ab und steigt mit zunehmender Füllung des rechten Ventrikels, während der PA-Druck diastolisch zumeist noch abfällt oder als Senke erscheint.

- AV-Block beim Überqueren der AV-Klappe (Orciprenalin)
- Ruptur eines Pulmonalgefäßes (sehr selten)
- Lungeninfarkt mit Infarktpneumonie bei zu langem Aufblasen oder »Spontanwedge« durch unbemerktes Tieferrutschen
- Infektionen
- Thrombosen
- Punktionskomplikationen

Wegen der Komplikationen sollte die Indikation eher streng gestellt werden!

1.6.5 Normalwerte
(s. auch Druckkurven Abb. 15)

- RAPm   2–10 mmHg
- RVPsyst   15–30 mmHg
- RVPdiast   2–8 mmHg
- PAPsyst   5–30 mmHg
- PAPdiast   4–12 mmHg
- PAPm   9–18 mmHg
- PCPm (Wedge)   2–12 mmHg
- Präkapillärer pulmonalarterieller Widerstand: (PAPm – PCPm) x 80/HZV (l/Min.) normal bis 180 dyn x sec x cm^{-5}
- Peripherer Gefäßwiderstand: (RRm-ZVD) x 80/HZV (l/Min.)

- Shuntvolumen (Links-Rechts-Shunt) in Prozent: $SO_2PA - SO_2zv/SO_2art - SO_2zv$

  SO_2PA Sauerstoffsättigung PA

  SO_2zv Sauerstoffsättigung zentralvenös

  SO_2art Sauerstoffsättigung arteriell

1.6.6 Literatur

Buchwalsky, R.: Einschwemmkatheter – Technik, Auswertung und praktische Konsequenzen. Perimed-Spitta, Erlangen 1992

Connors, A.F., Speroff, T., et al.: The effectiveness of right heart catheterisation in the initial care of critically ill patients. SUPPORT Investigators. JAMA 1996; 276: 889

Ganz, W., Swan, H.J.C: Measurement of blood flow by thermodilution. Am J Cardiol 1972; 29: 241

Swan, H.J.C., Ganz, W. et al.: Catheterization of the right heart in man with use of a flow-directed balloon-tipped catheter. N Engl J Med 1970; 283: 447

1.7 Elektive Intubation beim nicht-nüchternen Patienten

Vor der Intubation sollten folgende Voraussetzungen gegeben sein:

Der Patient muss mindestens einen sicheren Zugang haben, steht der Einsatz von Katecholaminen zu erwarten, sollte hierfür ein eigener Zugang existieren. Alle Gerätschaften müssen überprüft sein (Lichtquelle Laryngoskop, Tubus-Cuff dicht, Absaugung funktionstüchtig) und bereitliegen. Um eine ausreichende Ventilation im Falle eines Scheiterns des Intubationsversuches zu gewährleisten, sollte das Vorhandensein einer für den Patienten passenden Maske und diese auf Dichtigkeit überprüft werden, außerdem sollten für den Fall der unerwartet schwierigen Intubation alternative Laryngoskop-Spatel bereitliegen. Schließlich sollten alle Notfallmedikamente bereitliegen und insbesondere bei Patienten mit instabiler Kreislaufsituation ein Arterenolperfusor bereitstehen.

1.7.1 Prinzipielles Vorgehen

Präoxygenation: Gabe von Sauerstoff über das Handbeatmungsgerät (z. B. Sulla) – 15 Liter Sauerstoff über Maske, die locker über den Mund des Patienten gehalten wird.

Präcurarisierung: Gabe eines nichtdepolarisierenden Muskelrelaxans zur Vermeidung von Muskelfibrillationen.

Intravenöse Kurznarkose: Wirkungseintritt vor Muskelrelaxation abwarten – bei der bei uns üblichen Gabe von Etomidate (Wirkungseintritt nach 20–30 Sekunden) und Succinylcholin (Wirkungseintritt nach 30–45 Sekunden) können diese Medikamente in der Regel direkt nacheinander gegeben werden.

Muskelrelaxation: Nach Präcurarisierung jetzt Gabe eines depolarisierenden Muskelrelaxans – beachte Kontraindikationen (s. unten)

Intubation: bei ausreichender Narkosetiefe und Muskelrelaxation zügige Intubation. Falls Intubation beim ersten Versuch nicht erfolgreich: Maskenbeatmung, dann erneuter Intubationsversuch, zwischenzeitlich bereits erfahreneren Kollegen/Oberarzt verständigen.

1.7.2 Praktisches Vorgehen

1. **Präcurarisierung mit** Atracurium (Tracrium®) (5 mg i.v. = 0,5 ml)
2. **Präoxygenation** mittels Spontanatmung über Sulla-Beatmungsgerät
3. **Sedierung und Relaxation**: Bolusapplikation von Etomidate (Hypnomidate®) (0,15–0,3 mg/kgKG = 10–20 mg = 5–10 ml bei 70 kg) und – unmittelbar danach – Succinylcholin (Succinyl®, Pantolax®) (0,5–1,0–1,5 mg/kgKG, d.h. 50–100 mg bei 70 kg); danach 30 Sekunden warten
4. **Intubation orotracheal.** Bei Erfolglosigkeit Maskenbeatmung ohne Guedeltubus, dann erneuter Intubationsversuch

5. **Tubuskontrolle:**
   - auskultatorisch seitengleiches Atemgeräusch über den Lungen
   - exspiratorisches Atemzugvolumen adäquat
   - pulsoximetrische Sättigung fällt nicht ab
   - endgültige Lagekorrektur nach Rö-Thorax!
   - Magen abhören

1.7.3 Anmerkungen

Das oben skizzierte Vorgehen stellt die Regel dar, von der es immer Ausnahmen geben muss. Eine der wichtigsten Ausnahmen ist der Verzicht auf die Muskelrelaxation bei gegebenen Kontraindikationen. Alle Erkrankungen, die zu einer funktionellen Denervierung führen (primäre neuromuskuläre, aber auch – und für uns besonders relevant – die Neuropathie des schwerkranken oder septischen Intensivpatienten) können nach der Gabe von Succinylcholin in einer massiven Kaliumfreisetzung aus den Muskelzellen resultieren. Ursache hierfür ist eine Ausbreitung der Acetylcholinrezeptoren von der Endplatte auf die gesamte Muskelzellmembran bei den oben genannten Patienten. Als Resultat haben wir ausgeprägte Hyperkaliämien (> 8 mmol/l) beobachtet, die bisher jedoch stets durch die überbrückende Gabe von Natriumbikarbonat bis zur dann jedoch in aller Regel notwendigen Dialyse beherrscht werden konnten. Bei diesen Grundkrankheiten verzichten wir ebenso auf die Muskelrelaxation wie bei vorbestehenden Hyperkaliämien. Bewährt hat sich bei uns in diesen Fällen die Kombination einer tiefen Narkose mit Etomidat unter gleichzeitiger Analgesie, z.B. mit 0,1 mg Fentanyl®, worunter sich die Patienten meist ebenso gut wie unter Muskelrelaxation intubieren lassen.

Die früher praktizierte nasale Intubation, meist sekundär nach primärer oraler Intubation, ist bei uns vollständig verlassen worden. Dem Vorteil der einfacheren Mundpflege steht mit der Verlegung der Nasennebenhöhlen mit konsekutiven Sekretstau und daraus resultierenden Infektionen ein zu gravierender Nachteil gegenüber.

Bei der Wahl der Tubusgröße spielt für uns der möglichst geringe Atemwegswiderstand und die Möglichkeit zur flexiblen Bronchoskopie die ausschlaggebende Rolle – wenn möglich sollte ein 8,5er Tubus gewählt werden.

Die maximale Dauer der endotrachealen Intubation beträgt bei uns 3 Wochen. Lässt sich in dieser Zeit eine endgültige Extubation nicht erreichen oder ist eine längere Beatmungsdauer frühzeitig absehbar, wird der Patient tracheotomiert, wobei wir in der Regel der Punktionstracheotomie (s. Kap. 1.8) den Vorzug geben. Indikation zur operativen Anlage eines epithelialisierten Tracheostomas ist die definitive Versorgung, z. B. bei Patienten mit hypoxischen Hirnschaden, bei denen ein Wiedererlangen ausreichender Schutzreflexe nicht absehbar ist.

Nur nach langer Intubationsdauer (> 1 Woche) geben wir zur Reduktion des Glottisödems vor der Extubation Steroide, z. B. 100 mg Prednison i.v. Entscheidet man sich zur Steroidgabe (eine Maßnahme, deren Effekt nicht gesichert ist), so muss diese rechtzeitig, d. h. 1, besser 2 Stunden vor der geplanten Extubation erfolgen.

1.7.4 Hilfsmittel zur Um-Intubation

Wird durch zunehmende Sekretverlegung oder durch eine Undichtigkeit des Cuffs der Wechsel des Tubus erforderlich, kann dieser mit Hilfe des »Zauberstabes« (korrekte Bezeichnug: Wechselobturator für Endotrachealtuben, Fa. Cook, Art.-Bez. C-Mettro-19.0-80) erleichtert werden: nach ausgiebigem Einsprühen des Zauberstabes mit Silikospray, Sedierung des Patienten und Einstellen mit dem Laryngoskop, wird der Zauberstab in den Tubus eingeführt, der alte Tubus herausgezogen und der neue über den Zauberstab eingeführt.

1.7.5 Literatur

Blosser, S.A., Stauffer, J.L.: Intubation of critically ill patients. Clin Chest Med 1996; 17: 355

Hanowell, L.H., Waldron, R.J.: Airway Management. Lippincott-Raven, Philadelphia, 1996

Maziak, D.E., Meade, M.O., Todd, T.R.J.: The timing of tracheostomy. A systematic review. Chest 1998; 114: 605

1.8 Punktions-Tracheostomie nach Ciaglia

Eine Trachealkanüle zeichnet sich durch einen geringeren Totraum und die Eigenschaft aus, dass sie über längere Zeit gegenüber dem oro- oder nasotrachealen Tubus der problemlosere Trachealzugang ist. Sie erschwert nicht wie der Tubus die Mundpflege, verlegt keine Nasennebenhöhlen und führt im Rachen und Larynx nicht zu Druckschäden. Über ein durch den Chirurgen oder HNO-Arzt angelegtes epithelialisiertes Tracheostoma ist die Trachealkanüle auch als dauernder »Atemweg« zu gebrauchen.

In der Intensivmedizin wird die Tracheostomie in erster Linie zur leichteren Entwöhnung vom Respirator eingesetzt. Bei den geschwächten langzeitbeatmeten Patienten ist die Totraumverkleinerung oft entscheidend, insbesondere dann, wenn eine COPD vorliegt. Indikation ist für uns eine Langzeitbeatmung nach ca. 3 Wochen oraler (oder nasaler) Intubation. Die frühere Politik, eine Tracheostomie bereits nach 10 Tagen durchzuführen, haben wir verlassen, da viele Patienten doch in der dritten Woche entwöhnbar sind. Bei Patienten, bei denen sich z. B. bei Vorliegen einer schweren COPD, eine schwierige Entwöhnungsphase voraussehen lässt, kann die Tracheostomie früher (z. B. nach 10–14 Tagen) erfolgen.

In den letzten Jahren wird in der Intensivmedizin fast überall die Punktions-Tracheostomie nach Ciaglia oder die modifizierte Variante nach Griggs durchgeführt, bei etwa 10 % aller Patienten ist allerdings aufgrund einer schwierigen Anatomie doch die chirurgische Anlage eines Tracheostomas notwendig. Wir beschreiben im folgenden die Tracheostomie nach Ciaglia, die auch von uns durchgeführt wird. Man sollte bedenken, dass es sich um ein »semi-chirurgisches« Verfahren handelt, welches zwar bei optimalen Bedingungen durchaus vom Internisten durchgeführt werden kann, aber doch in Einzelfällen zu schweren Blutungen und Verletzungen führt, die nur durch einen Chirurgen beherrschbar sind. Wir haben uns die Technik unter Anleitung durch unsere Chirurgen angeeignet, führen diese aber nur nach Rücksprache mit den Chirurgen durch, wenn ein Chirurg im Hintergrund im Falle von Komplikationen bereit steht. Kontraindikationen gegen eine Punktions-Tracheostomie sind in erster Linie große Strumen, ausgeprägte Narbenbildungen und nicht tastbare Ringknorpel. Im Notfall sollte eine Punktions-Tracheostomie nicht eingesetzt werden.

Das Set der Fa. Cook® besteht aus folgenden Komponenten:

- 1 Punktions-»Braunüle«
- 1 grüner gerader Primärdilatator
- 1 Führungsdraht (J-Draht)
- 1 weißer Führungskatheter mit Sicherheitsring vor der Spitze und proximaler Markierung
- 7 blaue gebogene Dilatatoren bis zu einer Größe von 36 French
- 1 Päckchen Gleitmittel

- Spritze 5 ml
- Tupfer
- 1 steriles Tuch
- 1 Skalpell
- 1 ausführliche Gebrauchsanleitung

Alternativ gibt es jetzt ebenfalls von der Fa. Cook® ein Set (Ciaglia Blue Rhino™) mit einem großen Einführungsdilatator zum Vordehnen und 3 Ladedilatatoren mit verschiedenen Durchmessern (21, 24 und 28 F; s. u.).

Eine dafür geeignete spiralverstärkte Trachealkanüle ist z. B. Tracheosoft PERC Lanz™ der Firma Mallinckrodt.

Zusätzlich benötigt man:

- 1 steriles Lochtuch (z. B. Angiotuch)
- 1 stumpfe Klemme
- Tupfer
- Sterile Kittel, Handschuhe, Mundschutz, OP-Haube
- Bronchoskop
- Alles für die notfallmäßige Reintubation

Das folgende Procedere wurde von unseren Chirurgen entwickelt und von uns aus Gründen der guten Praktikabilität so übernommen. Es weicht geringfügig von dem in der Gebrauchsanleitung angegebenen ab. Wir empfehlen dringend, die Gebrauchsanleitung auch wegen der darin enthaltenen guten Abbildungen genau zu studieren, um sich mit dem Material vertraut zu machen. Die Punktions-Tracheostomie sollte die ersten Male nur unter Anleitung eines darin erfahrenen Kollegen durchgeführt werden! Während der Tracheostomie muss ein Kollege bronchoskopieren.

Procedere

- Respirator auf 100 % O_2 und druckkontrollierte Beatmung stellen
- Bronchoskop in Tubus einführen
- Kopf retroflektieren mit Nackenrolle und evtl. Kissen unter den Schultern
- Absolute Vollnarkose (Lidreflex muss erloschen sein)! Gegebenenfalls Etomidat dazugeben
- Ausführliche Hautdesinfektion
- Abdeckung mit Lochtuch
- Set öffnen und die Spitzen der einzelnen Dilatatoren mit Gleitmittel beschmieren
- 1,5 – 2 cm langen Hautschnitt quer 1 Querfinger breit über dem Jugulum

- Mit stumpfer geschlossenen Klemme vorsichtig in die Tiefe gehen bis zum Erspüren der Trachea, man fühlt die Trachealringe bei kraniokaudalen Bewegungen der Klemme
- Nun vorsichtig Gewebe durch Öffnen der Klemme spreizen. Die Durchtrittsstelle sollte mit dem Kleinfinger gut passierbar sein und kann mit diesem auch geweitet werden. Beim Spreizen kann es potentiell zu Gefäßverletzungen mit starker Blutung kommen. In diesem Falle mit dem Finger abdichten und Chirurgen rufen!
- Jetzt Cuff des Tubus ablassen und Tubus über Bronchoskop evtl. unter Sicht mit dem Laryngoskop-Spatel zurückziehen, bis der abgelassenen Cuff in der Glottis sichtbar ist
- Wunde mit der Klemme auseinander spreizen, bis Trachea sichtbar ist
- Bronchoskop auf und ab führen lassen, damit man anhand des Lichts sieht, wo die Trachea liegt
- Nach klarer Ortung der Trachea Bronchoskop zurückziehen lassen bis zum Tubusende, um Beschädigung bei der Punktion zu vermeiden
- Mit stumpfem Ende des dünnsten blauen Dilatators auf Trachea »anklopfen« und durch bronchoskopierenden Kollegen die mittige Lage der Eindellungen bestätigen lassen, evtl. nach links oder rechts korrigieren
- Mit Punktions-Braunüle nun in die Trachea einstechen, bis Luft aspiriert werden kann
- Nadel zurückziehen und Teflonkanüle in Trachea vorschieben, sich korrekte Lage durch bronchoskopierenden Kollegen bestätigen lassen
- J-Draht in Trachea vorschieben
- Mit grünem, geraden Dilatator Eintrittsloch durch einfaches Vor- und Zurückschieben vorweiten
- Nun weißen Führungskatheter vorschieben, bis Ring in Hauthöhe liegt
- Der Reihe nach nun die einzelnen blauen gebogenen Dilatatoren auf weißen Führungskatheter aufschieben, bis ihre Spitze auf dem Sicherheitsring aufsitzt
- Danach Draht mit Führungskatheter und daraufsitzendem Dilatator in die Trachea vorschieben bis die Markierung auf dem Dilatator in die Wunde eintaucht. Insbesondere bei den größeren Dilatatoren braucht man dazu etwas Kraft! Bei Verwendung des »Blue Rhino« wird statt der einzelnen Dilatatoren nur der »Blue Rhino« auf den Führungskatheter aufgesetzt und dieser einmal bis zur Markierung zum Vorweiten eingeführt. Der »Blue Rhino ist mit einer Spezialbeschichtung versehen, die bei Benetzung mit Kochsalzlösung sehr gleitfähig wird (kein Gel nehmen). Danach kann die Trachealkanüle mit dem entsprechenden Ladedilatator eingebracht werden.
- Nach Vorweitung mit dem 36-French-Dilatator Trachealkanüle nach Schmieren mit dem Gleitmittel auf entsprechenden Dilatator so aufsetzen (bei 8 mm-Kanüle 24 Fr, bei 9 mm-Kanüle 28 F-Dilatator), dass sie mit ihrer Spitze etwa 2 cm hinter der Spitze des Dilatators sitzt

- Nun in bewährter Manier Draht mit Führungskatheter, Dilatator und Kanüle unter beherzter Überwindung des Widerstandes der Trachealwand in Trachea einführen und anschließend Draht mit Führungskatheter und Dilatator herausziehen, Cuff aufblasen, Ring verschrauben, Beatmung auf Trachealkanüle umsetzen, Patienten extubieren und Trachealkanüle mit Halsband befestigen. Beatmung wieder umstellen.

Das Ciaglia Blue Rhino™-Set scheint in der Anwendung wirklich einfacher, schneller und genauso sicher zu sein und wird möglicherweise das klassische beschriebene Set ablösen.

- **Der Kanülenwechsel sollte erst nach einer Woche erfolgen, da sich die Öffnung nach dem Ziehen sonst sofort wieder zusammenzieht und das Einbringen einer neuen Trachealkanüle unmöglich macht! Danach jeden dritten Tag Kanülenwechsel mit einer Spreizzange, evtl. über gelben »Zauberstab«.**

Vor dem endgültigen Ziehen sollte der Patient mit abgelassenem Cuff, bzw. unter Verwendung einer nicht blockbaren Kanüle, schlucken und ohne Aspiration essen können. Man wird zuerst den Cuff ablassen und Tee zu trinken geben. Dann wird eine nicht blockbare Kanüle, evtl. mit Sprechaufsatz, eingeführt. Nach dem endgültigen Ziehen wird das Stoma mit Tupfern abgedeckt und überklebt. Es heilt von selber zu.

1.8.1 Literatur

Bause, H., Prause, A., Schulte am Esch, J.: Indikation und Technik der perkutanen Dilatationstracheotomie für den Intensivpatienten. AINS 1995; 30: 492
Ciaglia, P., Firshing, R., Syniec, C.: Elective percutaneous dilatational tracheostomy. Chest 1985; 87: 715

1.9 Reanimation und Defibrillation

1.9.1 Reanimation (Cardio-Pulmonary Resuscitation, CPR)

Therapieziel:

Entlassung eines bei Bewusstsein befindlichen, zu eigenen Entscheidungen fähigen Patienten aus dem Akutkrankenhaus.

Ursachen in der Inneren Medizin

Kardial:
- Rhythmusstörungen (v. a. **tachykard**, seltener bradykard)
- Inotropes Pumpversagen (**Insuffizienz**, elektromechanische Entkopplung)
- Mechanisches Pumpversagen (**Lungenembolie**, Klappenausriss, Obstruktion durch Myxom, Trauma)
- Füllungsbehinderung (Lungenembolie, Perikardtamponade)

Pulmonal:
- Obstruktion (Asthma)
- Mechanisch (Aspiration, Spannungspneu, Glottisödem)
- Infiltration

Vaskulär:
- Blutung (v. a. GI)
- Anaphylaxie

Zerebral:
- Apnoe (Intoxikation, Insult, Ödem)

Kreislaufstillstand – Stadien:
1. Ungestörte Funktion bis zum Aufbrauch der O_2-Reserven (Herz bis 30 s, Hirn 10–15 s)
2. Gestörte Funktion: Bewusstseins-Tonusverlust nach 10–15 s
   Bradykardie, evtl. Kammerflimmern nach 30 s
   $\Rightarrow$ **Restitutio ad integrum bei suffizienter CPR**
3. Aufgehobene Funktion: Zerebrale Krämpfe nach 30–45 s
   Bei Herzstillstand innerhalb von 60 s Atemstillstand oder Schnappatmung
   Weite Pupillen ab 10–20 s
4. Irreversible Schädigung: Hirn 6–8 Min. v. a. durch Zirkulationsstörung in postischämischer Phase
   Herz $\geq$ 20 Min.

Elektromechanische Entkopplung:

Vorhandener QRS-Komplex ohne hämodynamisch wirksame Kontraktion (Kein RR, kein Puls)

Ursachen: Massive Lungenembolie, Perikardtamponade (z. B. bei Aneurysma dissecans, Perikardperforation bei subakutem Infarkt), terminale Herzinsuffizienz, sehr großer Infarkt; Therapie s. einzelne Krankheitsbilder

Historische Entwicklung der Reanimation

Die Reanimation ist ein junges Gebiet der Medizin, welches viele von uns noch in der Entstehung miterlebt haben. Der Defibrillator setzte dem Kammerflimmern als fataler Folge vieler Myokardinfarkte ein Ende und bereitete Anfang der 60er-Jahre der Einsicht den Weg, dass eine intensive Überwachung von Infarktpatienten sinnvoll und notwendig ist. Der Defibrillator und die Reanimationstechnik sind die Geburtshelfer der Intensivstationen!

Zeittafel

1947	Erste Defibrillation (intraoperativ)
1956	Defibrillation extern als Routineverfahren
1960	Herzdruckmassage
1961	Mund-zu-Mund-Beatmung
ab ca. 1960	Kardiologische Intensivstationen (Coronary Care Units)
ab 1971	gezielte Ausbildung in der Laienreanimation

Theorie: Traditionelles und neues Modell der CPR

Während die Wirkungsweise der Herzdruckmassage zunächst naheliegend als reine Kompression des Herzens mit entsprechendem Blutauswurf erklärt wurde, herrscht heutzutage die Auffassung vor, dass folgender Mechanismus zumindest mitbeteiligt ist: Durch die Druckerhöhung im Thorax wird das Blutvolumen durch die Arterien nach extrathorakal ausgeworfen, während die muskelschwachen Venen an den Thoraxaperturen komprimiert werden. Dies dient als Ventilmechanismus, der dafür sorgt, dass Blut überhaupt in den Lungenkreislauf gelangen kann und nicht wieder in die extrathorakalen Venen fließt. Diese Vorstellung wird durch die Beobachtung gestützt, dass es bei plötzlich eintretendem Kammerflimmern, etwa bei einer Herzkatheteruntersuchung, gelingt, einen Kreislauf nur dadurch aufrecht zu erhalten, dass der Patient auf Aufforderung kräftig hustet. Auch werden bei asynchronem Zusammenspiel von Herzdruckmassage und Ventilation höhere Blutdruckwerte erreicht als bei nur in der Diastole interpolierter Beatmung (s. u.).

CPR – Reihenfolge

- Basismaßnahmen (Basic Life Support, BLS), traditionelle Empfehlung:
  - **A** temwege freimachen
  - **B** eatmen
  - **C** ardiale Druckmassage (Herzdruckmassage, HDM)

In Zukunft wahrscheinlich C, A, B. Im Rahmen der Laienreanimation wird die Empfehlung wahrscheinlich dahin gehen, dass primär eine HDM durchgeführt werden soll, da diese einfach ist und durch Laien eine suffiziente Beatmung im allgemeinen nicht durchgeführt werden kann (mangelnde Technik, Ekelgefühl) und somit eine HDM nur verzögert wird. Die sofortige HDM kann dagegen die Prognose durch Zirkulation von noch teiloxygeniertem Blut verbessern. Durch eine kürzlich publizierte Studie aus den USA, in der die Prognose bei reiner HDM tendenziell günstiger war als bei der Kombination mit Mund-zu-Mund-Beatmung, wird diese Meinung bestätigt (Hallstrom et al., N Eng J Med 2000). In den Niederlanden sind die Richtlinien schon in diesem Sinn geändert. Die in den Richtlinien noch gegebene Empfehlung, den Karotispuls vor HDM zu fühlen (American Heart Association, 1992) wird ebenfalls zunehmend verlassen, da insbesondere Laien nicht in hinreichend kurzer Zeit (5–10 s) entscheiden können, ob ein Puls da ist oder nicht. Es empfiehlt sich unserer Meinung nach, dem Pflegepersonal auf Allgemeinstationen eine sofortige HDM nahezulegen.

- Erweiterte Maßnahmen (Advanced Life Support, ALS)
  - Zugang venös
  - Medikamente
  - Defibrillation

Im streng wissenschaftlichen Sinn sind auf dem Gebiet der Reanimation lediglich die banal erscheinenden Tatsachen gesichert, dass
1. HDM zur Hämodynamik führt,
2. Sauerstoff die Oxygenation verbessert,
3. Defibrillation Kammerflimmern beenden kann.

Trotzdem werden aus der Erfahrung heraus die nachfolgenden Empfehlungen gegeben (European Resuscitation Council, 1998).

Technik

- Rhythmus:
  - Initial 2 langsame Insufflationen (Mund zu Mund, Mund zu Nase, besser Maske; ca. 1,5 s sonst Mageninsufflation)
  - Dann 15 HDM-2V (1 Helfer)
  - 5 HDM-1V (2 Helfer) – Regelmäßige Puls- und Thoraxkontrolle

- Ohne Intubation:
  - Interponierende HDM-V (cave: Aspiration!)
- Bei Intubation:
  - Asynchrone HDM/Ventilation (höhere intrathorakale Drücke, bessere zerebrale Perfusion trotz höheren zentralvenösen Drucks)
- Bei HDM Kompression des unteren Drittels des Sternums: Kompressionsdauer 50% des Zyklus (höheres HZV). Von verschiedenen Untersuchungen mit Anwendung alternativer apparativer Techniken (aufblasbare Weste: Vest-Technik; Aktive Kompressions-Dekompressionsreanimation: ACD-CPR) hat lediglich in einer kürzlich publizierten Studie aus Frankreich die ACD-CPR im Rettungsdienst einen signifikanten Vorteil gebracht (Plaisance et al., 1999).
- HDM-Frequenz 80–100/Min
- Inspiratorischer Spitzendruck ≤ 20–30 cm H_2O
- PEEP ca. 4–5 cm H_2O
- **Zugang:** Primär peripher (schnell, keine Gefahr durch art. Fehlpunktion oder Pneu)
  - Einschwemmen von Pharmaka durch Schussinfusion
  - Wirkung von Pharmaka nicht vor 30–60 s erwarten
- Falls Zugang unmöglich: Medikamente in 10fach höherer Dosierung über Tubus (Adrenalin 10 mg)
- Kalzium ist bei der CPR kontraindiziert (verursacht Kalziumkontraktur: »Stone Heart«); Ausnahme: Nachgewiesene Hypokalziämie, Intoxikation mit Kalziumantagonisten.
- Natriumbikarbonat nur bei pH < 7,0–7,1 (verursacht paradoxe intrazelluläre Azidose) oder Hyperkaliämie
- Als Katecholamin nur Adrenalin! **Merke: Adrenalin** ist wegen seiner kombinierten alpha- und betamimetischen Wirkung **das Reanimations-Katecholamin**, da durch die Alpha-Wirkung der diastolische Blutdruck erhöht und damit die Koronarperfusion verbessert wird. Oft erlebt man es, dass erst nach Gabe von Adrenalin Kammerflimmern defibrillierbar wird! Die Betamimetik fördert die kardiale Inotropie und stößt Ersatzrhythmen an. Reine Betamimetika (Dobutamin, Orciprenalin) sind in der Reanimation unter HDM kontraindiziert, da sie den peripheren Widerstand senken.

  Alle 5 Min. 1 mg Adrenalin (z. B. Suprarenin®) automatisch geben lassen. Es gibt Hinweise dafür, dass sich in Zukunft die Kombination mit Vasopressin durchsetzen könnte.

1.9.2 Defibrillation

Asynchrone Kondensatorentladung **ausschließlich zur Terminierung von Kammerflimmern (VF)**. Häufig auch bei ventrikulären Tachykardien (VT) verwendet, obwohl diese, insbesondere, wenn der Patient hämodynamisch stabil ist, gefahrloser und mit niedrigerer Energie durch eine Kardioversion beendet werden sollten. Dazu gehören allerdings wegen der etwas längeren Vorbereitung (Elektroden aufkleben, synchronisieren) stärkere Nerven!

Beachte:

- möglichst nie ohne Kontaktgel oder – luxuriöser und teurer – aufgeklebte Gelkissen defibrillieren, ansonsten gibt es üble Hautverbrennungen.
- Bei VF (oder VT) ein Paddle auf mittleres Sternumdrittel und das zweite auf Herzspitze (5.–6. ICR links) positionieren.
- Bei frisch eingetretenem Kammerflimmern Bewusstseinsverlust des Patienten abwarten!!
- Manuelle Handhabung des Defis mit Kollegen und Pflegepersonal regelmäßig üben (einschalten, laden).
- Der Defi muss mindestens wöchentlich auf seine Funktionstüchtigkeit überprüft werden.

Was tun, wenn der Defi nicht funktioniert?

- Überprüfen, ob er noch eineschaltet und geladen ist. Die meisten Defis entladen nach einiger Zeit automatisch
- Überprüfen, ob er nicht auf Kardioversion (getriggert) gestellt ist, ggf. Triggerung ausstellen
- Akku wechseln
- Defi wechseln.
- Zur Überbrückung jeweils HDM, ggf. beatmen!

1.9.3 Praktisches Vorgehen auf der Intensivstation (s. auch Technik)

Standardsituation: Im Zimmer leblos aufgefundener Patient wird unter mehr oder weniger BLS auf die Intensivstation gefahren.

Bei Übernahme:

- Karotis- oder Femoralispuls tasten ohne HDM
- HDM fortführen
- Anschluss an Monitor
- Gegebenenfalls defibrillieren
- Bei Atemstillstand Maskenbeatmung, dann Intubation
- Je nach Situation, z.B. tief zyanotischer Patient, kann es geboten erscheinen, unter laufender HDM als erste Maßnahme noch vor dem Monitoranschluss zu

intubieren. Bei geübtem Team sollten diese Maßnahmen in etwa synchron erfolgen.

- Lunge unter Bebeutelung mit dem Ambubeutel seitengetrennt abhören, Magen abhören
- Zugang legen, venöse BGA mit Glukose- und Kaliumbestimmung abnehmen
- Arterielle Druckmessung legen (s. dort)
- Krankenakte besorgen lassen, Informationen über die Prognose des Patienten!
- Spezialuntersuchungen (Röntgen, Sono, Echo)

Stufenempfehlung bei rezidivierendem oder nicht primär terminierbarem Kammerflimmern:

Bei Defibrillations-Misserfolg prinzipiell auch Lage der Paddles ändern, z. B. von Sternum-Spitze nach Sternum-Seite. Ablauf:

- 1 x Defi 200 J
- 2 x Defi 360 J
- HDM 60 s + Maskenbeatmung + i.v.-Zugang
- 3 x Defi 360 J erneut
- HDM + Intubation + 1 mg Adrenalin + 300 mg Amiodaron (2 A Cordarex®)
- 3 x Defi 360 J erneut
- HDM weiter + 1 mg Adrenalin (alle 5 Min. geben lassen)
- 10–20 mmol KCl bei liegendem ZVK, falls Schnellanalyse Kaliumwert von < 4–4,5 mmol/l ergibt; 20 mmol Mg-5-Sulfat (= 1 Amp. 50 %) – cave Dialysepatient!
- 3 x Defi 360 J erneut
- zusätzlich 25–50 mg Ajmalin (1/2–1 A Gilurytmal® à 50 mg)
- 3 x Defi 360 J erneut
- Unter HDM und Beatmung Echokardiographie, Sonographie (Tamponade? Großer rechter Ventrikel?). Nach Ausschluss Tamponade:
  Lyse mit rt-PA (Actilyse®) 100 mg Bolus
  5.000 I.E. Heparin-Bolus, 25.000/24 h
  unter Reanimation weiter alle 5 Min. 1 mg Adrenalin
- Bei unbekanntem Patienten Informationen besorgen über Grundkrankheit und Prognose!
- Reanimation maximal 1 Stunde

Beachte: Bei intermittierend normalem Rhythmus unbedingt Standard-EKG schreiben zur Infarkterkennung. Amiodaron verhindert oft erneutes Auftreten von Kammerflimmern. Kammerflimmern tritt beim akuten Myokardinfarkt innerhalb der ersten Stunde bei 30–40 % der Patienten auf und rezidiviert danach im allgemeinen nicht mehr. Rezidivierendes oder initial nicht zu defibrillierendes Kammerflimmern wird man bei frischen, sehr großen Herzinfarkten sehen, sehr viel seltener bei massiven Lungenembolien oder Perikardtamponaden, wobei sich in den letzteren Fällen unter HDM und Beatmung in den meisten Fällen keine adäquate Oxygenierung erreichen lässt. Die letztgenannten Krankheitsbilder machen sich wesentlich häufiger durch eine elektromechanische Entkopplung oder eine Asystolie bemerkbar. Ein weiterer Grund ist sog. sekundäres Kammerflimmern im Terminalstadium einer Herzinsuffizienz. In diesem Fall ist die Indikation zur Reanimation streng zu prüfen und in vielen Fällen ethisch nicht mehr vertretbar.

1.9.4 Probleme des reanimierten Patienten

- **Häufig Infektionen und Sepsis.** Einerseits kommt es durch die Hypoxie unter der Reanimation zu einer Schrankenstörung und wahrscheinleich zu einem Keimeintritt über den Darm. Andererseits ist im Zuge der Intubation eine Aspiration nicht selten und auch in der Notfallsituation nicht ganz steril gelegte Zugänge können Probleme machen. **Procedere:** Breitspektrumantibiotika routinemäßig unter besonderer Berücksichtigung gramnegativer und anaerober Keime (z. B. Cephalosporin plus Metronidazol plus Aminoglykosid). Vom Rettungsarzt gelegte Zugänge möglichst immer wechseln.
- **Verletzung durch Reanimation.** Bei kompliziertem Verlauf muss an Reanimationsverletzung gedacht werden, z. B. bei Hb-Abfall an eine Blutung (z. B. Spießungsverletzung mit Milz- oder Lungenblutung) und bei Beatmungsproblemen an einen Pneumothorax.

1.9.5 Prognose und Abbruch

Die Prognose ist stark abhängig vom Zeitpunkt des Einsetzens der CPR, vom initialen EKG-Bild und von der Grundkrankheit. Findet sich bei Ankunft des Rettungsarztes Kammerflimmern, werden Überlebens- (Entlassungs-) Raten zwischen 9 und 36 % berichtet, bei Asystolie überleben nur zwischen 0 und 12 % der Patienten.

Negative Prognosekriterien:

- Asystolie bei Eintreffen des Notarztes (lange Zeitspanne: Patient hat meistens »ausgeflimmert«)
- Eintreffen in Klinik unter HDM (Prognose praktisch gleich Null)
- Reanimationsdauer $\geq$ 45 Min.
- BLS > 12 Min.
- ALS > 16 Min.
- Dekompensierte chronische Lungenerkrankung
- Ausgedehnte Pneumonie

- **Merke: Adrenalin verursacht weite, entrundete, nicht reagierende Pupillen – diese dürfen nicht Anlass sein, eine Reanimation abzubrechen!!**

Unterlassung und Abbruch:

- Sichere Todeszeichen
- Hirntod
- Fortgeschrittene maligne Erkrankung
- Fortbestehende Asystolie oder elektromechanische Entkopplung bei über 30 – 40 Min. korrekt durchgeführter CPR (Ausnahme: Lungenembolie)
- Bekanntwerden einer Ablehnung durch den Patienten

1.9.6 Literatur

American Heart Association: Guidelines for cardiopulmonary resuscitation and emergency cardiac care. JAMA 1992; 268: 2171

European Resuscitation Council: Guidelines 1998 for adult single rescuer basic life support. Resuscitation 1998; 37: 67

Hallstrom et al.: Cardiopulmonary resuscitation by chest compression alone or with mouth-to-mouth ventilation. N Eng J Med 2000; 342: 1546

Kudenchuk, P.J. et al.: Amiodarone for resuscitation after out-of-hospital cardiac arrest due to ventricular fibrillation. N Engl J Med 1999; 341: 871

Plaisance et al.: A comparison of standard cardiopulmonary resuscitation and active compression-decompression resuscitation for out-of-hospital cardiac arrest. N Eng J Med 1999; 341: 569

1.10 Kardioversion

R-Zacken getriggerte Kondensatorentladung. Um kein Kammerflimmern zu induzieren wird die Entladung je nach Gerät etwa 10–30 ms nach der Erkennung einer R-Zacke in der absoluten Refraktärperiode abgegeben.

Voraussetzung:

- EKG des Defibrillators muss angelegt sein oder EKG-Erkennung über Paddles (besser und sicherer über angelegtes EKG).
- Defibrillator muss auf R-Zacken-Triggerung gestellt sein (i.a. leuchtet Erkennungsmerkmal auf dem EKG-Bildschirm auf). Achtung: Defibrillatoren, z.B. solche von Physiocontrol®, schalten nach einer Kardioversion wieder auf Defibrillieren um und der Triggerknopf muss erneut gedrückt sein.
- Es müssen R-Zacken vorhanden und erkennbar sein, funktioniert nicht bei Kammerflimmern.

1.10.1 Indikationen
(s.a. Kapitel Rhythmusstörungen)

- Als Notfalltherapie: Hämodynamisch instabile oder Medikamentenrefraktäre ventrikuläre Tachykardien.
- Vorhofflattern als Alternative zur Überstimulation oder nach frustraner Überstimulation.
- Vorhofflimmern als elektiv durchgeführte Therapie nach 3 – 4 Wochen Vollantikoagulation, danach weitere 3 – 4 Wochen Vollantikoagulation.

1.10.2 Durchführung

- **Achtung:** Bei elektiver Indikation (Vorhofflimmern und –flattern) sollte der Patient aus juristischen Gründen am Vortage der Maßnahme mündlich und schriftlich aufgeklärt werden und unterschreiben (Gefahr der Auslösung von Kammerflimmern, Thromboembolien, Muskelkater durch Zuckungen, Narkoserisiken)!
- Venöser Zugang; Atropin und Adrenalin müssen greifbar sein.
- 12-Kanal-EKG-Dokumentation der Rhythmusstörung, danach EKG-Gerät dekonnektieren.
- Anlage des Defibrillator-EKGs, Auswahl einer EKG-Ableitung mit ausreichend hohem Ausschlag.
- Drücken des Trigger-Knopfes und Überprüfung, ob Defibrillator das EKG erkennt

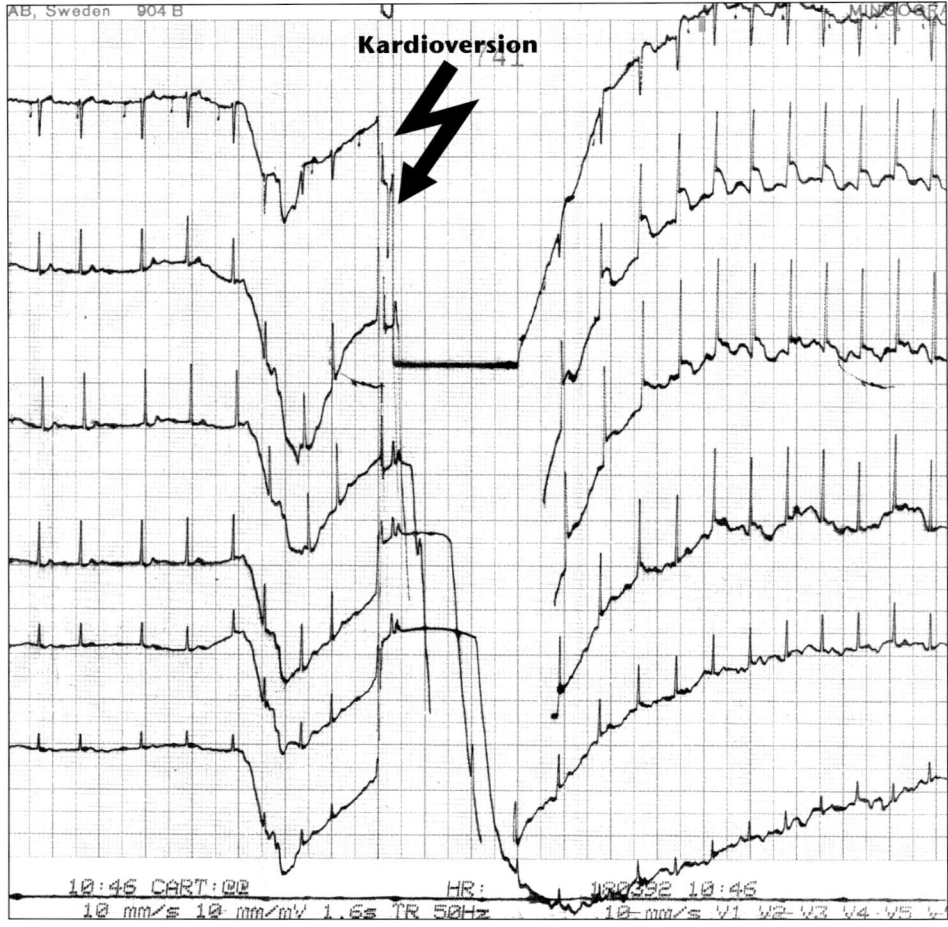

Abb. 16: Typisches EKG bei Kardioversion wegen Vorhofflimmerns. Nach dem Schock tritt Sinusrhythmus mit passageren ST-Hebungen auf

- Falls greifbar, Aufkleben von hautschonenden Gel-Kissen, ansonsten Paddles dick mit Kontaktcreme einstreichen.
- Bereitstellung eines Handbeatmungsgerätes oder Maske mit Sauerstoffanschluss.
- Anlegen einer Pulsoximetrie, Monitoranschluss.
- Patient spontan Sauerstoff über Maske atmen lassen.
- Zur Analgesie Opiat, z. B. Levomathadon 1,25 mg (1/2 A Polamidon®) oder Remifentanil 1 µg/kgKG (Ultiva®, in kleinster Einheit nur mit 1 mg erhältlich). Dann Kurznarkose, z. B. mit Propofol 100–200 mg (Disoprivan® 1% 10–20 ml) oder Etomidate 10–20–40 mg (z. B. 1/2–1–2 Amp. Etomidat-Lipuro®) schnell

spritzen, Patient ist nach 1–2 Min. narkotisiert. Lidreflex prüfen. Maskenbeatmung nur bei Apnoe und deutlichem Sättigungsabfall des Patienten (< 85 %), meistens kommt es bei den genannten Narkosen jedoch zu keiner oder nur einer sehr kurzen Apnoe. Jede Maskenbeatmung beinhaltet die Gefahr der Aspiration! Wenn Patient nicht mehr ansprechbar ist und keinen Lidreflex hat:

- Kardioversion nach Aufruf: »Hände weg!« **Achtung:** VTs werden zunächst in »traditioneller« Richtung Vorhof-Herzspitze mit 50 J kardiovertiert, das führt häufig zum Erfolg. Bei Misserfolg Erhöhung der Energie auf 100–200–360 J, bei Erfolglosigkeit Richtung ändern, evtl. Kaliumgabe, Antiarrhythmika (s. Kapitel Rhythmusstörungen). Vorhofflimmern spricht meistens erst auf Energien von 200–360 J an, wir beginnen daher mit 200 J. Bei Vorhofflimmern Abbruch der Kardioversion nach 2 Versuchen mit 360 J. Bei erfolgreicher Kardioversion tritt häufig eine Asystolie von einigen Sekunden auf, bevor der Sinusrhythmus wieder anspringt, ST-Hebungen über 15–30 s sind normal (s. Abb. 16).
- **Achtung:** Es ist mehrfach vorgekommen, dass implantierte Herzschrittmachersysteme sofort oder im Verlauf nach Kardioversion einen Schaden oder Reizschwellenanstieg zeigten, der bei uns in drei Fällen zur Neuimplantation führte. Bei Schrittmacherpatienten ist daher die Indikation zur Kardioversion bei Vorhofflimmern besonders streng zu prüfen. Dazu muss man wissen, dass die Rezidivrate in 6 Monaten etwa 60–70 % beträgt, bei Behandlung mit Amiodaron immerhin noch etwa 40 %. Entschließt man sich trotzdem zur Kardioversion, sollte die Kardioversionsachse senkrecht zum Verlauf der Schrittmacherelektrode liegen, also strenge Sternum-Rücken- oder Sternum-Seite-Position. Es wird auch empfohlen, den Eingangsverstärker »blind« zu schalten, also einen V00- oder D00-Modus zu programmieren oder einfach einen starken Magneten aufzulegen. Schrittmacherfirmen übernehmen keine Garantie für einen Kardioversionsschaden!
- Patienten bis zum Aufwachen und etwa 2 Stunden danach überwachen

1.11 Einführung in die maschinelle Beatmung

Gemäß dem Prinzip eines »Kochbuches« soll dieses Kapitel nur die physiologischen Grundlagen der Beatmung kurz rekapitulieren und die Technik der maschinellen Beatmung unter dem Aspekt der täglichen Praxis darstellen. Durch eine Vielzahl von heute möglichen Beatmungsformen, für die es unterschiedliche Namen und Abkürzungen gibt, die teilweise rechtlich an den Hersteller einer bestimmten Beatmungsmaschine gebunden sind und daher von einem anderen Hersteller schlicht einen anderen Namen und eine andere Abkürzung erhalten, und von denen praktisch alle bis heute einen Beweis, dass ein Benefit für den Patienten aus dieser Beatmungsform resultiert, schuldig geblieben sind, scheint die Beatmungstechnik heute eine anästhesiologische Geheimwissenschaft für Informatiker zu sein.

Trotzdem: keine Angst vor der Beatmung! In Kenntnis der Physiologie der Atmung reicht das Wissen um wenige technische Details aus, um mit jeder heute verfügbaren Beatmungsmaschine seinen Patienten adäquat zu beatmen. Für Spezialwissen gibt es eine Vielzahl mehr oder weniger verständlicher dicker Wälzer.

1.11.1 Physiologie und Pathophysiologie der Atmung

1.11.1.1 Womit wird geatmet?

Die Beatmungsgase passieren den Bereich der Luftwege, der am Gasaustausch nicht teilnimmt (»anatomischer Totraum«), wo diese mit Wasserdampf gesättigt werden (siehe unten). Dieser Totraum hat ein Volumen von ca. 150 ml (Faustregel: Körpergewicht in Kilogramm x 2 = Totraumvolumen in ml). Der Gasaustausch findet in den ca. 300.000.000 Alveolen statt, die eine Gesamtfläche von ca. 100 m² haben und wo durch eine Diffusionsstrecke von nur 0,5 µm ideale Bedingungen für den Austausch von Gasen mit dem Blut bestehen.

1.11.1.2 Was wird geatmet?

Entweder Umgebungsluft oder (bei der maschinellen Beatmung) ein definiertes Gemisch aus Umgebungsluft und reinem Sauerstoff. Die Umgebungsluft enthält 21% Sauerstoff, 78% Stickstoff, 1% Edelgase und 0,03% CO_2. Die Summe der Partialdrücke dieser Gas ist gleich dem Atmosphärendruck von 760 mmHg auf Meereshöhe, somit die Partialdrücke 159,6 mmHg für O_2, 592,8 mmHg für N_2 und 2,3 mmHg für CO_2. Diese Zusammensetzung der Umgebungsluft verändert sich auf ihrer Passage durch die Atemwege bis zum Erreichen der Alveolen dadurch, das sie mit Wasserdampf gesättigt wird (= 6,7%). Da die Summe der Partialdrücke unverändert bleibt, müssen von den 760 mmHg der Anteil an Wasser entsprechend 47 mmHg abgezogen werden, somit verbleibt für die Gase ein Gesamtdruck von

713 mmHg, der sich entsprechend obiger Rechnung aufteilt in 149,7 mmHg O$_2$, 556,1 mmHg N$_2$ und 2,1 mmHg CO$_2$. Im Alveolarraum verändert sich diese Zusammensetzung erneut, da kontinuierlich Sauerstoff in das Kapillarblut und aus diesem CO$_2$ diffundiert. Letztendlich finden sich hierdurch in der Alveolarluft 15 % (entsprechend einem Partialdruck von 713 x 0,15 = 106 mmHg) O$_2$ und 5,6 % (entsprechend einem Partialdruck von 713 x 0,056 = 40 mmHg) CO$_2$.

1.11.1.3 *Gasaustausch und Gastransport*

Diese Gase haben im Bereich der Austauschfläche, der Alveolen, Kontakt mit dem Blutstrom in den angrenzenden Kapillaren. Hier findet nun ein Austausch der Gase durch Diffusion entlang dem Konzentrationsgefälle statt. Nach dem Fick'schen Diffusionsgesetz:

Gasaustausch = Austauschfläche/Diffusionsstrecke x
Diffusionskonstante x Konzentrationsdifferenz

wird klar, dass umso mehr Austausch stattfindet, je höher die Differenz der Konzentration zwischen Blut und Alveolargas, je kleiner die Diffusionsstrecke und je größer die Austauschfläche ist.

Der Gastransport im Blut erfolgt auf zwei Wegen: zum Einen physikalisch gelöst, zum Anderen chemisch gebunden. Sauerstoff wird proportional dem Partialdruck physikalisch gelöst, was quantitativ mit 0,3 ml O$_2$/100 ml Blut bei einem Partialdruck von 100 mmHg kaum ins Gewicht fällt. Bedeutender ist die chemische Bindung an Hämoglobin: 1 g Hämoglobin kann maximal 1,36 ml O$_2$ binden (= 100 % Sauerstoffsättigung, ab einem Sauerstoffpartialdruck > 150 mmHg), womit bei einem Hämoglobingehalt von 15 g/100 ml mit 20,4 ml O$_2$ 68 mal soviel Sauerstoff im Blut chemisch gebunden wie physikalisch gebunden ist.

Etwas anders sieht das Verhältnis zwischen physikalischer Lösung und chemischer Bindung beim CO$_2$-Transport aus, hier werden etwa ¹⁄₁₀ physikalisch gelöst. Der Hauptanteil wird in den Erythrozyten mittels dem Enzym Carboanhydrase in Bikarbonat umgewandelt:

$$CO_2 + H_2O \Rightarrow H_2CO_3 \Rightarrow H^+ + HCO_2^-$$

Während das Bikarbonat-Ion den Erythrozyten wieder verlässt, wird das H$^+$-Ion im Erythrozyten gepuffert. Der umgekehrte Prozess läuft in den Lungenkapillaren ab, so dass hier das wieder freigesetzte CO$_2$ in die Alveolarluft abgegeben werden kann:

$$CO_2 + H_2O \Leftarrow H_2CO_3 \Leftarrow H^+ + HCO_3^-$$

Der Erythrozyt ist somit das entscheidende Transportmedium. Entsprechend intensiv ist sein Kontakt mit den Alveolen: bei der Passage durch das pulmonale Kapillarbett hat der Erythrozyt ca. 1 Sekunde lang Kontakt. Bereits wenig mehr als eine viertel Sekunde würde jedoch bereits zum vollständigen Gasaustausch reichen, die verbleibende Zeit ist eine Reserve für vermehrten Sauerstoffbedarf und CO_2-Anfall unter körperlicher Belastung.

1.11.1.4 Antrieb

Motor dieses Systems ist Atemmuskulatur. Der aktiven Ausdehnung des Thorax in der Inspiration folgt durch den negativen intrapleuralen Druck die Lunge, die sich somit ausdehnt, wodurch in den Atemwegen ein Unterdruck entsteht. Diesem Unterdruck (2–3 cm H_2O) folgend gelangt die Atmosphärenluft in die Atemwege. Die Exspiration hingegen ist ein vorwiegend passiver Vorgang: mit Nachlassen der Aktivität der Inspirationsmuskulatur kehrt die mit Atemgasen gefüllte Lunge durch ihre elastischen Retraktionskräfte in die Ausgangsposition zurück. Bei forcierter Exspiration kommen zusätzlich Bauchmuskulatur und Interkostalmuskulatur zum Einsatz. Durch das nun geringere Volumen entsteht in den Atemwegen ein Überdruck, der das Alveolargas aus den Atemwegen treibt.

1.11.1.5 Lungendehnbarkeit und Atemwegswiderstand

Die Dehnbarkeit des Atemapparates wird als Compliance bezeichnet und beschreibt die Zunahme des Volumens im Verhältnis zur Zunahme des Druckes in den Atemwegen: $\Delta V/\Delta P$ oder einfacher gesagt: wie viel Druck muss ich aufbringen, um eine bestimmte Volumenzunahme zu erreichen. Neben den elastischen Kräften der Lunge selbst und des Thoraxskelettes (Rückstellkräfte für die passive Exspiration) sind entscheidend für die Compliance der Ausgangszustand der Lunge (= Vordehnung) und der Surfactant. Den geringsten Aufwand an Atemwegsdruck für eine bestimmte Volumenänderung findet man bei einem Lungenvolumen, das der physiologischen FRC entspricht – aus dieser Ruhelage nach normaler Exspiration bedarf es des geringsten Druckes, um eine bestimmte Volumenzunahme zu erreichen; bei geringerem oder höhern Ausgangsvolumen ist der erforderliche Druck höher, die Compliance somit geringer. Ebenfalls von Bedeutung für die Compliance ist die Füllung der Lunge mit Luft oder Flüssigkeit: eine mit Flüssigkeit gefüllte Lunge lässt sich bedeutend leichter dehnen (= höhere Compliance), als eine mit Luft gefüllte (dieser Umstand gab Anlass zu Versuchen mit der Flüssigkeitsbeatmung, die zu einer Abnahme der Beatmungsdrücke führt, bis heute jedoch keinen Vorteil für die so behandelten Patienten zeigen konnte). Diese Flüssigkeit, die eine vielfach höhere Dehnbarkeit als bei Füllung mit reinem Wasser bewirkt, ist der sogenannte Surfactant, der in den Alveolarzellen Typ II produziert wird (natürlich gilt das nicht für die Flüssigkeitsfüllung durch Zunahme des Kapillardrucks beim Lungenödem). Zusammengefasst hängt die Compliance (des Gesamtsystems Lunge/Thorax) also ab von der Elastizität von Lunge und Thorax, der Ausgangsdehnung (Atemmittellage) und der Funktion des Surfactant.

Treibende Kraft für den Gasfluss Mund – Alveole und umgekehrt ist ein Druck-gradient (siehe oben). Natürlich setzt der anatomische Weg dem Gasfluss einen Widerstand (Resistance) entgegen, der sich aus dem Quotienten aus Druckdiffe-renz Mund/Alveole ΔP und Strömungsgeschwindigkeit $\dot{V}$ berechnen lässt: R = $\Delta P/\dot{V}$ und beim Gesunden 0,05–1,5 cm H_2O/l/s beträgt. Entscheidend sind dabei für den Gesamtwiderstand die oberen Luftwege; die terminalen Bronchioli tragen nur zu weniger als 1% zum Atemwegswiderstand bei. Der oben erwähnte normale Atemwegswiderstand findet sich bei vorwiegend laminärer Strömung des Atem-gases, dann gilt das Hagen-Poiseuille'sche Gesetz, wonach sich der Atemwegs-widerstand proportional zu der Länge der Atemwege und umgekehrt proportional zum (Radius der Atemwege)[4] verhält. Änderungen im Gasfluss, insbesondere eine Zunahme der Geschwindigkeit, Wandunglätten (Schleim!) und Verzweigungen können jedoch zu einer turbulenten Strömung führen, bei der für den gleichen Atemgasfluss eine bedeutend höhere Druckdifferenz erforderlich ist und somit der Atemwegswiderstand deutlich ansteigt. Ebenso führen Obstruktionen und Ver-legungen der Atemwege zu einem Ansteigen des Atemwegswiderstandes.

Die klinische Bedeutung der Compliance und der Resistance liegt darin, dass eine Abnahme der Compliance (»steifere Lunge«) und eine Zunahme der Resis-tance (»Verengung der Atemwege«) zu einer Zunahme der Atemarbeit beim spon-tan atmenden Patienten führen; beim beatmeten Patienten äußern sich diese Ver-änderungen unter anderem in einem Ansteigen der erforderlichen Beatmungs-drücke zur Aufrechterhaltung einer adäquaten Ventilation.

1.11.1.6 Ventilation und Perfusion

Die Ventilation der Lunge ist nicht homogen: bedingt durch das Eigengewicht der Lunge ist der intrapleurale Druck in den abhängigen Partien (d. h. beim Stehenden die basalen, beim Liegenden die dorsalen Lungenabschnitte) weniger negativ, was zur Folge hat, dass in diesen Abschnitten die Alveolarradien kleiner und somit die Alveolen in der Inspiration dehnbarer sind und dadurch besser belüftet werden können. Ähnlich verhält es sich mit der Perfusion: der Schwerkraft folgend werden die abhängigen Lungenabschnitte nicht nur besser ventiliert, sondern auch besser perfundiert. Das Verhältnis aus Ventilation und Perfusion der gesamten Lunge beträgt beim Gesunden 0,8, da die Ventilation in Ruhe ca. 4 Liter, die Perfusion (= Herzzeitvolumen) 5 Liter pro Minute beträgt.

1.11.1.7 Regulation der Gashomöostase

Der arterielle CO_2-Partialdruck (Normalwert: 36–44 mmHg) wird durch eine der CO_2-Produktion angepassten Ventilation konstant gehalten: steigt die CO_2-Pro-duktion des Körpers, nimmt die Ventilation zu. Die normale CO_2-Produktion beträgt ca. 200 ml/Min., die adäquate Ventilation um einen $paCO_2$ von 40 mmHg aufrecht zu erhalten errechnet sich nach der Formel

Ventilation = CO_2-Produktion/CO_2-Anteil am Alveolargas
(5,6 % bei $paCO_2$ von 40 mmHg, siehe oben)

auf 200 x 100/5,6 = 3.571 ml alveoläre Ventilation (Gasaustausch), womit sich eine Ventilation unter Berücksichtigung von 30 % Totraumventilation von 3.571 + 1.530 = 5101 ml/Min. ergibt. Entsprechend steigt die Ventilation bei zunehmender CO_2-Produktion, bzw. steigt der CO_2-Anteil am Alveolargas und damit der arterielle pCO_2 bei abnehmender Ventilation.

Ursache einer Hyperkapnie, also eines Ansteigens des arteriellen pCO_2, ist somit eine für die aktuelle CO_2-Produktion inadäquat geringe Ventilation, einerseits durch alveoläre Hypoventilation (z.B. zentrale Atemregulationsstörungen, Erschöpfung oder Insuffizienz der Atemmuskulatur, zu geringes Atemminutenvolumen am Respirator gewählt), andererseits durch alveoläre Totraumventilation. Diese entsteht, wenn Bereiche der Lunge zwar ventiliert, jedoch nicht oder nicht adäquat perfundiert werden, zum Beispiel bei der Lungenembolie oder dem Lungenemphysem. Dabei steigt das Verhältnis von Ventilation zu Perfusion, das normalerweise 0,8 beträgt (siehe oben) an und erreicht im Extremfall (Ventilation nicht perfundierter Areale) unendlich. Diese Areale, die nicht mehr perfundiert werden, stellen den alveolären Totraum dar, mit dessen Zunahme die Totraumventilation, die normalerweise 30 % des Atemzugvolumens beträgt, zunimmt.

Der Normwert für den arteriellen paO_2 hingegen ist altersabhängig (Normwert bei 20jährigen ~ 92 mmHg, bei über 60jährigen ~ 78 mmHg) und hängt beim Gesunden in erster Linie von dem alveolären O_2-Partialdruck p_AO_2 ab, welcher bei Atmosphärenluft in Meereshöhe 105 mmHg beträgt. Die Differenz zu dem dabei zu messenden arteriellen p_aO_2 von 95 mmHg (alveolo-arterielle Sauerstoffdifferenz $AaDO_2$, beim Gesunden ca. 10 mmHg bei Atmosphärenluft) liegt in der Beimischung von venösem Blut (anatomischer Shunt, ca. 2 % des HZV) und regionalen Missverhältnissen von Ventilation zu Perfusion, die sich auch in der gesunden Lunge finden, begründet. Unter krankhaften Bedingungen kann neben der Zunahme des Shuntvolumens und Minderventilation perfundierter Lungenareale auch eine Diffusionsstörung für Sauerstoff zur Zunahme der $AaDO_2$ und somit zur Hypoxie führen.

1.11.2 Blutgasanalyse

Neben der klinischen Beobachtung des Patienten (Atemfrequenz, Einsatz der Atemhilfsmuskulatur) ist die regelmäßige Bestimmung der arterielle Blutgase (in stabilen Situationen ist die Bestimmung venöser Gase in Verbindung mit der kontinuierlichen Messung der Sauerstoffsättigung am Monitor gelegentlich ausreichend) zur Entscheidung zur maschinellen Beatmung und deren Adaptation unabdingbar.

1.11.3 Geschichte der maschinellen Beatmung

Nachdem das Prinzip der Überdruckbeatmung bereits im 16. Jahrhundert durch Vesalius beschrieben wurde, begann die Entwicklung von Respiratoren in den 20er Jahren des 20. Jahrhunderts nach dem Prinzip der Unterdruckrespiratoren (Ausnahme: Drägers »Pulmotor«), die erstmalig während der Polioepidemie nach dem 2. Weltkrieg in großem Umfang zum Einsatz kamen. Durch den Einsatz von (auf der Deutschen Werft Hamburg-Finkenwerder gebauten) Tankrespiratoren konnte in den Jahren 1947 bis 1952 das Leben von 62 von 105 atemgelähmten Patienten im AK Altona, Hamburg, gerettet werden. Aufgrund des hohen technischen Aufwandes und des immensen Platzbedarfes dieser Geräte (»Eiserne Lungen«, die ersten Geräte in Deutschland wurden tatsächlich aus alten Torpedorohren gefertigt), wurde das an sich physiologischere Prinzip der Unterdruckbeatmung bald von den bis heute gebräuchlichen Überdruckrespiratoren abgelöst; erst in den letzten Jahren erlebt die Beatmung mit Unterdruckrespiratoren (jetzt natürlich geadelt mit einer englischen Abkürzung: NPV = negative pressure ventilation) bei chronisch-obstruktiven Atemwegserkrankungen eine gewisse Renaissance.

1.11.4 Pathophysiologie der maschinellen Beatmung

Die unphysiologische Überdruckbeatmung hat Auswirkungen auf die meisten Organsysteme: während ein Teil der Auswirkungen auf die Lungen erwünscht sind, überwiegen bei den anderen Organsystemen die negativen Auswirkungen, zudem ist die Beatmung mit zahlreichen pulmonalen Komplikationen verbunden.

1.11.4.1 Negative Auswirkungen auf die Lunge

Die wichtigsten pulmonalen Nebenwirkungen der Beatmung sind:
- Pulmonales Barotrauma,
- Atelektasenbildung,
- Sauerstofftoxizität und
- beatmungsinduzierte Pneumonie.

1.11.4.1.1 Pulmonales Barotrauma

Das pulmonale Barotrauma umfasst eine Reihe von Komplikationen, denen allen gemeinsam ein extra-alveolären Austritt von Luft ist. Im einzelnen sind dies:

- Lungenemphysem,
- Pneumothorax,
- Hautemphysem,
- Pneumomediastinum, -perikard, -retroperitoneum,
- Bronchopleurale Fistel.

Der Begriff Barotrauma impliziert die pathogenetische Vorstellung, dass zu hohe Beatmungsdrücke (über eine Gewebszerreißung) zu den oben genannten Komplikationen führen. Untersuchungen der letzten Jahren haben aber weniger den Druck, als vielmehr das Volumen, das während eines Beatmungszuges zu einer Überblähung von Alveolen führt (»Volutrauma«), als verantwortlich für das Entstehen eines Barotraumas identifiziert. Da auch dies letztendlich mit einem zu hohen intraalveolären Druck einhergeht, ist diese Erkenntnis für den Kliniker rein akademisch.

Die Angaben über die Häufigkeit des pulmonalen Barotraumas bei Überdruckbeatmung liegen zwischen 1,5 % und 38 %, entscheidend für die Häufigkeit ist neben dem Beatmungsdruck vor allem die Art der Lungenschädigung, die die maschinelle Beatmung indiziert hat. Erkrankungen mit einem erhöhten Risiko für ein Barotrauma sind vor allem das ARDS, die chronisch-obstruktive Atemwegserkrankung, die Aspirationspneumonie und –ganz mechanistisch – die Rippenfraktur.

Während Hautemphysem, Pneumomediastinum, -perikard und –retroperitoneum (beim Erwachsenen) keiner spezifischen Therapie (wohl aber der Suche nach einem Pneumothorax) bedürfen, ist der Pneumothorax unter Überdruckbeatmung (auch bei nur geringfügiger intrapleuraler Luftansammlung) wegen der hohen Gefahr eines Spannungspneumothorax eine dringliche Indikation zur Anlage einer Thoraxdrainage.

Thoraxdrainage bei mechanischer Beatmung

Diese wird bei uns von den Herz-Thoraxchirurgen angelegt (in kleineren Häusern übrigens zumeist von den Allgemeinchirurgen, die damit die im Facharztkatalog geforderten thoraxchirurgischen Eingriffe abdecken). Zunächst sollte diese Drainage mit einem Sog von 10 cm H_2O betrieben werden. Unmittelbar nach der Anlage müssen Lage und Effektivität der Drainage mittels Röntgenaufnahme kontrolliert werden, bei klinisch unauffälligem Verlauf reichen im weiteren tägliche Röntgenkontrollen. Da ein fehlender Luftabfluss aus der Drainage beim Überdruckbeatmeten schnell zu einem Spannungspneumothorax führen kann, darf eine solche Drainage **beim Beatmeten niemals abgeklemmt werden** (auch nicht für Umlagerungen, Transporte u. ä.). Bei vollständiger Entfaltung der Lunge kann der Sog bis auf 0 reduziert werden (unter Röntgenkontrolle); solange der Patient mit Überdruck beatmet wird (= Auslöser des Pneumothorax) sollte die Drainage in situ verbleiben.

Das anhaltende Austreten von Luft aus der Drainage während der mechanischen Inspiration (sichtbar an Luftblasen im Wasserschloss, am Respirator wird das exspiratorisches Atemzugvolumen kleiner als das inspiratorische gemessen, da ein Teil des Betamungsgases über die Pleura austritt) ist Zeichen einer bronchopleuralen Fistel. Entscheidend für das Aufrechterhalten einer solchen Fistel ist der Druckgradient zwischen Atemwegen und Pleura; um einen Spontanverschluss der

Fistel zu erzielen ist es somit erforderlich, diese Druckdifferenz (soweit es die Beatmungssituation zulässt) so gering wie möglich zu halten: durch niedrige Beatmungsspitzen- und –mitteldrücke, niedrigen PEEP, kleine Atemzugvolumnia und möglichst geringen Sog an der Drainage.

1.11.4.1.2 Atelektasenbildung

Sekretretention, Minderbelüftung basaler Lungenabschnitte und zu hohe inspiratorische Sauerstoffkonzentrationen führen zur Atelektasenbildung. Folgen sind eine Abnahme der Gasaustauschfläche und damit Zunahme des alveolären Totraumes, die zu einer Verschlechterung der Oxygenation führen; darüber hinaus resultiert eine Abnahme der Compliance (mit der Folge höherer Beatmungsdrücke bzw. Zunahme der Atemarbeit). Zur Prophylaxe der Atelektasenbildung sind die Erhöhung der FRC durch PEEP und regelmäßige Lagerungsmaßnahmen geeignet; die inspiratorische Sauerstoffkonzentration sollte im »nichttoxischen« Bereich (siehe unten) gehalten werden.

1.11.4.1.3 Sauerstofftoxizität

Der Mechanismus der Sauerstofftoxizität ist bis heute nicht endgültig identifiziert; wahrscheinlich sind die Hauptfaktoren für die sauerstoffbedingten pulmonalen Veränderungen, die letztlich in eine Fibrose münden, das Entstehen von Sauerstoffradikalen und die Auswaschung von Surfactant aus den Alveolen. Vermutlich ist eine gesunde Lunge gegenüber der Sauerstoffexposition toleranter als eine vorgeschädigte, allgemein gilt jedoch, das inspiratorische Sauerstoffkonzentration über 50% als toxisch zu gelten haben und zu vermeiden sind. Da neben der inspiratorischen O_2-Konzentration die Dauer der Exposition entscheidend ist und die Folgen der Hypoxie für den Gesamtorganismus gravierender sind, ist von diesem Konzept erforderlichenfalls abzuweichen und stets Nutzen gegen Risiko abzuwägen. Insgesamt sollte das Ziel sein, einen p_aO_2 von mindestens 60 mmHg mit einer inspiratorischen O_2-Konzentration unter 60% zu halten.

1.11.4.1.4 Beatmungsinduzierte Pneumonie

Die Ausschaltung der physiologischen Schutzmechanismen durch die Intubation führt zum Auftreten von Pneumonien beim beatmeten Patienten, deren Häufigkeit in der Literatur mit 9–70% (letztere Zahl aus Sektionsbefunden bei Patienten mit ARDS) angegeben wird. Einigkeit besteht darin, dass die Häufigkeit der beatmungsinduzierten Pneumonie (neben der Grundkrankheit) von der Dauer der maschinellen Beatmung abhängt – orientierend 1% pro Beatmungstag. Die Letalität ist mit 25–50% hoch. Ausgangsort der Pneumonie dürfte zumeist die Kolonisation von Oropharynx und Gastrointestinaltrakt mit konsekutiver Mikroaspiration, weniger das Beatmungssystem, sein, beim Keimspektrum überwiegen mit 60 % die gramnegativen Keime (v. a. Pseudomonas, Klebsiellen, E. coli), bei den grampositiven Erregern stehen Staphylokokken und Streptokokkus pneumoniae an erster Stelle.

Klinische Zeichen der Pneumonie beim beatmeten Patienten sind neben dem Auskultationsbefund Fieber, Verschlechterung der Beatmungssituation und putrides Bronchialsekret, im Labor ein Anstieg von Leukozyten und CRP; beweisend sind neu aufgetretene pulmonale Infiltrate im Röntgenbild.

Die Antibiotikatherapie beinhaltet entsprechend der Pathogenese (Mikroaspiration) in Kenntnis des Keimspektrums ein Drittgenerationscephalosporin in Kombination mit einem Aminoglykosid und Metronidazol, z. B.:

Rocephin® 1 x 4 g Tag 1, ab Tag 2 1 x 2 g + Gernebcin® 1 x 240 mg (adaptiert an Körpergewicht und Nierenfunktion, Talspiegelbestimmungen!) + Clont® 3 x 500 mg.

Alternativ kann unter Vermeidung des nephrotoxischen Aminoglykosids die Kombination aus 4 x 4 g Pipril® mit 4 x 1 g Combactam® eingesetzt werden.

Die Prophylaxe der Beatmungspneumonie besteht in:

* einer möglichst kurzen Intubationsdauer,
* einer adäquaten Beatmungstherapie und physikalischen Maßnahmen zur Atelektasenprophylaxe,
* einer angemessenen Bronchialtoilette unter Beachtung der erforderlichen Hygienemaßnahmen,
* der Vermeidung eines alkalischen Magen-pH durch Ulcusprophylaxe mit Sucralfat (Ulcogant®) anstatt Säureblockern zur Verminderung der Kolonisation des Magens,
* Oberkörperhochlagerung zur Reduktion von Reflux und Aspiration,
* technischen Maßnahmen:
  * Kein täglicher Wechsel der Beatmungsschläuche; aktuelle Studien zeigen eine niedrigere Rate an beatmungsassoziierten Pneumonien bei Wechsel der Systeme einmal/Woche gegenüber alle 3 Tage bzw. bei völligem Verzicht auf einen Wechsel gegenüber wöchentlichem Wechsel – wahrscheinlich sollte auf einen routinemäßigen Wechsel völlig verzichtet werden
  * Einsatz von Filtern anstatt Dampfbefeuchtern; kontrollierte Studien zeigen hierfür zumindest einen Trend zu geringeren Pneumonieraten
  * Während ein Vorteil für geschlossene Absaugsysteme nicht belegt werden konnte, scheinen neuere Tuben mit der Möglichkeit zur subglottischen Absaugung dem konventionellen Absaugen überlegen zu sein

1.11.4.2 Auswirkungen auf Herz und Kreislauf

Aus zahlreichen Faktoren, die bei der maschinellen Beatmung Einfluss auf das Herz-Kreislauf-System haben, sollen hier die zwei mit der größten klinischen Bedeutung exemplarisch vorgestellt werden: die Veränderung des intrathorakalen Druckes und des pulmonalen Gefäßwiderstandes.

1.11.4.2.1 Veränderungen des intrathorakalen Druckes

Physiologischerweise nimmt der intrathorakale Druck in der Inspiration ab, wodurch der Druckgradient zwischen intra- und extrathorakalem venösen System zunimmt, woraus eine Zunahme des venösen Rückstromes und damit der Vorlast resultiert. Bei der Überdruckbeatmung kehrt sich dieses Verhältnis um, die Vorlast des rechten Ventrikels nimmt ab mit der Folge eines reduziertem Herzzeitvolumens (die Reduktion der Nachlast des linken Ventrikels durch einen höheren intrathorakalen Druck fällt nur in bestimmten klinischen Situationen ins Gewicht).

1.11.4.2.2 Veränderungen des pulmonalen Gefäßwiderstandes

Wie bereits weiter oben beschrieben, führen Veränderungen der FRC zu einer Zunahme des pulmonalen Gefäßwiderstandes (und Abnahme der Compliance), stets kommt es bei der Überdruckbeatmung zu einer Zunahme des Druckes auf die alveolären Gefäße (ein Effekt, der durch den gleichzeitigen dilatierenden Effekt auf die extraalveolären Gefäße nicht kompensiert wird). Eine Überdruckbeatmung bedeutet somit immer eine Zunahme des pulmonalen Gefäßwiderstandes.

1.11.4.2.3 Resultierende Veränderungen und Möglichkeiten zur Kompensation

Aus den oben beschriebenen Veränderungen folgt, dass bei der Beatmung mit positiven Atemwegsdrücken die Vorlast von rechtem und linken Ventrikel gesenkt, die Nachlast des rechten Ventrikels erhöht und die Nachlast des linken Ventrikels gesenkt wird. Insgesamt resultiert eine Abnahme des Herzzeitvolumens und eine Druckbelastung des rechten Ventrikels, klinische Folge ist eine Senkung des systemischen Blutdrucks, die durch Erhöhung der Vorlast der Ventrikel durch die renale Retention (siehe unten) oder die Gabe von Volumen (und – erforderlichenfalls – Katecholaminen) zu kompensieren ist. Zu bedenken ist der umgekehrte Prozess beim Abgang von der Überdruckbeatmung: die erhöhte Volumenbelastung, die zuvor die Auswirkungen der maschinellen Beatmung adäquat kompensiert hat, kann jetzt zum Lungenödem führen und muss ausgeglichen werden.

1.11.4.3 Auswirkungen auf die Niere

Unter der maschinellen Beatmung kommt es zu einer Abnahme der Urinausscheidung (was, siehe oben, zunächst sinnvoll sein kann). Die Ursachen hierfür sind einerseits das verminderte Herzzeitvolumen, andererseits werden eine Zunahme der Sekretion von ADH und Noradrenalin sowie eine Abnahme der Sekretion des atrialen natriuretischen Peptids verantwortlich gemacht. Auch diese Effekte kehren sich beim Abgang von der Überdruckbeatmung um.

Durch die der Gesamtsituation angepasste Flüssigkeitsbilanzierung mittels Diuretika- und Volumengabe nach ZVD müssen also die kardialen und renalen Auswirkungen der Beatmung kompensiert werden.

1.11.5 Indikationen zur maschinellen Beatmung

Die Indikation zur maschinellen Beatmung ist in aller Regel ein respiratorisches Versagen; Ausnahmen hiervon sind in der Intensivmedizin die Intubation und Beatmung in Vorbereitung eines operativen Eingriffes sowie die Beatmung zur Durchführung eines therapeutischen (Magenspülung unter Intubationsschutz beim Patienten mit unzureichenden Schutzreflexen) oder diagnostischen (transoesophageale Echokardiographie bei hochgradigem Verdacht auf Aortendissektion) Eingriffs.

Das respiratorische Versagen kann pulmonale oder extrapulmonale Ursachen haben:

Art des respiratorischen Versagens	Kennzeichen	Typische Erkrankungen
Extrapulmonale Ursachen		
Zentrale Störung der Atemregulation	Hypoventilation pCO_2 ⇑⇑ PO_2 ⇓ (unter Raumluft)	• Intoxikationen mit Opiaten und Sedativa • Akute zerebrale Erkrankungen • Hirnödem • Raumfordernder Insult • Hirnblutung
Periphere Störung der Atmung		• Neurologische Erkrankungen • Myasthenie • Hoher Querschnitt • Guillain-Barré-Syndrom • Muskelrelaxantien • Rippenserienfraktur
Kardiale Ursachen		
Stauung der Lungenstrombahn ⇒ Diffusionsstörung		• Kardiales Lungenödem • Kardiogener Schock
Verminderte Lungenperfusion		• Rechtherzversagen
Pulmonale Ursachen		
Parenchymatöse Lungenerkrankungen	Hyperventilation pCO_2 zunächst ⇓, später pCO_2 ⇑⇑ PO_2 ⇓ – ⇓⇓⇓	• Pneumonie • Aspiration • ARDS
Erkrankungen der Lungenstrombahn		• Akute Lungenembolie
Atemwegserkrankungen		• Asthmaanfall • Dekompensierte COPD

1.11.6 Ziele der Beatmung

Ziel der Beatmungstherapie muss es sein, mit geringstmöglicher Invasivität einem Patienten über eine vorübergehende Phase unzureichender Eigenatmung hinweg zu helfen. In der klinischen Praxis bedeutet dies, dass nur eine potentiell reversible Erkrankung eine Beatmungstherapie indizieren kann; Endstadien kardiopulmonaler Erkrankungen stellen eine Kontraindikation für eine (invasive) Beatmungstherapie dar!

Ist die Indikation zur Beatmung gestellt, soll diese eine adäquate Ventilation bei ausreichender Oxygenation sicherstellen, das heißt im Regelfall bei Normokapnie ($p_aCO_2 \sim 40$ mmHg) eine Sauerstoffsättigung von mindestens 90 % bei einer inspiratorischen Sauerstoffkonzentration unter 60 % zu erzielen, ohne Beatmungsspitzendrücke von 35 mbar zu überschreiten. Abweichungen von diesem Prinzip können sich durch die Anamnese des Patienten ergeben: Patienten mit langjährigen chronischen Lungenerkrankungen sind an Hyperkapnie und Hypoxie adaptiert – eine Beatmung mit Zielwerten von p_aCO_2 um 60 mmHg und einem p_aO_2 um 60 mmHg kann angemessen sein und ein höheres Sauerstoffangebot kann dem Patienten seinen letzten Atemantrieb – die Hypoxie – nehmen. Eine Entwöhnung vom Respirator ist so unmöglich. Andererseits kann es gerade bei Patienten mit einem ARDS erforderlich sein, höhere inspiratorische Sauerstoffkonzentrationen in Kauf zu nehmen, um eine Gewebshypoxie zu vermeiden, höhere Spitzendrücke zu akzeptieren, um eine ausreichende Ventilation zu gewährleisten oder nach dem Prinzip der »permissiven Hyperkapnie« zur Vermeidung hoher Spitzendrücke auf ein der CO_2-Produktion angemessenes Atemminutenvolumen zu verzichten.

1.11.7 Parameter der maschinellen Beatmung

1.11.7.1 Physiologische Parameter

Die physiologischen Parameter sind die Zielgrößen der Beatmungstherapie – an Ihnen hat sich die Beatmungstherapie mit ihren unten dargestellten Stellgrößen, den maschinellen Parametern, zu orientieren (Abkürzungen: VK = volumenkontrollierte Beatmung; DK = druckkontrollierte Beatmung; DU = druckunterstützte Beatmung).

Physiologischer Parameter	Normwert	Indikation zur Beatmung	Beeinflussung durch maschinelle Parameter	Bemerkungen
Atemfrequenz	10–25/Min.	> 35 oder < 10/Min.	Atemfrequenz (VK, DK) Druckniveau (DU) SIMV-Züge (DU+SIMV)	
$paCO_2$	36–44 mmHg	> 55 mmHg Bei chronischen Lungenerkrankungen deutlich höhere Werte tolerabel!	Atemminutenvolumen: • Direkt gewählt (VK) • Druckniveau (DK, DU) • Atemfrequenz (VK, DK±SIMV)	Steigerung des AMV durch Anheben der Atemfrequenz führt zur Zunahme der Totraumventilation!
paO_2	70–100 mmHg	< 60 mmHg (unter O_2-Gabe)	Inspiratorische O_2-Konzentration PEEP	
pH	7,36–7,44	Respiratorische Azidose	Über CO_2 (siehe oben)	

1.11.7.2 Maschinelle Parameter

Die folgende Tabelle zeigt die Parameter, die am Respirator eingestellt werden können und den Atemzyklus bestimmen. Je nach eingesetztem Beatmungsgerät können die Einstellmöglichkeiten der Parameter hiervon abweichen:

Parameter	Beatmungsmodus	Bereich	Standardeinstellung	Bemerkungen
Atemfrequenz	Volumenkontrolliert	6–120	10–20/Min.	
	Druckkontrolliert			
	Druckunterstützt	entfällt		
Minutenvolumen	Volumenkontrolliert	0,5–40l	70–150 mg/kgKG	
	Druckkontrolliert	Minutenvolumen = Atemzugvolumen (durch Druckniveau bestimmt) x Atemfrequenz		
	Druckunterstützt			
Anteil Inspiration an Atemzyklus	Volumenkontrolliert	20–80%	33%	Bei obstruktiven Erkrankungen kürzer
	Druckkontrolliert		50%	
	Druckunterstützt			
Pausendauer	Volumenkontrolliert	0–30%	10%	
	Druckkontrolliert	Keine endinspiratorische Pause		
	Druckunterstützt			
Druckgrenze	Volumenkontrolliert	16–120 mbar	35 mbar	Bei Erreichen wird Atemzug abgebrochen
	Druckkontrolliert			
	Druckunterstützt			
Trigger	Volumenkontrolliert	0 bis –20 mbar	–2 mbar	
	Druckkontrolliert			
	Druckunterstützt			
PEEP	Volumenkontrolliert	0–50 mbar	+4 bis +8 mbar	
	Druckkontrolliert			
	Druckunterstützt			
Druckniveau	Volumenkontrolliert	entfällt		
	Druckkontrolliert	0–100 mbar	10–24 mbar	Bestimmt Atemzugvolumen
	Druckunterstützt			
Inspiratorische Sauerstoff-konzentration	Alle Modi	21–100%	100% bei Reanimation 40% bei Schutz-intubation nach paO_2	Möglichst nicht länger als 24 Std. > 50%
SIMV- Atemzüge/ Minute	Druckunterstützt + SIMV	0,5/Min. bis 40/Min.	3–6/min	

1.11.8 Stufenschema bei respiratorischem Versagen

Zunehmende Kontrolle der Atmung durch die Maschine bedeutet zunehmende Invasivität und Komplikationsträchtigkeit. Bei der Entscheidung zur Beatmung sollte daher versucht werden, nach einem Stufenschema mit der Atemhilfe mit der geringstmöglichen Invasivität zu beginnen:

Maßnahme	Beatmungsmethode	Invasivität
Atemhilfe	O$_2$-Maske	$\varnothing$
Optimierung der Spontanatmung	(Masken-) CPAP/BIPAP	+
Unterstützung der Spontanatmung	Druckunterstützte Beatmung ± SIMV	++
Übernahme bzw. Ausschaltung der Spontanatmung	Volumen- oder druckkontrollierte Beatmung	+++
	IRV-Beatmung, extrakorporaler Gasaustausch	+++++

1.11.9 Beatmungsformen

Unter der Vielzahl der heute praktizierten Beatmungsformen seien hier nur diejenigen erwähnt, die bei uns im klinischen Alltag zum Einsatz kommen. Es bleibt festzuhalten, dass außer für die druck- und volumenkontrollierte Beatmung für kein anderes Beatmungsverfahren bis heute einen Überlebensvorteil für die so behandelten Patienten belegt werden konnte.

Terminologie der maschinellen Beatmung

Kontrollierte Beatmung – CMV = continuous mandatory ventilation		
Druckkontrollierte Beatmung	PC-CMV	pressure-controlled
Volumenkontrollierte Beatmung	VC-CMV	volume-controlled
Intermittierende mandatorische Beatmungverfahren		
Intermittierende mandatorische Beatmung	IMV	intermittent mand. vent.
dto. synchronisiert	SIMV	synchronized int. mand. vent.
Unterstützende Beatmungsverfahren		
Druckunterstützte Beatmung	PSV	pressure support vent.
Alternative Beatmungsformen		
Inverses Atemzeitverhältnis	IRV	inversed ratio vent.
Weitere		
Positiver endexspiratorischer Druck	PEEP	positive endexiratory pr.

1.11.9.1 Kontrollierte Beatmung

Kontrollierte Beatmung bedeutet, dass die Maschine die volle Kontrolle über Zeitpunkt, Dauer und Art des Atemzuge übernimmt.

1.11.9.1.1 Volumenkontrollierte Beatmung

Die volumenkontrollierte Beatmung ist die primäre Beatmungsform, insbesondere in unübersichtlichen Situationen, z. B. unter einer Reanimation, da hier mit einiger Sicherheit das gewählt Atemminutenvolumen (zunächst ohne Rücksicht auf den Spitzendruck) von der Maschine an den Patienten abgegeben wird.

Einzustellende Parameter sind:

- Beatmungsmodus: Volumenkontrollierte Beatmung
- Atemminutenvolumen
  Wird beim Siemens Servo 900 C eingestellt. Das Atemzugvolumen (Tidalvolumen) ergibt sich aus dem Atemminutenvolumen geteilt durch die eingestellte Atemfrequenz. Bei vielen neueren Geräten wird das Tidalvolumen direkt eingestellt (z. B. Siemens Servo 300). Aus den oben dargestellten physiologischen Erwägungen wird klar, dass das Atemminutenvolumen maßgebend für den p_aCO_2 ist, bzw. an die CO_2-Produktion angepasst werden muss. Eine erste Einstellung von ~ 100 ml/kgKG muss alsbald an die Blutgase und damit der tatsächlichen CO_2-Produktion angepasst werden.
- Atemfrequenz
  Die Aufteilung des Atemminutenvolumens in Atemzüge/Minute bestimmt das Atemzugvolumen. Beispiel: bei einem 70 kg schweren Patienten wurde ein AMV von 100 x 70 = 7.000 ml gewählt, bei einer Atemfrequenz von 14/Min. ergibt sich daraus ein Atemzugvolumen von 500 ml.
- Inspirations- und Pausendauer
  Hier sollte – von Ausnahmen, wie der notwendigerweise längeren Exspirationsphase bei schweren obstruktiven Atemwegserkrankungen – eine Inspirationsdauer von 33 %, eine Pausendauer von 10 % gewählt werden.
- Inspiratorischer Sauerstoffanteil am Atemgas
  Dieser wird zunächst mit 100 % gewählt (bei Schutzintubationen für diagnostische oder therapeutische Eingriffe 40 %) und alsbald an die Blutgasanalyse angepasst.
- Trigger
  Dieser bestimmt den Unterdruck in den Atemwegen, also die aufgebrachte eigene Kraft für einen Atemzug durch den Patienten, bei dem ein maschineller Atemzug ausgelöst wird. Der Trigger sollte bei – 2 mbar stehen; bei den kontrollierten Beatmungsformen sollte der Patient jedoch nicht »mittriggern«. Wird das Beatmungsmuster der Maschine also immer wieder durch eigene Atemzüge des Patienten durchbrochen, muss der Patient tiefer sediert werden.
- PEEP
  Näheres zur Beatmung mit PEEP siehe weiter unten; dieser sollte zunächst mit + 4 mbar gewählt werden, beim Lungenödem mit + 8 mbar.

- Druckgrenze
  Wie oben erwähnt, gibt die Beatmungsmaschine das gewählte Atemzugvolumen unabhängig von den dabei entstehenden Atemwegsdrücken ab. Zur Vermeidung eines Barotraumas ist es wichtig, den entstehenden Druck zu begrenzen. Hierzu wird eine Druckgrenze von + 35 mbar gewählt; wird dieser Druck überschritten, wird der Atemzug abgebrochen. Ausnahme: in manchen Situationen müssen höhere Drücke in Kauf genommen werden, z. B. bei gleichzeitiger mechanischer Kompression des Thorax bei der Reanimation. Hier muss, damit der Patient ausreichend ventiliert wird, die Druckgrenze vorübergehend höher gewählt werden.
- Alarme
  - Atemminutenvolumen
    Aus dem oben gesagten ergibt sich, dass auch bei der volumenkontrollierten Beatmung nicht immer das gewählte Atemminutenvolumen appliziert wird. Es kann also zu Abweichungen nach unten (durch wegen Erreichen der Druckgrenze abgebrochene Atemzüge) oder nach oben (durch eigene Atemzüge des Patienten) kommen. Um dies bemerkbar zu machen, sollten die Alarmgrenzen 1 Liter über und unter dem gewählten Atemminutenvolumen eingestellt werden.
  - Alarmgrenzen für die inspiratorische Sauerstoffkonzentration
    Die Mischventile für die Sauerstoffbeimischung sind notorisch unzuverlässig, außerdem kann es zu versehentlichen Verstellungen der inspiratorischen O_2-Konzentration kommen. Die Alarmgrenzen sollten daher 10 % ober- und unterhalb der gewählten F_iO_2 eingestellt werden.

Abbildung 17 zeigt den Verlauf der Kurven für den Atemwegsdruck (oben) und den Fluss des Atemgases bei der volumenkontrollierten Beatmung. Während der gesamten Inspiration fließt das Atemgas mit einem konstanten Fluss bis das gewählte Volumen an den Patienten abgegeben ist, entsprechend der zunehmenden Füllung der Lunge steigt dabei der Druck in den Atemwegen an. Wie hoch der Druck bei gegebenem Atemzugvolumen steigt, hängt von der Dehnbarkeit der Lunge (= Compliance) ab: ist diese gering, wird der Druck höher ansteigen, als bei einer dehnbareren Lunge. **Noch mal:** Bei der volumenkontrollierten Beatmung ist der Beatmungsdruck eine sekundäre Variable, dass heißt sie wird nicht eingestellt, sondern ist Folge der Einstellung der Beatmungsmaschine und des Zustandes der beatmeten Lunge. Da sie somit beliebig ansteigen kann, ist es außerordentlich wichtig, den Spitzenbeatmungsdruck durch Einstellen einer oberen Druckgrenze (35 mbar), bei dem ein akustischer Alarm ausgelöst wird und der Atemzug abgebrochen wird, zu limitieren!

Die Dauer der Inspirationsphase hängt ab von der gewählten Atemfrequenz und der gewählten Inspirationsdauer: Inspiration = 60 Sekunden geteilt durch Atemfrequenz mal Inspirationsdauer in %/100. Beispiel: AF = 12, Inspiration =

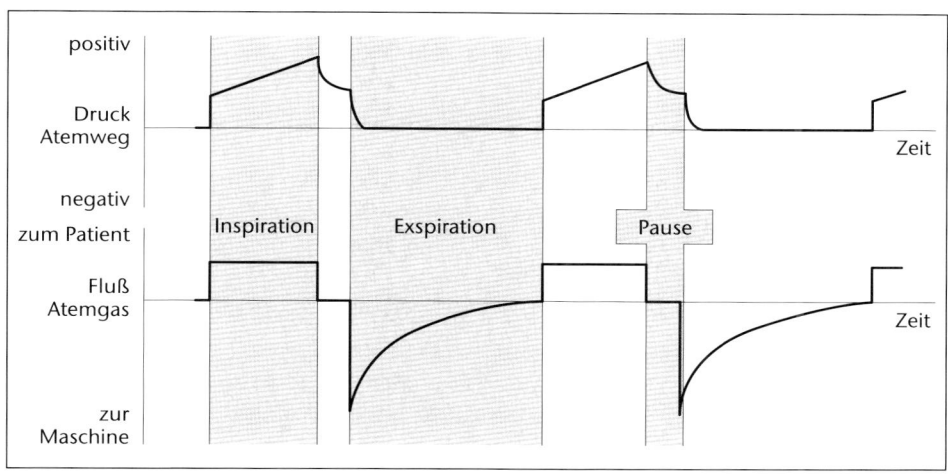

Abb. 17: Druck- und Flowkurve bei volumenkontrollierter Beatmung

30 %: 60/12 x 30/100 = 5 x 0,3 = 1,5 Sekunden. Bei Erreichen des vorgewählten Atemzugvolumens schließt sich eine endinspiratorische Pause von 10 % an, bei der kein Atemgas mehr fliesst (Flow = 0) und durch Umverteilung des Gases in der Lunge der Atemwegsdruck bei noch geschlossenem Exspirationsventil sinkt. Nach Ablauf der Zeit (in obigem Beispiel 60/12 x 10/100 = 5 x 0,1 = 0,5 Sekunden) wird das Exspirationsventil geöffnet und durch die elastischen Rückstellkräfte von Thorax und Lunge fließt das Atemgas mit abnehmendem Fluss aus der Lunge, wozu nur die vorbestimmte Exspirationszeit = 100 % – Inspiration – Pause, in unserem Beispiel also 60 % entsprechend 60/12 x 60/100 = 5 x 0,6 = 3 Sekunden, verbleibt, bevor die nächste Inspiration beginnt. Ist die Exspirationsphase durch ungünstige Einstellung der Beatmungsmaschine oder Erhöhung des exspiratorischen Atemwegswiderstandes bei obstruktiven Atemwegserkrankungen zu kurz, kann es zu einem kontinuierlichen »Aufblasen« der Lunge kommen.

Noch zwei Anmerkungen zur volumenkontrollierten Beatmung:

Technisch bedingt muss das inspiratorische Atemzugvolumen kleiner als das exspiratorische sein (die meisten Beatmungsmaschinen zeigen sowohl das inspiratorische als auch das exspiratorische Atemzugvolumen an), ist es umgekehrt, dann bläst man die Lunge auf (Barotrauma!) oder das Gerät ist falsch kalibriert.

In Lungen (oder Lungenarealen) mit erniedrigter Compliance kommt es regelmäßig zum Alveolarkollaps. Diese Alveolen zu eröffnen bedarf es eines gewissen Druckes (wobei der Druck um eine kollabierte Alveole zu eröffnen höher ist, als der Druck, den es bedarf um eine Alveole geöffnet zu halten). Wie oben dargestellt, ist der Druck bei der volumenkontrollierten Beatmung in der Inspiration ansteigend und fällt in der Plateauphase (endinspiratorische Pause) ab. Bei Lungenerkrankungen mit erniedrigter Compliance (klassisch: ARDS) wird also die Alveolareröffnung erst spät in der Inspirationsphase erreicht und bereits in der Plateauphase kann es zum erneuten Kollaps kommen. Folge ist einerseits ein verschlechterter Gasaustausch, andererseits kommt es durch den regelmäßigen Wechsel zwischen Alveolarkollaps und Wiedereröffnung zu erheblichen intrapulmonalen Scherkräften, die an sich lungenschädigend sind. Die volumenkontrollierte Beatmung ist daher (außer in Notfallsituationen) für Patienten mit einem ARDS **ungeeignet.**

1.11.9.1.2 Druckkontrollierte Beatmung

Bei der druckkontrollierten Beatmung ist der Druck, mit dem ein Atemzug appliziert wird, nicht das Volumen, das während eines Atemzuges gegeben wird, vorgegeben. Da der Beatmungsdruck während der gesamten Inspirationsdauer konstant gehalten wird, resultieren aus dieser zunächst banalen Veränderung gegenüber der volumenkontrollierten Beatmung 4 wesentliche Unterschiede:

1. durch den konstanten Druck ist der Fluss des Atemgases während der Inspiration mit zunehmender Lungendehnung abnehmend (»dezelerierend«),
2. der zur Eröffnung kollabierter Alveolen notwendige Druck wird schon am Beginn der Inspiration erreicht (bei der volumenkontrollierten Beatmung erst mit Erreichen des hierzu erforderlichen Atemwegsdruckes am Ende der Inspiration),
3. wodurch eine endinspiratorische Pause zur Verteilung des Atemgases überflüssig wird (und an einigen Beatmungsgeräten nicht eingestellt werden kann) und dadurch die gesamte Inspirationsdauer dem Einfließen des Atemgases zu Verfügung steht,
4. da das Atemzugvolumen bei vorgegebenem Beatmungsdruck von der Compliance der Lunge abhängt, ist bei der druckkontrollierten Beatmung das Atemminutenvolumen nicht definiert.

Aus Punkt 2. und 3. ergibt sich ein im Vergleich zur volumenkontrollierten Beatmung niedrigerer Spitzendruck bei gleichem abgegebenem Zugvolumen, Punkt 2. ist von besonderem Vorteil bei der Beatmung von Patienten mit Lungenerkrankungen, bei denen es regelhaft zu einem pathologischen Alveolarkollaps kommt (klassisches Beispiel: ARDS). Es gelingt durch diesen Beatmungsmodus nicht nur die Rekrutierung atelektatischer Areals, es werden auch gleichzeitig hohe Scherkräfte zwischen den Alveolen (die in der Pathogenese des ARDS eine wesentliche Rolle spielen und auf die näher einzugehen den Rahmen eines Kochbuches sprengen würde) vermieden.

Diesen Vorteilen der druckkontrollierten Beatmung steht mit Punkt 4. ein Nachteil gegenüber: da das Atemzugvolumen mit Abnahme der Compliance der Lunge unbemerkt abnehmen könnte, ist die Einstellung von Alarmgrenzen für das Atemminutenvolumen außerordentlich wichtig.

Einzustellende Parameter sind:

- Beatmungsmodus: Druckkontrollierte Beatmung
- Inspiratorisches Druckniveau
  das eingestellte Druckniveau bestimmt den Beatmungsdruck (= Druckniveau + PEEP), das Atemzugvolumen resultiert in Abhängigkeit von der Lungencompliance.
- die Atemfrequenz
  die Atemfrequenz ergibt, multipliziert mit dem Atemzugvolumen das Atemminutenvolumen
- Inspirations- und Pausendauer
  Wie weiter oben beschrieben, ist bei der druckkontrollierten Beatmung eine Pause verzichtbar, die Inspirationsdauer kann somit im Normalfall auf 50 % eingestellt werden
- Inspiratorischer Sauerstoffanteil am Atemgas
  - siehe unter volumenkontrollierter Beatmung
- Trigger
  - siehe unter volumenkontrollierter Beatmung
- PEEP
  - siehe unter volumenkontrollierter Beatmung
- Druckgrenze
  Auch wenn der Beatmungsdruck durch Druckniveau + PEEP definiert ist, sollte eine Druckgrenze von 35 mbar zur Vermeidung von höheren Spitzendrücken durch äußere Einflüsse eingestellt werden
- Alarme
  - Atemminutenvolumen
    Auf die besondere Bedeutung der Alarme für das Atemminutenvolumen wurde bereits hingewiesen; auch hier sollten die Alarmgrenzen 1 Liter über und unter dem gewählten Atemminutenvolumen eingestellt werden.
  - Alarmgrenzen für die inspiratorische Sauerstoffkonzentration
    - siehe unter volumenkontrollierter Beatmung

Abbildung 18 zeigt den Verlauf der Kurven für den Atemwegsdruck (oben) und den Fluss des Atemgases bei der druckkontrollierten Beatmung. Während der gesamten Inspiration wird ein konstanter Beatmungsdruck (Druckniveau + PEEP) gehalten, wodurch der initial hohe Fluss des Atemgases mit zunehmender Dehnung der Lunge abnimmt. Hier hängt von der Dehnbarkeit der Lunge (= Compliance) bei gegebenem Beatmungsdruck das Atemzugvolumen ab: ist diese gering, wird das Atemzugvolumen kleiner sein, als bei einer dehnbareren Lunge: bei der druckkontrollierten Beatmung ist das Atemzugvolumen eine sekundäre Variable, es wird nicht eingestellt, sondern ist Folge der Einstellung der Beatmungsmaschine und des Zustandes der beatmeten Lunge.

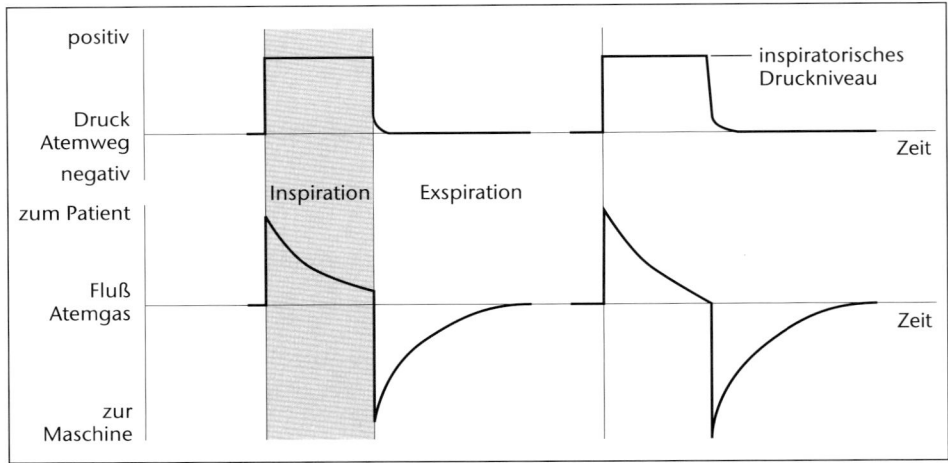

Abb. 18: Druck- und Flowkurve bei druckkontrollierter Beatmung

Die Dauer der Inspirationsphase hängt auch hier von der gewählten Atemfrequenz und der gewählten Inspirationsdauer ab, wie bereits erwähnt, steht durch den Verzicht auf eine endinspiratorische Pause dem Atemgas eine längere Flusszeit zur Verfügung, woraus bei gegebenem Druck ein höheres Atemzugvolumen erzielt wird, bzw. sich gleiche Atemzugvolumina mit niedrigerem Spitzendruck als bei der volumenkontrollierten Beatmung realisieren lassen.

1.11.9.2 Unterstützende Beatmungsverfahren

Unterstützende Beatmungsverfahren erlauben dem Patienten seinen Atemrhythmus selbst zu bestimmen. Hat der Patient einen Atemzug ausgelöst, wird dieser Atemzug entweder vollständig von der Maschine abgegeben oder es werden die Inspirationsbemühung des Patienten auf verschiedene Arten unterstützt, ohne den Ablauf des Atemzyklus vorzugeben.

1.11.9.2.1 Druckunterstützte Beatmung

Bei der oben beschriebenen druckkontrollierten Beatmung gibt die Beatmungsmaschine den Atemzyklus vor. Die druckunterstützte Beatmung hingegen gibt keinen Atemrhythmus vor, hier wird jeder Atemzug durch eine Inspirationsbemühung des Patienten ausgelöst: bei der Entwöhnung von der kontrollierten Beatmung kann der Patient mit zunehmender Wiedererlangung des Bewusstseins seinen Atemrhythmus selber steuern, die Atemzüge werden jedoch weiterhin von der Maschine (wie bei der druckkontrollierten Beatmung) abgegeben.

Um den Versuch des Patienten einzuatmen zu erkennen, wird der dabei erzeugte Sog am Beatmungsschlauch gemessen (bei neueren Beatmungsmaschinen auch der Fluss). Erreicht dieser Sog einen bestimmten voreingestellten Mindestwert (= Trigger), gibt die Beatmungsmaschine einen Atemzug ab, der von seinem Ablauf dem eines druckkontrollierten Atemzug entspricht.

Einzustellende Parameter sind:

- Beatmungsmodus: druckunterstützte Beatmung
- Inspiratorisches Druckniveau
  - siehe druckkontrollierte Beatmung
- die Atemfrequenz
  - die eingestellte Atemfrequenz hat bei der druckunterstützten Beatmung eine Sicherheitsfunktion, da die effektive Atemfrequenz durch den Atemrhythmus des Patienten vorgegeben wird (siehe unten)
- Inspirations- und Pausendauer
  - siehe druckkontrollierte Beatmung
- Inspiratorischer Sauerstoffanteil am Atemgas
  - siehe druckkontrollierte Beatmung
- Trigger
  - siehe druckkontrollierte Beatmung
- PEEP
  - siehe druckkontrollierte Beatmung
- Druckgrenze
  - siehe druckkontrollierte Beatmung
- Alarme
  - Atemminutenvolumen
    Die Bedeutung dieser Alarmgrenze sei noch einmal betont. Neben dem undefinierten Atemzugvolumen kann, da der Patient selbst den Atemrhythmus vorgibt, bei fehlendem Atemantrieb eine Apnoe resultieren. Um dies rechtzeitig zu bemerken, müssen angemessene Alarmgrenzen gewählt werden (moderne Beatmungsmaschinen erkennen eine Apnoe bei unterstützten Beatmungsformen und schalten automatisch in einen kontrollierten Beatmungsmodus um)
  - Alarmgrenzen für die inspiratorische Sauerstoffkonzentration
    - siehe druckkontrollierte Beatmung

Der Verlauf der Kurven für den Atemwegsdruck (Abb. 19 oben) und den Fluss des Atemgases bei der druckunterstützten Beatmung entspricht mit zwei Ausnahmen dem der druckkontrollierten Beatmung:

- der Atemrhythmus wird von dem Patienten bestimmt

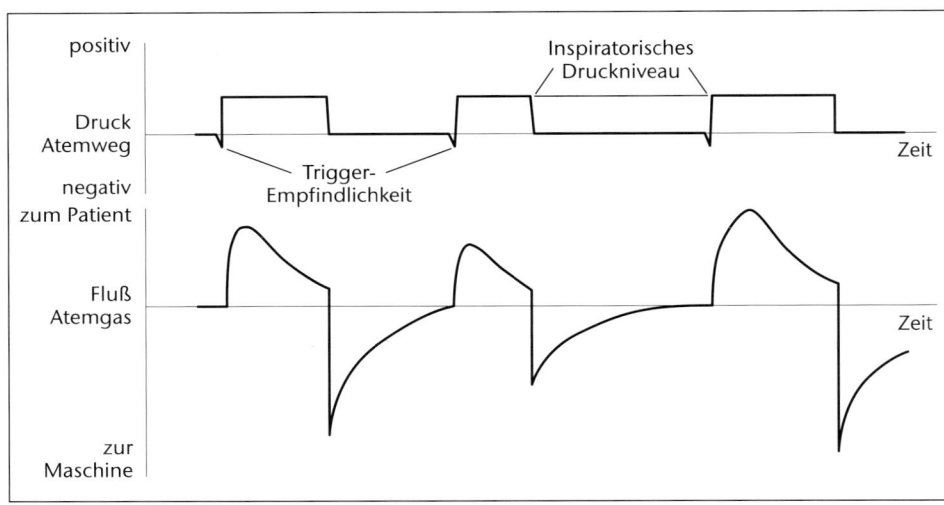

Abb. 19: Druck- und Flowkurve bei Druckunterstützter Beatmung

- damit die Maschine einen Atemzug auslöst, muss der Patient einen Sog am Beatmungssystem erzeugen, der den eingestellten Wert für den Trigger erreicht. In der Druckkurve zeigt sich dies als negative Zacke am Beginn der Inspiration
- Sobald der Atemgasfluss zum Patienten unter 25 % des Spitzenflusses fällt, schaltet die Maschine von Inspiration auf Exspiration um. Als Sicherheitsmechanismus (für den Fall, das wegen Undichtigkeiten diese 25 % nicht erreicht werden) wird auch dann auf Exspiration umgeschaltet, wenn der Beatmungsdruck auf 3 mbar über inspiratorisches Druckniveau + PEEP gestiegen ist oder 80 % der eingestellten Atemzyklusdauer verstrichen sind (weshalb, siehe oben, die Atemfrequenz eingestellt werden muss).

1.11.9.3 Synchronisierte Beatmungsverfahren

1.11.9.3.1 SIMV

Im vorangegangenen Abschnitt wurde beschrieben, dass bei der druckunterstützten Beatmung durch fehlenden Atemantrieb des Patienten das Atemminutenvolumen auf Null sinken kann. Um eine ausreichende Ventilation sicherzustellen, ohne dass bei vorhandenem, jedoch unzureichendem Atemantrieb des Patienten auf ein kontrolliertes Beatmungsverfahren übergegangen werden muss, kann eine Mindestanzahl in ihrem Volumen definierter kontrollierte Atemzüge zu einer unterstützten Beatmung hinzugegeben werden. Erfolgt dies nach einem starren zeitlichen Ablauf ohne Synchronisation mit dem Atemrhythmus des Patienten, so handelt es sich um eine **i**ntermittent **m**andatory **v**entilation, kurz IMV. Werden diese IMV-Atemzüge nun durch Triggerung durch den Patienten ausgelöst, also mit dem Atemrhythmus des Patienten synchronisiert, erhält man eine **s**ynchronized **i**ntermittent **m**andatory **v**entilation = SIMV. Fehlt hingegen die Triggerung durch den Patienten bei Apnoe, wird nach Ablauf eines Intervalls, welches durch die SIMV-Frequenz bestimmt wird, ein maschineller Atemzug ausgelöst.

Einzustellende Parameter sind:

- Beatmungsmodus: druckunterstützte Beatmung + SIMV
- Inspiratorisches Druckniveau
  - siehe druckunterstützte Beatmung
- Inspirations- und Pausendauer
  - siehe druckunterstützte Beatmung
- die Atemfrequenz
  - aus der Atemfrequenz ergibt sich die Dauer der SIMV-Periode (Dauer der SIMV-Periode = 60/eingestellte Atemfrequenz). Während der SIMV-Periode hat der Patient die Möglichkeit, einen volumenkontrollierten Atemzug zu triggern. Unterlässt er dies, wird am Ende der SIMV-Periode von der Maschine ein volumenkontrollierter Zug abgegeben.
- Inspiratorisches Minutenvolumen (Siemens Servo 900 C)
  Wie bei der volumenkontrollierten Beatmung wird das Volumen der SIMV-Atemzüge durch den Quotienten aus Atemminutenvolumen und der Atemfrequenz bestimmt.
- SIMV-Atemzüge/Minute
  Die Frequenz der SIMV-Atemzüge, die während der SIMV-Periode getriggert oder am Ende kontrolliert abgegeben werden, sollte nicht zu hoch gewählt werden ($\leq$ 5/Min.), da man ansonsten den Patienten nicht zum Atmen animiert und eine rein kontrollierte Beatmung einstellen könnte. Das Tidalvolumen der SIMV-Züge ergibt sich aus dem Atemminutenvolumen dividiert durch die schon eingestellte Atemfrequenz oder wird bei vielen Maschinen direkt eingestellt. Die Länge eines sog. SIMV-Zyklus ergibt sich aus dem Quotienten 60 s dividiert durch die Frequenz der SIMV-Züge, also z. B. 60 s/5 = 12 s. Der SIMV-Zyklus besteht aus der SIMV-Periode, z. B. 60 s/15 = 4 s bei einer eingestellten Atemfrequenz von 15, und der Spontanatmungsperiode (z. B. 12 s – 4 s = 8 s), während der der Patient druckunterstützte Atemzüge triggern kann (s. Abb. 20).
- Inspiratorischer Sauerstoffanteil am Atemgas
  - siehe volumenkontrollierte Beatmung
- Trigger
  - siehe volumenkontrollierte Beatmung
- PEEP
  - siehe volumenkontrollierte Beatmung
- Druckgrenze
  - siehe volumenkontrollierte Beatmung

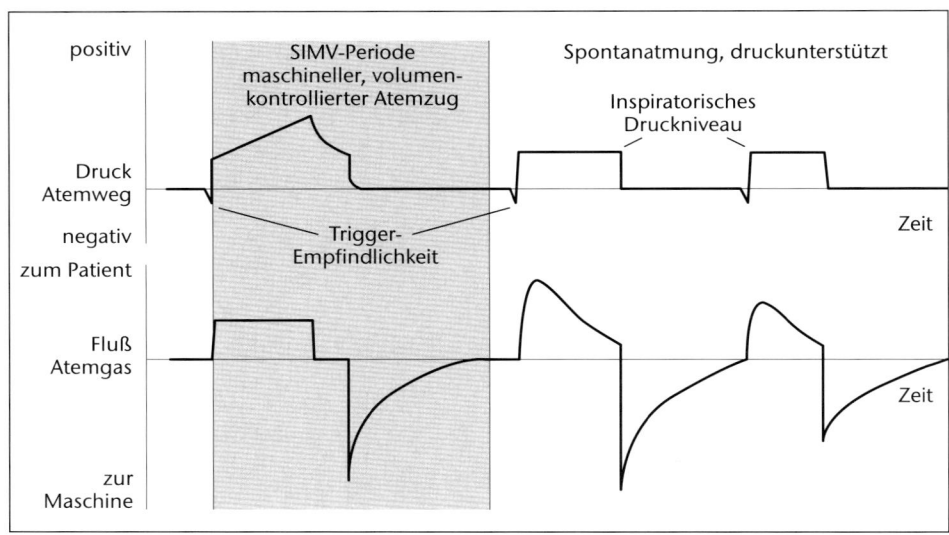

Abb. 20: Druck- und Flowkurve bei druckunterstützter Beatmung + SIMV

- Alarme
  - Atemminutenvolumen
    - siehe druckunterstützte Beatmung
  - Alarmgrenzen für die inspiratorische Sauerstoffkonzentration
    - siehe volumenkontrollierte Beatmung

Die Abbildung 20 zeigt einen getriggerten = synchronisierten volumenkontrollierten Atemzug gefolgt von zwei druckunterstützten Atemzügen.

1.11.10 PEEP

Alle bisher dargestellten Beatmungsmodi können mit einem positiven endexspiratorischem Druck (PEEP) kombiniert werden (wurden in ihrem Druck- und Flowkurvenverlauf jedoch der Einfachheit halber ohne PEEP dargestellt). Hierbei wird mittels eines Ventilmechanismus verhindert, dass der Atemwegsdruck am Ende der Exspiration auf 0 abfällt; der Druck am Ende der Exspiration wird auf dem eingestellten PEEP-Niveau gehalten. Hierdurch wird der Kollaps von Alveolen und die Bildung von Atelektasen verhindert, verschlossene Alveolen eröffnet und die Alveolen stärker entfaltet, woraus eine Zunahme der funktionellen Residualkapazität (siehe oben) und insgesamt eine bessere Ventilation perfundierter Lungenareale resultiert. Klinischer Effekt der Beatmung mit PEEP ist eine Verbesserung der Oxygenation, die auf dem eben beschriebenen Mechanismus zur Reduktion der pulmonalen Shuntdurchblutung beruht. Diesem Vorteil stehen eine Reihe von Nachteilen gegenüber, die ursächlich dadurch bedingt sind, dass der intrathorakale Druck und der Beatmungsspitzendruck um das eingestellte PEEP-Niveau zunehmen:

Vorteile		Nachteile	
Mechanismus	Effekt	Mechanismus	Effekt
Vermeidung von Alveolarkollaps und Atelektasenbildung	Verbesserung der Oxygenation durch Reduktion der Shuntdurchblutung	Zunahme des intrathorakalen Druckes	Reduktion des Herzzeitvolumens
Wiedereröffnung ver-schlossener Alveolen		Zunahme der Beatmungsdrücke	Barotrauma
Stärkere Entfaltung der Alveolen			

Indiziert ist die PEEP-Beatmung somit bei Erkrankungen, die mit einer Reduktion der FRC und einer vermehrten pulmonalen Shuntdurchblutung einhergehen: ARDS und Lungenödem sind klassische Indikationen; akute obstruktive Atemwegserkrankungen, bei denen die FRC erhöht ist, sollten allenfalls mit einem moderaten PEEP von 2 bis 4 mbar beatmet werden (so das Beatmungsgerät die Bestimmung des intrinsic-PEEP während des exspiration hold ermöglicht, sollte der eingestellte PEEP (= extrinsic-PEEP) etwa die Hälfte des intrinsic-PEEP betragen).

Die Höhe des PEEP muss dabei individuell ermittelt werden, Ziel ist die bestmögliche Oxygenation bei geringstmöglicher inspiratorischer Sauerstoffkonzentration. Gleichzeitig muss dieser positive Effekt im Einzelfall gegen die aus den erhöhten Beatmungsdrücken resultierenden Nebenwirkungen abgewogen werden. Ein PEEP über 10 mbar sollte die Ausnahme sein, da aus in vivo Untersuchungen an gesunden Lungen bekannt ist, dass mit zunehmendem PEEP der Alveolardurchmesser nur bis zu diesem Wert linear zunimmt, darüber hinaus kommt es nur noch zu Zunahme des Alveolardrucks.

1.11.11 Alternative Beatmungsverfahren

Es existieren zahlreiche neue alternative Beatmungsverfahren, die beispielsweise in ihrer Form (IRV) oder ihren Zielsetzungen (permissive Hyperkapnie) von den klassischen Beatmungsverfahren abweichen. Alle diese Verfahren haben bis heute in Studien keinen Vorteil für den Patienten zeigen können, weshalb hier nur in aller Kürze diejenigen Verfahren erwähnt werden sollen, mit denen wir selbst haben Erfahrungen sammeln können (aus denen wir ebenfalls keinen vorteilhaften Eindruck gewinnen konnten).

1.11.11.1 IRV = inverse ratio ventilation

Bei dieser Beatmungsform wird die Inspirationsdauer länger als die Exspirationsdauer (im Verhältnis 3:1 bis 4:1) gewählt. Die verlängerte Inspirationsdauer bewirkt, dass das Beatmungsgas homogener verteilt wird, Alveolen, die zum Kollaps neigen länger offen gehalten werden und die Kontaktzeit des Atemgases mit den Kapillaren verlängert wird, woraus eine bessere Oxygenierung (CO_2-Elimination??) resultieren soll. Effekt der verkürzten Exspirationsdauer ist, das ein vollständiges Entweichen des Atemgases aus den Arealen der mit erhöhtem Atemwegswiderstand verhindert wird. Resultat ist die Ausbildung eines »intrinsic-PEEP«, der inhomogen in der Gesamtlunge verteilt ist: Wunschvorstellung ist, das die besonders betroffenen Areale mit einem höheren PEEP versorgt werden (und damit vermehrt für die Atmung rekrutiert werden), als noch gesunde Lungenareale (die dann nicht zusätzlich durch einen höheren Beatmungsspitzendruck geschädigt werden sollen).

Um diese gewünschte Ausbildung des intrinsic-PEEP zu erreichen, muss nicht nur das Verhältnis von Inspiration zu Exspiration entsprechend gewählt werden, zusätzlich muss über eine höhere Atemfrequenz von mindestens 20/Minute eine ausreichend kurze absolute Exspirationsdauer sichergestellt werden.

1.11.11.2 Permissive Hyperkapnie

Bei der permissiven Hyperkapnie wird ein Ansteigen des p_aCO_2 in Bereiche um 80 mmHg akzeptiert, um bei ausreichender Oxygenation niedrigere Beatmungsdrücke zu erreichen. Während einige Autoren eine Hyperkapnie bis zum Auftreten einer relevanten respiratorischen Azidose akzeptieren, wird von anderen Autoren eine weitere Reduktion des Atemminutenvolumens mit medikamentösem Ausgleich der Azidose empfohlen (von uns nicht praktiziert). Indikation für diese Beatmungsform ist das ARDS, wo bei niedriger Compliance die hohen Beatmungsspitzendrücke, die für eine normokapnische Ventilation erforderlich sind, für eine weitere Lungenschädigung verantwortlich gemacht werden.

1.11.12 Entwöhnung vom Respirator

Die Entwöhnung von der Beatmung stellt nach kurzen Beatmungszeiten (z. B. nach Schutzintubation oder Beatmung zur OP) in der Regel kein Problem dar – mit zunehmender Vigilanz wird zunächst auf ein unterstützendes Beatmungsverfahren (druckunterstützte Beatmung) übergegangen; nach einer kurzen Phase der probatorischen Spontanatmung an der »feuchten Nase« kann der Patient bei ausreichender Wachheit (Augenöffnen, Händedruck auf Aufforderung) extubiert werden.

Problematisch und langwierig kann dieser Entwöhnungsprozess jedoch dann werden, wenn nach langen Beatmungszeiten eine Insuffizienz der Atmungsmuskulatur besteht oder Grund- oder Begleiterkrankungen der Lunge (chronische obstruktive und restriktive Lungenerkrankungen) die Entwöhnung erschweren. Die Dauer des Entwöhnungsprozesses ist dann weiterhin abhängig vom Alter des

Patienten und (bedingt) von der gewählten Entwöhnungsmethode. Insgesamt werden so mehr als 40 % der Beatmungszeit für die Entwöhnung aufgewandt.

Bereits vor Beginn der eigentlichen Entwöhnung können die Bedingungen hierfür verbessert werden, indem neben möglichst wenig invasiven Beatmungsverfahren eine der pulmonalen Grundsituation angemessene Beatmung durchgeführt wird (keine »Normalgase« bei chronisch Lungenkranken anstreben – der Patient mit der langjährigen COPD wird mit einem p_aCO_2 von 60 mmHg und einem p_aO_2 von 60 mmHg noch eher »zu gut« beatmet sein!) und frühzeitig der Einsatz von unterstützenden Beatmungsverfahren erwogen wird – zusammengefasst wird dies mit dem Zitat, dass die »Entwöhnung mit der Intubation beginnt«.

Voraussetzung für die eigentliche Entwöhnung ist einerseits eine beherrschte (zur Beatmung führende) Grundkrankheit, andererseits eine wenig aggressive Beatmungssituation – so sollte der F_iO_2 (bei einem $p_aO_2 \geq 60$ mmHg) nicht über 0,5, der PEEP nicht über 8 mmHg liegen.

Um die Bedingungen für den Entwöhnungsversuch zu optimieren, sollte der Patient sich in einer optimalen Körperposition befinden, die ihm den Einsatz der Atemmuskulatur erleichtert – der Entwöhnungsversuch in Kopftieflage wegen Volumenmangel bei einem adipösen Patienten muss scheitern! Die Sedierung sollte tief genug sein, um angstfrei die Entwöhnung zu tolerieren, muss aber einen ausreichenden Eigenatemantrieb zulassen. Oft ist dies durch schrittweise Reduktion der Sedierung möglich; scheitert die Entwöhnung so an einer fehlende Anxiolyse bei ausreichendem (oder angstbedingt überschiessendem) Atemantrieb, haben wir gute Erfahrungen mit dem Einsatz von Propofol, evtl. in Kombination mit einem Opioid, gemacht. Die optimale Sedierung muss im Einzelfall ermittelt werden, ein Patentrezept gibt es nicht.

Ist unter diesen Bedingungen die Entwöhnung nicht erfolgreich, kann (gerade bei chronisch lungenkranken Patienten, aber auch nach Langzeitbeatmungen) eine Optimierung von Totraumventilation und Atemwegswiderstand durch rechtzeitige Tracheotomie das Weaning ermöglichen.

Bei der eigentlichen Entwöhnung vom Respirator wird schrittweise die maschinelle Unterstützung zugunsten der patienteneigenen Atembemühungen reduziert: zunächst kann der Patient seinen Atemrhythmus vorgeben (druckunterstützte Beatmung), im Folgenden wird die mechanische Unterstützung (Druckunterstützung) in dem Maße reduziert, in dem die effektive Kraft der Atemmuskulatur zunimmt, bis schließlich der Patient vom Respirator diskonnektiert werden kann. Nach einer (kurzen) Phase der Spontanatmung mit einer Sauerstoffanreicherung der Umgebungsluft über eine »feuchte Nase« kann schließlich die Extubation erfolgen.

Nicht immer verläuft dieser Weg so geradlinig. Bei noch unzureichendem Eigenatemantrieb kann gelegentlich durch den Einsatz von SIMV ein überwiegend patientengesteuertes Atemmuster (bei gesichertem Mindestminutenvolumen) als erster Schritt der Entwöhnung erreicht werden. Häufiger wird es nötig sein, einzelne

Schritte in Richtung auf die Entwöhnung zurückzunehmen (Erhöhung der Druck-unterstützung) oder dem Patienten (gerade nächtliche) Erholungspausen mit Phasen der kontrollierten Beatmung einzuräumen. Mit der entsprechenden Flexibilität gelingt dann – oft nach langen Weaningphasen – die erfolreiche Entwöhnung vom Respirator, die mit starren Entwöhnungsprotokollen nicht möglich war.

1.11.13 Literatur

Agostini, E., Rahn, H.: Abdominal and thoracic pressures at different lung volumes. J Appl Physiol 1960; 15: 1087

American Association for respiratory Care (AARC): Consensus statement on the essentials of mechanical ventilators – 1992. Respir Care 1992; 37: 1000

Bidani, A., Tzouanakis, A.E., Cardenas, V.J., Zwischenberger, J.B.: Permissive hyperkapnia in acute respiratory failure. JAMA 1994; 272: 957

Brochard, L., Rauss, A. et al.: Comparison of three methods of gradual withdrawal from ventilatory support during weaning from mechanical ventilation. Am J Respir Crit Care Med 1994; 150: 896

Bucharidi, H., Kaczmarczyk, G.: Effects of mechanical ventilation on the kidney. Curr Opinion Crit Care 1998; 4: 341

Cook, D.: Ventilator associated pneumonia: perspectives on the burden of illness. Intensive Care Med 2000; 26: S31

Esteban, A., Frustos, F. et al.: A comparison of four methods of weaning patients from mechanical ventilation. N Eng J Med 1995; 332: 345

Kollef, M.H., Shapiro, S.D. et al.: A randomized, controlled trial of protocol-directed versus physician-directed weaning from mechanical ventilation. Crit Care Med 1997; 25: 567

Morehead, R.S., Pinto, S.J.: Ventilator-associated pneumonia. Arch Intern Med 2000; 160: 1926

Müller, E.: Beatmung. Thieme Verlag Stuttgart – New York, 2000

Nunn, J.F.: Applied respiratory physiology. 4th ed, Butterworth – Heinemann, Oxford, 1993

Peters, J.: Wirkungen und Nebenwirkungen der Beatmung auf Lungen-, Herz- und Kreisluaffunktion. In: Kilian, J., Benzer, H., Ahnefeld, F.W. (Hrsg.): Grundzüge der Beatmung. Klinische Anaesthesiologie und Intensivtherapie, Bd. 39. Springer, Berlin, 1991, S. 343

Peters, J.:Effekte der Beatmung auf Nieren- und Leberfunktion. In: Kilian, J., Benzer, H., Ahnefeld, F.W. (Hrsg.): Grundzüge der Beatmung. Klinische Anaesthesiologie und Intensivtherapie, Bd. 39. Springer, Berlin, 1991, S. 364

Schmidt, R.F., Thews, G. (Hrsg): Physiologie des Menschen. 26. Aufl., Springer, Berlin – Heidelberg – New York – Tokio, 1995

Schönhofer, B.: Entwöhnung vom Respirator (Weaning). Intensivmed 2000; 37 273

Sydow, M., Buchardi, H.: Inverse ratio ventilation and airway pressure release ventilation. Curr Opinion Anaesthesiol 1996; 9: 523

Tobin, J.: Mechanical Ventilation. N Engl J Med 1994; 330: 1056

Tobin, M.J. (ed.): Principles and practice of mechanical ventilation. McGraw-Hill, New York – St.Louis – San Francisco, 1994

1.12 Überstimulation bei atrialen Reentry-Tachykardien

1.12.1 Indikationen

- Vorhofflattern
- Andere atriale Tachykardien vom Reentry-Typ (AV-Knoten-Reentry, WPW-Syndrom), die aber meistens mit einer medikamentösen Therapie einfacher zu beseitigen sind (s. Rhythmusstörungen).

Wirkprinzip:

Schließung der erregbaren Lücke im Reentry-Kreis durch hochfrequente Reizfolge (300–800/Min.), damit der Sinusknoten wieder das Kommando übernehmen kann. Eine fokale atriale Tachykardie wird also nicht reagieren. Alternative ist eine Kardioversion (s. unter Rhythmusstörungen). Nachteil der Kardioversion ist die Invasivität mit Kurznarkose. Vorteil der Kardioversion ist, dass, falls sie überhaupt Erfolg hat, fast immer sofort Sinusrhythmus entsteht, während bei der Überstimulation häufig Vorhofflimmern ausgelöst wird, welches dann allerdings meistens nach einigen Stunden in einen Sinusrhythmus umspringt.

Material

Siehe Anlage passagerer Herzschrittmacher. Es muss ein Schrittmacher mit der Möglichkeit der hochfrequenten Überstimulation gewählt werden, z. B. Biotronic EDP 20®. Zusätzlich:

- Ein EKG-Gerät
- Zwei Krokodilklemmen

Statt einer geraden Elektrode **kann** eine J-förmige Elektrode verwendet werden. Manchmal liegt diese besser der Vorhofwand an.

1.12.2 Praktisches Vorgehen

Punktionsort möglichst ohne Gefahr der arteriellen Fehlpunktion oder des Pneumothorax:

1. V. basilica rechts besser als links (weiterer Weg)
2. V. jugularis externa, verläuft häufig für größere Zugänge zu geschlängelt
3. V. femoralis
4. V. jugularis interna

- Ableitung eines Standard-EKG
- Punktion in Lokalanästhesie
- Einbringen einer F5-Schleuse oder einer passenden Braunüle (ohne Ventil!)

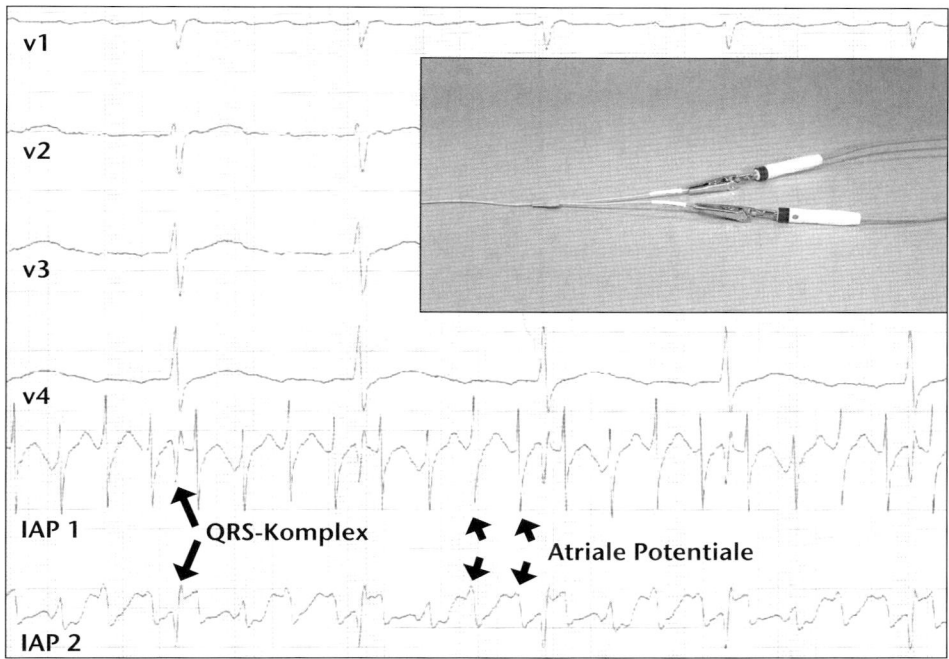

Abb. 21: Dokumentation der atrialen Potentiale über die passagere Elektrode mit Hilfe von zwei Krokodil-klemmen. Man erkennt die Vorhofpotentiale bei typischem Vorhofflattern mit einer Frequenz von 300/Min. in den Ableitungen V5 und V6 bei 4:1-Überleitung auf die Kammer. Zusätzlich sind die kleine-ren, über die Elektrode ebenfalls abgeleiteten QRS-Komplexe zu sehen. Die atrialen Potentiale werden über die zwei Pole einer passageren Schrittmacherelektrode dargestellt, die über Krokodilklemmen mit den Ab-leitungen V5 und V6 eines normalen EKG-Gerätes verbunden sind (s. Inlet).

- Einführen der Elektrode. Beim Zugang über den Arm Elektrode schnell vor-schieben, da bei langsamem Vorschieben Venenspasmen ausgelöst werden können. Die Elektrodenspitze sollte unter Durchleuchtung an die laterale Vor-hofwand angelegt werden.
- Dokumentation der intraatrialen Potentiale durch »Krokodilklemmentech-nik«: Dazu werden auf die Bananenstecker der EKG-Kabel z. B. der Ableitungen V_5 und V_6 zwei Krokodilklemmen gesteckt und mit diesen die beiden Pole der passageren Elektrode angeklemmt (s. Inlet in der Abb. 21). Bei ruhigem Halten kann man nun die atrialen Potentiale in den Ableitungen V_5 und V_6 sehen, bzw. dokumentieren (s. Abb. 21). Formal sind EKG-Geräte nicht für intrakardiale Ab-leitungen zugelassen.
- Stecker der Elektrode nun mit einem für die Überstimulation geeigneten SM konnektieren lassen (z. B. Biotronik EDP 20®)

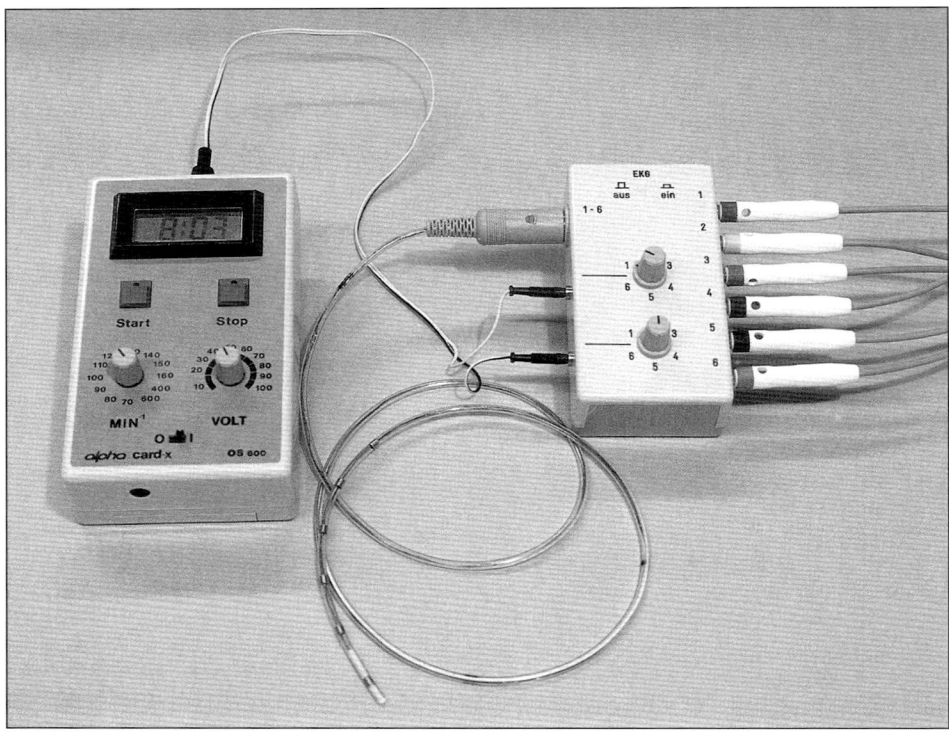

Abb. 22: Transösophageales Überstimulationsgerät alpha card x®. Rechts an die Schaltbox werden die Brustwandableitungen eines EKG-Gerätes angeschlossen (nicht gezeigt)

- Überstimulation mit für Stimulation hinreichender Spannung (z. B. 6–12 V) beginnen mit einer Frequenz knapp über der Flatterfrequenz, z. B. 350/Min. Überstimulation bis zu 30 s Dauer.
- Bei Erfolglosigkeit Frequenz stufenweise erhöhen bis 800/Min., Stimulationsspannung erhöhen oder/und Stimulationsort wechseln. Wenn das alles nichts nutzt, evtl. Wiederholung 30 Min. nach 300 mg Amiodaron (2 A Cordarex®) i.v.
- Bei definitiver Erfolglosigkeit Frequenzkontrolle mit Betablockern, Digitalis oder Kalziumantagonisten, ggf. Kardioversion (s. auch Rhythmusstörungen).
- Wenn Überstimulation gelungen (Vorhofflimmern oder Sinusrhythmus), Schleuse für 2 Stunden liegen lassen, bei Vorhofflimmern 5.000 I.E. Heparin, bei Persistenz Vollantikoagulation.

Komplikationen (selten)

- Auslösung ventrikulärer Rhythmusstörungen oder eines AV-Blocks bei der Plazierung.

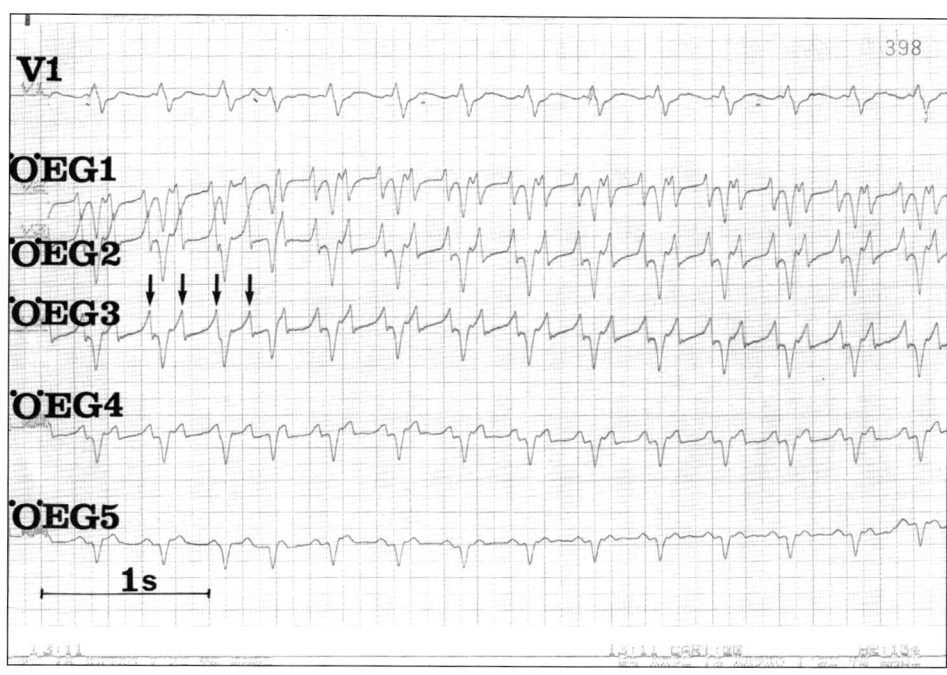

Abb. 23: Transösophageales EKG (ÖEG), abgeleitet über 5 der 6 Pole der transösophagealen Elektrode. Zur besseren Orientierung an den QRS-Komplexen ist die normale V1-Ableitung belassen worden. Die höchsten Ableitungen finden sich zwischen den Polen 1 und 2 (ÖEG 1 und ÖEG 2), so dass man zwischen diesen Polen stimulieren wird (Einstellung an den Drehknöpfen der Abb. 22)

- Auslösung von Kammerflimmern bei Dislokation der Elektrode in den Ventrikel während der Überstimulation (Defibrillator daneben stellen). Vor jeder Überstimulationsphase deshalb mit der Durchleuchtung die korrekte Lage im Vorhof kontrollieren.
- Auslösung von Muskel- und Zwerchfellzucken – Patienten darauf vorbereiten!

Eine atriale Überstimulation kann auch, noch weniger invasiv, aber für den Patienten unangenehmer, mit einem speziellen Gerät transösophageal erfolgen (alpha card-x der gleichnamigen GmbH, Kochel a. See; s. Abb. 22). In diesem Falle wird der Ausgang des Stimulationsgerätes, an dem Frequenz und Spannung wählbar sind, mit einer Schaltbox verbunden. An diese Schaltbox wird die 6-polige transösophageale Elektrode konnektiert. Zu Diagnostikzwecken kann die Schaltbox mit 6 Ableitungen eines Standard EKG-Gerätes (Bananenstecker-Eingänge) verbunden werden. Nach Plazierung der Elektrode im Ösophagus sieht man im EKG die atrialen Potentiale und stellt die Drehschalter auf der Box so ein, dass man zwischen den beiden Polen, die im EKG den höchsten Ausschlag zeigen und somit dem Vorhof am nächsten liegen, stimuliert (s. Abb. 23).

Wir verwenden die transösophageale Stimulation wegen der für den Patienten unangenehmen und u. U. schmerzhaften Zuckungen neben dem Diskomfort des Elektrodenschluckens nur beim voll sedierten, beatmeten Patienten.

1.13 Passagere Herzschrittmacher

1.13.1 Indikationen

- Nachgewiesene bradykarde Herzrhythmusstörung vor permanenter Schrittmacherimplantation
  - jede Bradykardie mit Synkopen (unserer Meinung nach juristisch indiziert), besonders dann, wenn Patient auf eine Allgemeinstation ohne Monitorüberwachung verlegt werden soll
  - AV-Block III, II, Typ Mobitz und n:1 Block. Ausnahmen:
    - Kongenitaler AV-Block
    - AV-Block bei HWI (s. dort)
    - Isolierter nächtlicher AV-Block
    - AV-Block mit schmalem Kammerkomplex ohne Symptome
  - Bifaszikulärer Block ± AV-Block I nur bei Synkopen
  - Vor (permanentem) Schrittmacherwechsel bei Asystolie (mit Chestwall-Stimulation prüfen, s. Abb. 24)
- Postoperative Phase nach Herz-OP (epikardialer DDD-SM)
- Präventiv vor OP (auf Wunsch der Anästhesie) bei Überleitungsstörungen oder bifaszikulärem Block nur bei Synkopen (Ausnahme vielleicht: OP in Gebiet mit starker Vagusreizung wie Auge, Hals, evtl. auch bei OPs in Bauchlagerung)
- Symptomatische temporäre Bradykardie unter bradykardisierender Therapie (z.B. Digitalisüberdosierung) bis zum Abklingen der Medikamentenwirkung
- Selten: Torsade-de-Pointes-Tachykardien unter Bradykardie
- Generelle Ausnahme: Momentan beschwerdefreie Patienten unter Monitorüberwachung, sofern Symptome nur selten und nicht gravierend auftreten

Die Anlage eines passageren Herzschrittmachers erfolgt idealerweise (semi-)elektiv unter Durchleuchtung. Man beachte, dass der temporäre SM auf der kontralateralen Seite des evtl. zukünftig zu implantierenden permanenten angelegt werden sollte (meistens von links bei permanentem SM von rechts), um dem Chirurgen ein sauberes OP-Feld zu überlassen. Ideal ist die **V. subclavia**, da die Dislokationsgefahr hier nicht so hoch ist wie bei Anlage von der **V. jugularis interna** und **externa** und vom Arm. Im Notfall ist beim Fehlen einer Durchleuchtungsmöglichkeit die V. femoralis ein guter Zugang, beim Infarkt mit Lyse die V. jugularis externa, die V. basilica oder auch die V. femoralis. Bei Wahl der V. jugularis interna/externa kann auch die permanente OP-Seite genommen werden, da die Punktionsstelle vom OP-Feld entfernt liegt. Die V. jugularis interna/externa links empfiehlt sich weniger, da die Positionierung der Elektrode hier wegen der zusätzlichen Kurve schwieriger ist und die Dislokationsgefahr wahrscheinlich höher ist.

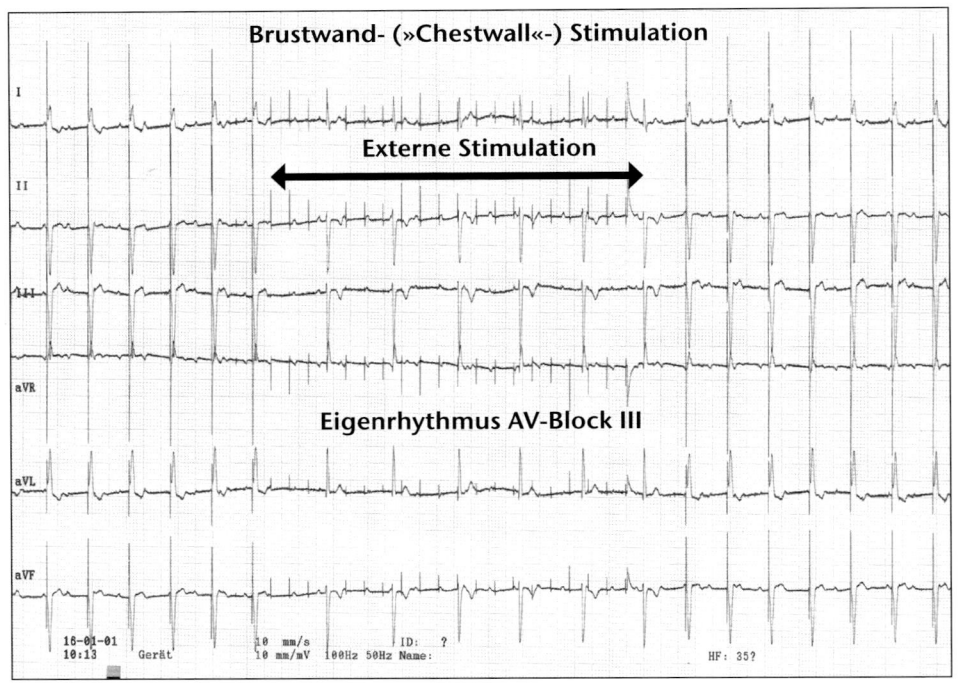

Abb. 24: Brustwand- (»Chestwall«-) Stimulation vor Wechsel eines permanenten Schrittmachers. Durch zwei aufgeklebte oder mit Saugnäpfen aufgebrachte und mit einem Reizgerät (externen Schrittmacher oder spezielles Gerät) verbundene Elektroden wird mit höherer Frequenz als der des implantierten Schrittmachers stimuliert. Dadurch wird der implantierte Schrittmacher inhibiert und der zugrunde liegende Eigenrhythmus demaskiert. Die Elektroden sollten in Richtung der implantierten Schrittmacherelektrode angebracht sein, also Richtung Schrittmacher-Herzspitze. Das Verfahren eignet sich auch zur Ableitung des Eigen-EKGs z. B. bei Infarktverdacht.

Material

- Röntgenschutz
- Hautdesinfektionsmittel
- Externer Herzschrittmacher
- Sterile Handschuhe
- Steriler Kittel
- Großes steriles (Loch-) Tuch oder Einmal-Angiographietuch, Kompressen
- Passagere Herzschrittmacherelektrode
- Ggf. Einführungsbesteck (falls Einführungs-Braunüle nicht benutzt wird)
- Kanüle 20 G (7 cm) f. Lokalanästhesie
- Punktionskanüle 18 G für Schleuse
- Sterile Kochsalzlösung
- Etwa 20 ml Lokalanästhetikum

Verbandsmaterial:

- schmales Leukoplast
- Cutiplast
- Fixomull
- unsterile Kompressen
- sterile Kompressen
- Netzschlauchverband
- Leukosilk

1.13.2 Praktisches Vorgehen

Punktionsort:

1. V. subclavia links (bei permanenter Implantation von rechts, sonst Vena subclavia rechts)
2. V. jugularis externa/interna rechts
3. V. jugularis externa/interna links
4. V. basilica (bei Infarkt mit Lyse) am besten links
5. V. femoralis rechts od. links (im Notfall ohne DL)

- Alle Handlungen streng steril!
- Bei elektiver Anlage: Auf intakte Gerinnung und Thrombozyten achten!
- Hautdesinfektion
- Steriles Abdecken
- Lokalanästhesie und evtl. Probepunktion
- Punktion mit 18 G-Kanüle oder mit Einführungs-Braunüle
- Einführung der Schleuse in **Seldinger-Technik**
- Spülen der Schleuse mit Kochsalzlösung
- Einführen der Elektrode. Empfehlung: zunächst F5-Elektrode ohne Mandrin benutzen (z. B. Cordis), wenn damit Plazierung nicht möglich Mandrin-Elektrode (Osypka) verwenden
- Ideale Elektrodenlage: Spitze des rechten Ventrikel mit der Elektrodenspitze leicht nach unten gerichtet
- Elektrodenstecker an Schrittmacher konnektieren lassen
- Prüfen der Reizschwelle (Sollwert $\leq$ 1–2 V) von oben, SM-Frequenz deutlich über Eigenfrequenz (i. a. 100/Min.)
- Bei guter Reizschwelle Stabilitätsprüfung: Patienten tief einatmen und husten lassen
- Prüfen der Wahrnehmungsschwelle (Sensing), falls Eigenrhythmus vorhanden (Sollwert $\geq$ 3 mV): Niedrige Stimulationsfrequenz (z. B. 30/Min.), so dass Eigenrhythmus vorhanden ist, Einstellen einer hohen Empfindlichkeit (z. B. 1 mV), so dass der SM sensed, d. h. keine stimulierten Impulse in den Eigenrhythmus

einfallen. Nun langsam unempfindlicher stellen, bis der SM nicht mehr sensed, d. h. in den Grundrhythmus SM-Impulse einfallen (Sense-Schwelle). Einstellung auf halbe Sense-Schwelle. Komfortable SM geben ein Signal (z. B. Leuchtdiode) bei wahrgenommenen Aktionen (z. B. **Biotronic** EDP 20®), dann unempfindlicher werden, bis Signal nicht mehr leuchtet

- Bei guten Werten Abfahren der Elektrode unter Durchleuchtung, sollte nicht zu gespannt liegen wegen Perforationsgefahr
- Ziehen der Schleuse, vorsichtig unter Durchleuchtung der Elektrodenspitze, danach Reizschwelle erneut testen
- Fixation der Elektrode kurz hinter Punktionsstelle mit 3 Zügelpflastern
- Abdeckung der Punktionsstelle mit Pflaster
- Überschüssige Elektrodenwindungen unter Tupfern mit Pflaster gut überkleben
- Befestigung des SMs mit Schlauchverband am Arm des Patienten
- SM im Allgemeinen auf Sicherungsfrequenz 40–45 einstellen bei 3–4-facher Schwelle, möglichst nicht Sinusrhythmus überfahren
- Sensing auf halben Schwellenwert einstellen (bei 5 mV 2,5 mV)
- Protokollieren mit Werten und evtl. Komplikationen
- Bei Subclavia-Punktion: Rö-Thorax in Expiration frühestens 2 Stunden danach zum Ausschluss Pneumothorax

Unter Notfallbedingungen ohne Durchleuchtung

- wenn möglich: rechte oder linke Leiste rasieren, desinfizieren und steril abdecken
- Vena femoralis punktieren und Braunüle oder Schleuse einführen
- Elektrode an laufenden Schrittmacher (10 V, Sensing 20 mV) konnektieren lassen und »blind« vorführen bis regelrechtes Pacing am Monitor abzulesen ist (funktioniert fast immer!). Falls es auf Anhieb nicht gelingt, Elektrode heraus und hereinschieben und drehen. Irgendwann klappts immer!
- Es empfiehlt sich, für »Katastrophenkonsile« einen Notfall-Koffer mit allen notwendigen Utensilien gepackt zu haben!

1.13.3 Komplikationen

- Tachykarde Herzrhythmusstörungen beim Einführen (Defi daneben stellen!)
- AV-Block beim Überqueren der Trikuspidalklappe (Orciprenalin!)
- Perikardtamponade (s. Perikardpunktion). Wenn Patient über Schmerzen oder Luftnot nach Anlage des SMs klagt Auskultation (Perikardreiben?) und Echo
- Pneumothorax v. a. bei Punktion der V. subclavia
- Arterielle Fehlpunktion bei Versuch, die V. jugularis interna oder V. subclavia zu punktieren (i. a. keine Konsequenzen, einfach herausziehen, Blutung steht schnell, wenn nur die Kanüle und nicht die Schleuse intraarteriell lag. Bei

Patienten unter Antikoagulation oder bei Gerinnungsstörung: Nadel im Gefäß lassen, Nadel abdichten und flach legen und Gerinnung ausgleichen vor Ziehen (Protamin, PPSB, Thrombozyten)
- Dislokation (relative Bettruhe wahren lassen)
- Infektion (möglichst kurze Liegezeiten des passageren SMs)
- Bei Anlage von V. femoralis Thrombosegefahr. Deshalb nach notfallmäßiger Anlage von V. femoralis baldiger Wechsel auf V. subclavia

Für den absoluten Notfall existieren externe, über Flächenelektroden stimulierende SM (z. B. Osypka 500D oder als Zubehör zu Defibrillatoren). Eine sichere Stimulation gelingt fast immer, sie ist jedoch für den Patienten wegen der Zuckungen unangenehm und das EKG ist wegen großer Artefakte schwer beurteilbar. Wir haben unser Gerät äußerst selten eingesetzt.

Was tun bei Perikardtamponade durch passagere Schrittmacherelektrode?

- Elektrode vorerst belassen!!
- Eventuelle Antikoagulation antagonisieren (Protamin bei Heparin, PPSB bei Vitamin-K-Antagonisten, Throbozytenkonzentrate bei GP IIb/IIIa-Hemmern)
- Perikardpunktion und Einlage einer Drainage, abpunktieren
- Danach Elektrode ziehen, ggf. nach Anlage einer neuen bei Schrittmacherabhängigkeit

1.13.4 Literatur

Lemke, B. et al. für die Kommission für klinische Kardiologie: Richtlinien zur Herzschrittmachertherapie. Indikation, Systemwahl, Nachsorge. Z Kardio 1996; l85: 611

Heinroth, K.M., Werdan, K.: Passagere Schrittmachertherapie. Internist 2000; 41: 1019

1.14 Medikamente

1.14.1 Häufig eingesetzte Medikamente

Übersicht über häufig in der internistischen Intensivmedizin angewandte Medikamente, weitere siehe in den entsprechenden Kapiteln.

1.14.1.1 Acetylcystein = Fluimucil®

Mucolyticum, zur Mucolyse wird wegen des schnelleren Wirkungseintritts und der möglicherweise positiven Effekte auf die Surfactant-Produktion Ambroxol bevorzugt. Einsatz bei uns als Antidot bei der Paracetamol-Intoxikation.

Dosierung als Antidot: 150 mg/kgKG in 15 min, anschließend 50 mg/kgKG über 4 Stunden und 100 mg/kgKG in den folgenden 16 Stunden.

Nebenwirkungen: Vor allem allergische Reaktionen, Bronchospasmus insbesondere bei lokaler Applikation während Bronchoskopie.

Erhältlich als Ampulle mit 3 ml = 300 mg und als Antidot-Ampulle mit 25 ml = 5 g.

1.14.1.2 Acetylsalicylsäure = Aspirin®, Aspisol®

Analgetikum, Thrombozytenaggregationshemmer.

Zur Analgesie Tbl. à 500 mg bis zu 8 x/Tag.

Thrombozytenaggregationshemmung bei instabiler Angina pectoris, Myokardinfarkt: bei Aufnahme 500 mg i.v. (Aspisol®), ab dem Folgetag 100 mg p.o.

Absolute Arrhythmie bei Vorhofflimmern, andere Antikoagulantien kontraindiziert: 300 mg p.o./die

Nebenwirkungen: Vermehrte Blutungsneigung, allergische Reaktionen. Im letzten Trimenon der Schwangerschaft kontraindiziert (Ductus-botalli-Verschluss).

1.14.1.3 Adrenalin = Suprarenin®

α- und β-Sympathomimetikum, Katecholamin 1. Wahl in der Reanimation. Sofortiger Wirkungseintritt, Wirkdauer wenige Minuten.

Dosierung unter Reanimation: 1 mg auf 10 ml aufgezogen alle 3–5 Minuten.

Perfusor (hypodyname Phase des septischen Schocks) 50 mg auf 50 ml – Laufgeschwindigkeit entspricht dann Dosierung – 1 ml/h = 16 µg/Min. (bei 70 kgKG = 0,24 µg/min/kgKG). Dosierung nach Klinik ab 0,1 ml/h.

1.14.1.4 Ambroxol = Mucosolvan®

Mucolyticum mit dem Nebeneffekt (geringer) Steigerung der Surfactant-Produktion. Zur Mucolyse 3 x täglich 2 Amp. à 15 mg (2 ml). Empirische Therapie bei

ARDS (durch keine Studien belegt, nur theoretisch interessanter Ansatz) 3 x täglich 1 Flasche Infusionslösung à 1.000 mg, Infusionsdauer jeweils 4 Stunden.

Nebenwirkungen: Allergische Reaktionen, im 1. Trimenon kontraindiziert.

1.14.1.5 Amiodaron = Cordarex®

Klasse-III-Antiarrhythmikum, geringste negativ-inotrope Wirkung aller Antiarrhythmica.

Nach Bolusgabe i.v. Wirkdauer um 10 Minuten, nach Aufsättigung mehrere **Monate**. Hoher Jodgehalt – Hypo- und Hyperthyreose möglich = vor Therapiebeginn SD-Werte bestimmen und unter Therapie kontrollieren.

Zahlreiche Nebenwirkungen bei Langzeittherapie, davon > 10 % der Patienten: Lungenfibrose, blaue Verfärbung der Haut und Photosensibilisierung, Korneaablagerungen und Opticusneuritis (regelmäßige Kontrollen durch Augenarzt), Leberfunktionsstörungen.

Dosierung: zur akuten Rhythmuskontrolle 300 mg (= 2 Amp. à 150 mg) langsam i.v. (RR-Abfall, Bradykardie).

Schnelle Aufsättigung (nur unter Monitorkontrolle – Bradykardie, selten proarrhythmogener Effekt mit ventrikulären Tachykardien – täglich EKG: QT-Dauer?): 1500 mg (= 10 Amp.) Dauerinfusion über 24 Stunden. Aufsättigungsdosis bei rezidivierenden supraventrikulären Rhythmusstörungen 6.000 mg (4 Tage), bei ventrikulären Rhythmusstörungen 12.000 mg (8 Tage). Orale Aufsättigung: täglich 3 x 2 Tbl. à 200 mg. Erhaltungsdosis: 200 mg = 1 Tbl. tgl. bei supraventrikulären Rhythmusstörungen, 400 mg = 2 Tbl. täglich bei ventrikulären Rhythmusstörungen. Bei kontinuierlicher i.v.-Gabe Venenreizung möglich – wenn möglich Gabe über ZVK.

1.14.1.6 Atracurium = Tracrium®

Nichtdepolarisierendes Muskelrelaxans, kompetetiver Antagonist am Acetylcholinrezeptor. Wirkungseintritt nach ca. 90 Sekunden, Wirkdauer um 20 Minuten. Langsame Injektion bei höheren Dosen wegen Histaminliberation. Dosis zur Präcurarisierung: 0,07 mg/kgKG entsprechend 5 mg bei 70 kgKG. Dosis zur Relaxation: 0,5 mg kgKG.

1.14.1.7 Atropin = Atropinsulfat Braun®

Kompetitiver muscarinerger Acetylcholinantagonist. Dosis zur symptomatischen Behandlung von Bradykardien 0,25–0,5–1,0 mg. Als Antidot bei Alkylphosphatvergiftung: Dosierung nach Klinik (bronchiale Hypersekretion) initial 2 mg bis zu 100 mg/die.

1.14.1.8 Clomethiazol = Distraneurin®

Neben Benzodiazepinen und hochpotenten Neuroleptika weiteres etabliertes Therapiekonzept zur <u>oralen</u> Behandlung des Alkoholentzugssyndroms. Parenterale Gabe wegen Hauptnebenwirkung = massive Zunahme der bronchialen Sekretion bei uns derzeit nicht üblich. Orale Dosierung nach Effekt, maximal 6 x 4 Kapseln.

1.14.1.9 Clonidin = Catapresan®, Paracefan®

Beide enthalten pro Ampulle jeweils 0,15 mg – einziger Unterschied ist, dass nur Paracefan die offizielle Zulassung für die Indikation »Behandlung des Entzugdelirs« hat. Dosierung zur Blutdrucksenkung: 0,45 – 0,9 mg/24 Std. (ggf. Kombination mit Nepresol). Dosierung in der Behandlung des (Alkohol-) Entzugdelirs: Initiale Bolusgabe von 4 Ampullen (bei uns nicht praktiziert), dann Dauerinfusion nach Effekt und Herzfrequenz/Blutdruck bis zu 300 µg/h = 2 Ampullen/h.

1.14.1.10 Diazepam = Valium®

Nach i.v.-Gabe sofort wirksames Benzodiazepin mit stark dosisabhängiger Wirkdauer von einigen Minuten bis zu mehreren Tagen (wirksame Metaboliten). Das herkömmliche Medikament ist stark venenreizend, durch micelläre Präparation (Valium MM Roche®) vermeidbar. Dosis individuell 2,5 mg bis zu 40 mg und mehr. Paradoxe Reaktionen vor allem bei älteren Patienten.

1.14.1.11 Digitoxin = Digimerck®

Digitalisglycosid der Wahl bei Niereninsuffizienz, sonst sollte wegen der besseren Steuerbarkeit Digoxin bevorzugt werden. Effekt nach i.v.-Gabe frühestens nach einer halben Stunde zu erwarten, maximaler Effekt nach 8 Stunden. Schnelle Aufsättigung mit insgesamt 1 mg in 3 bis 4 Einzeldosen in 24 Stunden, sonst 5 Tage 0,2 mg (p.o. oder i.v.). Erhaltungsdosis 0,07–0,1 mg, therapeutischer Spiegel 8–30 ng/ml. Elimination kann durch Unterbrechung des enterohepatischen Kreislaufs, z.B. durch die Gabe von Cholestyramin, 4 x 8 g, beschleunigt werden.

1.14.1.12 Digoxin = Lanitop®, Novodigal®

Wirkungseintritt nach i.v.-Gabe schneller als bei Digitoxin, klingt schneller ab (renale Elimination) – Digitalisglycosid der Wahl in der Intensivmedizin, außer bei Niereninsuffizienz (s.o.). Schnelle Aufsättigung: 2 mg in 3–4 Einzeldosen in 24 Stunden; Erhaltungsdosis 0,2 mg/die. Therapeutischer Spiegel 1–2 ng/ml. Unter <u>Digitoxin</u>therapie lässt sich ein <u>Digoxin</u>spiegel nachweisen, nicht jedoch umgekehrt. Renale Elimination durch Verapamil reduziert – ggf. Dosisanpassung.

1.14.1.13 Dobutamin = Dobutrex®

Vorwiegender β_1-Agonist, Einsatz zur Steigerung der Inotropie. Dosis 250 mg – 500 mg – 1.000 mg (– 2.000 mg)/24 Std.

1.14.1.14 Etomidat = Hypnomidate®

Kurzwirksames (3–10 Minuten) Hypnotikum mit sofortigem Wirkungseintritt, keinerlei analgetischer Effekt. Injektionsschmerz durch Venenreizung (Lösungsvermittler Propylenglycol) – nicht bei Etomidat-Lipuro®. Dosierung für kurze Interventionen, z. B. Kardioversion: 10–20 mg = ½–1 Ampulle. Eine Nebenwirkung, die die Dauertherapie mit Etomidat, z. B. zur Langzeitsedierung ausschließt, macht man sich gelegentlich auch therapeutisch zu Nutzen: Hemmung der Kortisolproduktion (NNR-Insuffizienz bei Langzeitsedierung). Dosierung: 0,1–0,2 mg/kgKg/Stunde unter Kontrolle der Kortisolproduktion.

1.14.1.15 Furosemid = Lasix®

Dosierung: Patienten mit **normaler** Nierenfunktion: 20–40 mg Einzelbolus nach gewünschtem Bilanzziel. Patienten mit **Leberzirrhose:** Tagesdosen von 80–120 mg sollten keinesfalls überschritten werden. Patienten mit **eingeschränkter** Nierenfunktion: Initial **Bolusgaben** von 80/125/250 mg, dabei soll wegen der Ototoxizität hoher Plasmaspiegel die Gabe über 30–60Min. in einer Perfusorspritze erfolgen; bei fortgesetztem Lasixbedarf wird derzeit – entgegen der früheren Vorgehensweise (4 x 250 mg Bolusgaben) – die **kontinuierliche** Gabe über Perfusor bevorzugt (125/250/500 mg pro 24 h). Begründung: gleichmäßige Natriurese und Vermeidung von Reboundeffekten im Intervall. Metolazon = Zaroxolyn® bewirkt eine zusätzliche Tubulusblockade und kann versuchsweise ergänzend in einer Einmaldosis von 10 mg (= 2 Tbl.) gegeben werden. Bei längerer Einlaufzeit über 24 h soll Lasix in **lichtgeschützten** Spritzen/Schläuchen gegeben werden (nach Angaben des Herstellers). Patienten mit **anhaltender Anurie**: Bei Anurie trotz hochdosierter Lasixgabe über 12 h werden während der Hämodialysebehandlung **alle Diuretika abgesetzt**.

1.14.1.16 Haloperidol = Haldol-Janssen®

Hochpotentes Neuroleptikum, stark antipsychotisch, weniger stark sedierend. Typische antidopaminerge Nebenwirkungen. Dosierung: 2,5–15 mg nach Klinik i.v. (Ampullen à 1 ml = 5 mg), maximal 1 mg/kgKg. Bei starker Agitiertheit Kombination mit niederpotentem, stärker sedierendem Neuroleptikum, z. B. Promethazin = Atosil® 25–50 mg (½ bzw. 1 Amp. à 50 mg = 2 ml).

1.14.1.17 Isosorbiddinitrat = Isoket®

Perfusor 50 mg auf 50 ml – 1 ml = 1 mg. Dosierung: 2–10 mg/h. Toleranzentwicklung!

1.14.1.18 Metoprolol = Beloc®

β-Blocker mit überwiegender $β_1$-Aktivität ohne ISA (intrinsische sympathomimetische Aktivität) – siehe Kapitel β-Blockertherapie bei KHK.

1.14.1.19 Midazolam = Dormicum®

Benzodiazepin mit Wirkungseintritt nach 3 Min. und kurzer Wirkdauer (45 Min.). Bewirkt anterograde Amnesie, damit ideal für unangenehme diagnostische und therapeutische Interventionen. Dosierung individuell unterschiedlich, ausreichende Sedierung mit 1–15 mg (niedrigerer Bedarf bei älteren Patienten, höherer Bedarf bei Niereninsuffizienz). Ampullen zu 1 ml = 5 mg und 3 ml = 15 mg, am besten verdünnt so aufziehen, dass 1 ml 1 mg entspricht.

1.14.1.20 Nitroprussid-Natrium = Nipruss®

Starkes Antihypertensivum durch arterioläre und venoläre Vasodilatation – **immer blutige RR-Messung!** Sofortiger Wirkungseintritt, Wirkungsende bei Infusionsende – exzellent steuerbar. Dosierung (siehe auch weiter unten): 1 Amp = 60 mg mit Glukose 5 % auffüllen auf 50 ml – 1 ml entspricht dann bei 60 kg ca. 0,3 µg/kg/Min. Stets mit Na-Thiosulfat 1:10 kombinieren: 600 mg Na-Thiosulfat auf 50 ml Perfusor mit der selben Förderrate wie beim Nipruss-Perfusor laufen lassen. Standarddosierung: 1–26 ml/h, entspricht ungefähr 0,3–8,0 µg/kgKG/Min.

1.14.1.21 Noradrenalin = Arterenol®

Vorwiegend α-sympathomimetisches Katecholamin (in hohen Dosen auch β-sympathomi-metischer Effekt) – Vasokonstriktion – Erhöhung des systemischen, aber auch des pulmonalarteriellen Gefäßwiderstandes. Sofortiger Wirkungseintritt, Wirkdauer sehr kurz (~ 1 Minute). Zur Anhebung des systemischen Blutdrucks vor allem bei Krankheitszuständen mit reduziertem peripheren Gefäßwiderstand (klassisch: septischer Schock). Bei höheren Dosen blutige RR-Messung obligat. Dosierung: 50 mg auf 50 ml – 1 ml = 1 mg. Perfusorlaufgeschwindigkeit nach klinischen Erfordernissen ab 0,1 ml/h entspricht 1,67 µg/Min. (bei 70 kgKG entsprechend 0,02 µg/Min./kgKG).

1.14.1.22 Propofol = Disoprivan®

Kurzwirksames (2–10 Min.) Hypnotikum mit sofortigem Wirkungseintritt, kein relevanter analgetischer Effekt. Auch hier gelegentlich Injektionsschmerz. Vorteile: Keine Histaminliberation, von Patienten als angenehm empfundene Narkose. Dosierung: Kurznarkose 100–175 (–200) mg i.v. (Disoprivan 1%® 20 ml Ampulle mit 200 mg – ½–1 Ampulle). Einsatz als Dauerinfusion bei uns derzeit nur bei erschwerter Aufwachphase mit schwieriger Entwöhnung vom Respirator, Dosierung: 100–200 (–800 mg)/Stunde – Disoprivan 2% 50 ml im Perfusor – 1 ml entspricht 20 mg.

1.14.1.23 Succinylcholin = Lystenon®, Pantolax®

Depolarisierendes Muskelrelaxans: nach initialer Depolarisation mit Faszikulationen (ca. 30 Sekunden) Eintritt der Relaxation, Wirkdauer 3–5 Minuten. Kontraindiziert bei neuromuskulären Erkrankungen, längerer Immobilisation, insbesondere bei schwer kranken oder septischen Intensivpatienten, Cholinesterasemangel (abbauendes Enzym) angeboren oder erworben (Lebersynthesestörung), falls gemessene CHE < 10% des Normwertes, Hyperkaliämie, Verdacht auf maligne Hyperthermie.

1.14.1.24 Urapidil = Ebrantil®

α_1-sympatholytisches Antihypertensivum, Mittel der Wahl bei Gestose und hypertensiver Enzephalopathie. Dosierung: i.v.-Bolusgabe fraktioniert 12,5 mg (Ampullen mit 5 ml = 25 mg und 10 ml = 50 mg) – Wirkung tritt verzögert nach 5–10 Minuten, dann aber insbesondere bei antihypertensiver Begleitmedikation oft drastisch ein – abwarten! Perfusor: 5 Ampullen à 10 ml = 250 mg/50 ml – 1 ml = 5 mg, Laufgeschwindigkeit 1–6 ml/h entsprechend 5–30 mg/h.

1.14.1.25 Verapamil = Isoptin®

Kalziumantagonist mit negativ chronotroper, dromotroper und inotroper Wirkung. Sofortiger Wirkungseintritt bei i.v.-Gabe, Wirkdauer 1 Stunde. Dosierung: i.v.-Bolus 5–10 mg (= 1–2 Ampullen à 5 mg = 2 ml), Perfusor: 1 Ampulle à 20 ml = 50 mg auf 50 ml aufziehen – 1 ml = 1 mg, Laufgeschwindigkeit 2–10 ml/h = 2–10 mg/h, maximal 100 mg/24 Stunden.

1.14.2 Betablockertherapie bei instabiler Angina pectoris und bei akutem Infarkt

1.14.2.1 Indikationen für eine i.v. Therapie mit Betarezeptorenblockern

- Instabile Angina pectoris (AP), akuter Myokardinfarkt innerhalb der ersten 12 Stunden nach Symptombeginn, auch wenn keine Angina pectoris mehr besteht (typische ST-Hebungen $\geq$ 0,1 mV in den Extremitäten- und $\geq$ 0,2 mV in den Brustwandableitungen in wenigstens 2 Ableitungen und/oder signifikante CK/CKMB-Erhöhung; Beachte: In den Ableitungen V_1 und V_2 können leichtgradige Hebungen physiologisch sein).
- Bei fortbestehende AP, Reflextachykardie, Tachyarrhythmia absoluta auch außerhalb der 12-Stundengrenze. Ansonsten lediglich orale Betablockertherapie.

Voraussetzungen für i. v. Betablockertherapie beim akuten Myokardinfarkt oder bei instabiler AP

- Herzfrequenz $\geq$ 60/Min.
- Systolischer Blutdruck $\geq$ 90–100 mmHg
- Keine oder nur geringe Linksherzinsuffizienzzeichen (feuchte Rasselgeräusche in den basalen Lungenabschitten von weniger als 10 cm am sitzenden Patienten)
- Kein AV-Block II und III, PQ-Zeit < 250 ms

1.14.2.2 Kontraindikationen für eine Betablockertherapie (i.v. und oral)

- Hypotension RR < 90 mmHg
- Bradykardie < 45/Min.
- Linksherzinsuffizienz (feuchte RGs $\geq$ 10 cm basal)
- AV-Block II, III, PQ-Zeit $\geq$ 250 ms
- Bekanntes Asthma oder chronisch obstruktive Lungenerkrankung (nicht leichte »Raucherbronchitis«)

1.14.2.3 Dosierung (i.v. und oral) am Beispiel von Metoprolol

- i.v.: 15 mg Metoprolol (z. B. 3 Amp. Beloc®) langsam und fraktioniert über 15 Min. injizieren, d.h. 5 mg in etwa 2–3 Min. applizieren, dann RR und Frequenz messen. Nach 5 Min. erneute Injektion von 5 mg. Kann bei erster Untersuchung erfolgen.
- p.o.: Wenn die volle intravenöse Dosis vertragen wird, nach 15 Min. orale Therapie mit 2 x 50 mg oder 1 Tbl. Beloc-Zok mite® (47,5 mg retardiertes Metoprolol, bei Hypertension auch sofort Beloc-Zok® à 95 mg) täglich beginnen, nach 1 Tag auf 1–2 x tgl. 1 Tbl. Beloc-Zok® umsetzen.

Bei Patienten, die keine absoluten Kontraindikationen (s. o.) haben, aber vor oder während der Injektion einen Blutdruck zwischen 90 und 100 mmHG oder eine Bradykardie zwischen 45 und 60/Min. haben, bzw. entwickeln, wird die Injektion abgebrochen, bzw. darauf verzichtet und es wird direkt mit einer reduzierten oralen Dosis begonnen (4 x 25 mg Metoprolol p.o. od. ½–1 Beloc-Zok mite für Tag 1, danach 2 x 50 mg Metoprolol oder Beloc-Zok mite® oder Beloc-Zok®).

Besteht bei dem Patienten eine Vormedikation mit Betablockern, erfolgt trotzdem eine i.v.-Gabe, wenn Frequenz und RR dies erlauben. Ist das vorverordnete Präparat sinnvoll (Betablocker ohne ISA), kann es in **ausreichender Dosierung** weitergegeben werden, falls es in der Klinikapotheke geführt wird.

Literatur

Siehe unter Kapitel instabile Angina pectoris und akuter Herzinfarkt

1.14.3 Analgosedierung

Pharmaka:	Vorteile:	Nachteile:
Benzodiazepine: (Dormicum®, Rohypnol®, Valium®)	Sedierung Anxiolyse Amnesie Atemdepression Muskelrelaxation antikonvulsive Wirkung	Gewöhnung keine Analgesie Darmatonie
Opiate: (Fentanyl®, Sufenta®, Ultiva®)	Sedierung Analgesie Atemdepression antitussive Wirkung	Suchtpotential Übelkeit Muskelrigor (Thoraxsteifigkeit) Darmatonie
Neuroleptika: (DHBP)	Sedierung Distanzierung vom Schmerz antiemetische Wirkung antipsychotische Wirkung	extrapyramidale Störungen »locked in«-Syndrom Darmatonie
Barbiturate: (Nembutal®, Brevimytal®)	Sedierung Atemdepression zerebraler Stoffw. vermindert	Kreislaufdepression keine Analgesie Darmatonie
Ketamine: (Ketanest®)	Analgesie keine Hirndrucksteigerung Bronchusdilatation keine Kreislaufdepression	Halluzinationen Sedierung gering Muskelrelaxation gering

1.14.3.1 Perfusor mit DHBP und Fentanyl

40 ml (2 mg) Fentanyl + 10 ml (25 mg) DHBP
1 ml = 0,04 mg Fentanyl + 0,5 mg DHBP
davon 5 ml Bolus, dann 5 ml/h bis 25 ml/h (je nach Bedarf verändern)

1.14.3.2 Bolussedierung mit Dormicum® (Rohypnol®) und Fentanyl®

Dormicum®:	15 mg/3 ml, verdünnt auf 15 ml (Endkonz.: 1 mg/ml); Einzeldosis: Bolus von 3–5 ml
Rohypnol®:	2 mg/Amp., verdünnt auf 10 ml; Einzeldosis: Bolus von 3–5 ml
Fentanyl®:	0,5 mg/10 ml, unverdünnt eingesetzt; Einzeldosis: Bolus von 3–5 ml;

1.14.3.3 Ketanestsedierung (bevorzugt bei COPD)

Ketanest®:	1 Amp. (10 ml = 500 mg) + NaCl 40 ml in Perfusor; Bolus initial: 10–25 ml = 100–250 mg Laufgeschwindigkeit: 10–25 ml/h = 100–250 mg/h (bei hohem Bedarf: Ketanest pur einsetzen, d.h. 5 Amp./Perfusor, max. Laufgeschwindigkeit 5 ml/h)
Dormicum®:	meist als Kombinationspartner benötigt; Bolusgaben siehe oben; Perfusor: 10 Amp. zu 3 ml/15 mg, (insgesamt 150 mg) + 20 ml NaCl; max. Laufgeschwindigkeit 5 ml/h (15 mg/h)

1.14.3.4 Barbituratsedierung

Nembutal®:	1 Fl. zu 50 ml (1 ml = 50 mg); unverdünnt eingesetzt; Einzeldosis: Bolus von 3–5 ml (initial), gefolgt von 2–3 ml
Brevimytal®:	Bolus von 100 mg, Perfusor 1–3 mg/kg/h (100–250 mg/h) (Brevimytal: 100 mg/10 ml bzw. 500 mg/50 ml)

1.14.4 Häufig verwendete Dauerinfusionen und Medikamentenkombinationen

Physostigmin (Anticholium®): 10 Amp. à 5 ml (1 A. = 2 mg) 1 ml = 0,4 mg Standarddosierung: 1–2 mg/h	**Verapamil (Isoptin®):** 1 A. à 20 ml (1 A. = 50 mg) 1 ml = 1 mg Standarddosierung: 5 mg/h (max. 100 mg/d)
Propranolol (Dociton®): 10 A. à 1 ml (1 A. = 1 mg) + 40 mg NaCl 0,9% 1 ml = 0,2 mg **Standarddosierung: 0,5–2 mg/h**	**Nitroprussid (Nipruss®):** 1 Amp = 60 mg mit Glucose 5% auffüllen auf 50 ml ⇒ 1 ml entspricht bei 60 kg ca. 0,3 µg/kg/Min. Stets mit Na-Thiosulfat 1:10 kombinieren – 600 mg Na-Thiosulfat auf 50 ml Perfusorlauf- Geschwindigkeit = Nipruss-Perfusor Standarddosierung: 1–26 ml/h, entspricht ungefähr 0,3–8,0 µg/kgKG/Min.
Urapidil (Ebrantil®): 5 A. à 10 ml (1 A. = 50 mg); 1 ml = 5 mg Standdardosierung: 5–30 mg/h	**Clonidin (Catapresan®)/ Dihydralazin (Nepressol®):** je 6 A. pro Tag ist Höchstdosis bei RR-Therapie
Ajmalin (Gilurytmal®): 10 A. à 2 ml (1 A. = 50 mg) + 30 ml NaCl	
Ajmalin (Gilurytmal®): 10 A. à 2 ml (1 A. = 50 mg) + 30 ml NaCl 0,9% 1 ml = 1 mg Standarddosierung: 20–35 mg/h	**Clonidin bei Delir:** 10 Amp. Catapresan® à 1 ml (1 A. = 150 µg) 40 ml NaCl 0,9% 1 ml = 30 µg Standarddosierung: 30 bis max. 300 µg/h (od. 2 Amp. Paracefan® + 40 ml NaCl 0,9%)
Fenoterol (Partusisten pro Infusionem®): 2 A. à 10 ml (1 A. = 0,5 mg) + 30 ml Glucose 5%, 1 ml = 20 µg	**Lytischer Cocktail zur Fiebersenkung:** 1 A. Atosil® (Promethazin) 1 A Dolantin® (Pethidin) 1 A Hydergin® (Dihydroergotoxin) mit NaCl 0,9% auf 10 ml aufziehen

Elektrolytfreie Lösungen

Standardlösung: Glukose 5% (Flaschen zu 500 ml). Indikation: Flüssigkeitszufuhr bei Hypernatriämie. Problem: gleichzeitige Hypernatriämie und Hyperglykämie (z. B. bei peripherer Insulinresistenz oder Diabetes mellitus)

Ersatzlösung: Xylit 5% (Flaschen zu 500 ml). Insulinunabhängige Verwertung. Maximaldosierung: 3 g/kgKG/Tag. Bei Einhaltung dieser Tagesmaximaldosis sind keine Stoffwechselentgleisungen bekannt (darüber Gefahr der Oxalatbildung).

Nicht mehr verfügbar: Laevulose 5%. Verwendung wurde vom BGA eingeschränkt wegen der Gefahr einer metabolischen Azidose bei Vorliegen einer hereditären Fruktoseintoleranz; daraufhin wurde die Produktion von Laevulose eingestellt.

1.14.5 Kalkulierte Antibiotikatherapie

1.14.5.1 Septische Krankheitsbilder

ohne Erregerverdacht	1. Cefotaxim (Claforan®) + Aminoglykosid (Gernebcin®) 2. Acylaminopenicillin (Pipril®) + Sulbactam (Combactam®) 3. bei schwerem Verlauf: Imipenem (Zienam®) + Vancomycin
bei Gefäßkatheter	1. Acylaminopenicillin (Pipril®) + Sulbactam (Combactam®) 2. Cefotaxim (Claforan®) + Aminoglykosid (Gernebcin®) 3. Vancomycin **immer:** Katheterwechsel, Blutkultur
bei Immunsuppression	Imipenem (Zienam®) + Vancomycin
Urosepsis	1. Cefotaxim (Claforan®) + Tobramycin (Gernebcin®) 2. Ciprofloxacin (Ciprobay®) 3. Acylaminopenicillin (Pipril®) + Sulbactam (Combactam®)

1.14.5.2 Enteritis infectiosa

Ausland/Inland	Ciprofloxacin (Ciprobay®) bei komplizierten Verläufen
Pseudomembranöse Colitis	Vancomycin (4 x 250 mg p. o.) oder Metronidazol (Clont®)

1.14.5.3 Pneumonie

a) akut bei Verdacht auf Pneumokokken:	1. Penicillin G (+ Aminoglykosid) 2. Cephalosporin II, z. B. Cefotiam (Spizef®)
Bei Verdacht auf Staphylokokken:	Ampicillin/Sulbactam (Unacid®) + Gentamycin (Refobacin®)
Sonstige (insbes. ambulant erworbene Pneumonien ohne Anhalt für Erreger!):	leicht bis mittelschwere Pneumonie: Ampicillin/Sulbactam (Unacid®) schwere Pneumonie, evtl. mit Begleiterkrankungen: Acylaminopenicillin (Pipril®) + Sulbactam (Combactam®) bei Verdacht auf Legionellen zusätzlich Makrolid (Erythromycin)
b) Immunsupprimiert:	Imipenem (Zienam®) + Tobramycin (Gernebcin®)
c) Aspiration:	Acylaminopenicillin (Pipril®) + Sulbactam (Combactam®) Schwere Aspiration: Imipenem (Zienam®) + Tobramycin (Gernebcin®)
d) Nosokomial:	1. Ceftazidim (Fortum®) + Tobramycin (Gernebcin®) 2. Acylaminopenicillin (Pipril®) + Sulbactam (Combactam®) + Tobramycin (Gernebcin®) 3. Imipenem (Zienam®) + Tobramycin (Gernebcin®)
e) Pilze:	Amphotericin B ± Flucytosin (Ancotil®), bei Candida: Fluconazol (Diflucan®)
f) Pneumocystis:	Cotrimoxazol (Bactrim®)-Hochdosistherapie

Endokarditis siehe entsprechendes Kapitel

1.14.5.4 Peritonitis

- Mezlocillin (Baypen®) + Sulbactam (Combactam®) + Tobramycin (Gernebcin®)
- Imipenem (Zienam®) + Tobramycin (Gernebcin®);

1.14.5.5 Perioperative Prophylaxe

- ICD-Implantation – 3 x 2 g Cefotiam (Spizef®) für 3 Tage, beginnend am Morgen vor OP
- Schrittmacherimplantation – einmalig 2 g Cefotiam (Spizef®) unmittelbar prae-operativ

Anstatt Cefotaxim (Claforan®) kann Ceftriaxon (Rocephin®) bei allen oben genannten Indikationen eingesetzt werden und bietet den Vorteil der 1 x täglichen Gabe.

1.14.5.6 Dosierung der wichtigsten Antibiotika

Cefotaxim (Claforan®)	3 x 2 g, Niereninsuffizienz: CreaCl < 30: 2 x 2 g, CreaCl < 10: 2 x 1 g
Ceftriaxon (Rocephin®)	1. Tag: 1 x 4 g, ab 2. Tag: 1 x 2 g/d, keine Dosisreduktion bei Niereninsuffizienz
Tobramycin (Gernebcin®)	240 mg 1 x täglich (3–5 mg/kgKG), bei Niereninsuffizienz (unter Kontrolle des Talspiegels): CreaCl < 50: 160 mg, CreaCl < 30: 80 mg, CreaCl < 10: 40 mg. Nach HD 1 mg/kgKG Zusatzdosis
Imipenem (Zienam®)	3 x 500 mg, Niereninsuffizienz: Dosisreduktion erst bei CreaCl < 10: 2 x 500 mg. Zusatzdosis nach HD: 500 mg
Metronidazol (Clont®)	3 x 500 mg, Niereninsuffizienz: Dosisreduktion erst bei CreaCl < 10: 2 x 500 mg, keine Zusatzdosis nach HD
Vancomycin	2 x 1 g, bei Niereninsuffizienz initial 1 x 1 g, weitere Gaben nach Spiegel; HD: 1 x 1 g/Woche
Ceftazidim (Fortum®)	3 x 2 g, Niereninsuffizienz: CreaCl < 50: 2 x 1 g, CreaCl < 30: 1 x 1 g, CreaCl < 10: 1 x 0,5 g. Zusatzdosis nach HD: 1 g
Ciprofloxacin (Ciprobay®)	2 x 400 mg i.v., wenn irgend möglich, p.o.-Gabe (um ein vielfaches preiswerter bei gleicher Effektivität): 2 x 500 mg. Bei CreaCl < 15 – halbe Tagesdosis, keine Zusatzdosis nach HD **Cave:** verdrängt Theophyllin aus seiner Plasmaeiweißbindung. Todesfälle bei folgenden therapieresistenten ventrikulären Tachykardien beschrieben! Theophylllin-Spiegelkontrollen!
Penicillin G	2–30 Mio. Einheiten/24Std. in 4 Einzeldosen. Bei Niereninsuffizienz Tageshöchstdosis 10 Mio. Einheiten. Zusatzdosis nach HD: 1 Mio. Einheiten
Erythromycin (Erythrocin®)	2 x 1 g, keine Dosisreduktion bei Niereninsuffizienz. **Cave:** proarrhythmogen! Todesfälle bei Kombination mit dem ebenfalls proarrhythmogenen Prokinetikum Cisaprid (Propulsin®) beschrieben!
Flucloxacillin (Staphylex®)	4 x 2 g, Niereninsuffizienz: CreaCl < 30: 4 x 1,5 g, CreaCl < 10: 3 x 1 g. Keine Zusatzdosis nach HD
Cotrimoxazol (Bactrim®)	Standarddosis: oral 2 x 1 Tbl. Bactrim forte (= 2 x 160 mg Trimethoprim/800 mg Sulfamethoxazol); i.v. ebenfalls 2 x 160 mg TMP/800 mg SMZ = 2 x 2 Ampullen Hochdosis (PCP): 4 x 5 mg TMP/25 mg SMZ/kgKG, entspricht bei 70 kg 4 x 4 Ampullen/die. Niereninsuffizienz: CreaCl < 30: halbe Dosis, CreaCl < 10: kontraindiziert
Cefotiam (Spizef®)	3 x 2 g, Niereninsuffizienz: CreaCl < 80: 2 x 2 g, CreaCl < 30: 2 x 1,5 g, CreaCl < 10: 2 x 1 g. Zusatzdosis nach HD: 0,5 g
Ampicillin/Sulbactam (Unacid®)	3–4 x 3 g, Niereninsuffizienz: CreaCl < 30: 2 x 3 g, CreaCl < 15: 1 x 3 g, CreaCl < 5: 3 g alle 48 Stunden
Piperacillin (Pipril®)	4 x 4 g; Niereninsuffizienz: CreaCl < 30: 3 x 4 g, CreaCl < 15: 2 x 4 g. HD: 3 x 2 g (nach HD, dann alle 8 Std.)
Sulbactam (Combactam®)	4 x 1 g; Niereninsuffizienz: CreaCl < 30: 3 x 1 g, CreaCl < 15: 2 x 1 g. HD: 3 x 1 g (nach HD, dann alle 8 Std.)

1.14.5.7 Literatur

Vogel, F., Naber, K.G., Wacha, H., Shah, P., Sörgel, F., Kayser, F.H., Maschmeyer, G., Expertengruppe der Paul-Ehrlich-Gesellschaft für Chemotherapie: Parenterale Antibiose bei Erwachsenen. Chemother J 1999; 8: 2

Simon, C., Stille, W.: Antibiotika-Therapie in Klinik und Praxis. 10. Auflage, Schattauer Stuttgart – New York, 2000

1.14.6 Vollantikoagulation mit Heparin (unfraktioniert und niedermolekular)

Phlebothrombose und Lungenembolie:

Eine Vollantikoagulation kann bei Phlebothrombose durch niedermolekulare Heparine (NM-Hep.) subkutan ohne Gerinnungskontrolle erfolgen bei gleicher Blutungsrate und gleicher oder tendenziell günstigerer Wirkung. Die Dosis muss nach den vorliegenden Studien zur Gleichwertigkeit mit aPTT-kontrolliertem unfraktioniertem Heparin (UF-Hep.) 100 Anti-Xa-Einheiten/kgKG 2 mal täglich (z. B. Nadroparin = Fraxiparin®-multi als Durchstechflasche mit 9500 I.E./ml) oder 1 mal täglich 175 I.E./kgKG (z. B. Tinzaparin = Innohep® als Durchstechflasche mit 20.000 I.E./ml oder Nadroparin als Fraxodi® 1 x tgl. 190 E/kgKG aus Fertigspritze; Nadroparin u. Tinzaparin sind für die Behandlung der Phlebothrombose seit 1997 zugelassen) betragen. Auch die Gabe einmal täglich ist durch Arbeiten belegt. Bei instabiler AP sind NM-Hep nach einer Studie besser als UF-Hep (Enoxaparin, 2 x tgl. 100 I.E./kg), nach einer anderen gleichwertig (Dalteparin, 2 x 120 I.E./kg).

Vorteile der NM-Hep.:

Keine Gerinnungskontrolle durch interindividuell und intraindividuell konstantere Bioverfügbarkeit und lange Eliminationshalbwertszeit (3,5 h für Fraxiparin®), daher besser praktikabel, z. B. auch ambulante Behandlung der Phlebothrombose beschrieben ohne Nachteile hinsichtlich des Auftretens von Lungenembolien, eine klinisch apparente Heparininduzierte Thrombopenie, Typ II (HIT II), kommt wohl nur extrem selten vor.

Nachteil:

Höhere Tagestherapiekosten, etwa 10 vs. 2 DM (bei Großabnahme), allerdings ohne aPTT-Kosten. Bei unfraktioniertem Heparin ist durch die aPTT-Kontrolle die Steuerbarkeit im Grenzbereich (PTT 50 – 60 s) z. B. bei blutungsgefährdeten Patienten besser.

Therapierichtlinien

- Bei Kreatinin > 2 mg/dl bei Vollheparinisierung UF-Hep. nach aPTT über Perfusor oder NM-Heparine nur unter Kontrolle des Anti-Xa-Spiegels. Bei NM-Heparinen besteht bei Niereninsuffizienz Gefahr der Überdosierung.
- Phlebothrombose ohne klinische Lungenembolie: Sofort NM-Hep ohne Bolus, da therapeutischer Anti-Xa-Spiegel 60 Min. nach s.c.-Gabe messbar ist. Dosis 2 x tgl. 100 Anti-Xa-Einheiten/kg Nadroparin (Fraxiparin®), d.h. aus Fraxiparin® multi Durchstechflasche bei 70 kg schwerem Patienten etwa 2 x 0,7 ml. Für die Einmalgabe ist Tinzaparin (Innohep® 1 x tgl. 175 E/kgKG) und ab 01.04.2001 auch Nadroparin (Fraxodi® 190 I.E./kgKG) zugelassen. Sofort orale Antikoagulation beginnen (Marcumar® 6–9 mg = 2–3 Tbl.) außer bei HIT II. Auch nach Erreichen der therapeutischen INR noch 2–3 Tage überlappend mit NM-Hep., da antikoagulatorische Proteine S und C kürzere HWZ haben und ein vorübergehender paradoxer hyperkoagulatorischer Status entstehen kann!
- Bei Lungenembolie und bei ansonsten notwendiger Vollantikoagulation in unübersichtlichen Situationen (z.B. bei zu befürchtenden Blutungskomplikationen bei frisch Operierten): Zunächst UF-Hep. mit hohem Bolus (10.000 I.E.), dann 30.000–40.000 E/Tag, um sofortige Wirkung zu garantieren und messen zu können (aPTT), nach 1–2 Tagen Übergang zu NM-Hep.

Instabile AP:

Nach 3 Studien (Gurfinkel, FRISC, FRIC) ist NM-Hep. mindestens gleichwertig oder etwas günstiger.

Empfehlung: **UF-Hep.** 5.000 E (< 100 kg), bzw. 10.000 E (> 100 kg), danach 25.000–30.000 E oder mehr in 24 Stunden (aPTT 60–80 s + ASS 500 mg i.v.), **wenn der Patient in den nächsten 24 Std. einer Herzkatheter-Intervention zugeführt werden soll (bessere Steuerung bei Intervention über die »activated clotting time« ACT),** ansonsten und bei rein konservativem Vorgehen ohne Intervention (z.B. nach medikamentöser Stabilisierung oder bei altem Patient) NM-Hep mit ASS. Bei Bypass-OP-Indikation nach Herzkatheteruntersuchung NM-Hep geben und ASS absetzen.

Frischer Infarkt und Akut-PTCA:

UF-Heparin 5–10.000 + ASS 500 mg i.v. (Aspisol® 1 A).

Bei frischem Infarkt und Fibrinolyse:

bei rt-PA NM-Hep. oder UF-Hep. mit Bolus direkt bei Lysebeginn, bei Streptokinase NM-Hep (1. Dosis nach Lyse) oder 25.000 Heparin ohne Bolus nach Lyse.

Andere Indikationen (z. B. Vorhofflimmern):

NM-Hep.

1.14.6.1 Heparin-induzierte Thrombopenie (HIT)

Unterscheide:

- **HIT Typ I** (10 % der Patienten): Thrombopenie von ca. 100.000/mm³ zu Beginn der Heparintherapie durch Agglutination – in Tagen reversibel, harmlos
- **HIT Typ II** (1–2 % der Patienten): Thrombopenie ca. 30.000–60.000/mm³ oder Abfall auf die Hälfte des Ausgangswertes, immunologisch bedingt, ca. 5–14 Tage nach Therapiebeginn (früher nach Vorimmunisierung!) mit massiver arterieller und venöser Thrombenbildung (Letalität bis 30 %!)

Therapie:

- Bei V. a. HIT II (Thrombopenie < 60.000 unter Heparin und/oder Thrombose) **sofort Heparin absetzen**
- bei Notwendigkeit einer Vollantikoagulation (Thrombose, Lungenembolie) Danaparoid (Orgaran®, Fa. Thiemann) i. v.
- Falls es zwar zum Thrombozytenabfall, aber noch nicht zu einer Thromboembolie gekommen ist ebenfalls Danaparoid einzusetzen. Früher in diesem Fall häufig eingesetzte NM-Hep. führen klinisch zwar äußerst selten zu einer HIT II (häufiger als Orgaran®), zeigen aber im Labor zu über 90 % eine Kreuzreaktion mit dem HIT-Antikörper und sollten deshalb schon aus juristischen Gründen in diesem Fall nicht gegeben werden. In Deutschland ist das Hirudin Lepirudin (Refludan®) zur Behandlung der HIT II ebenfalls zugelassen, die Kosten sind allerdings mit etwa 1.000 DM/Tag sehr hoch (zum Vergleich Orgaran® etwa 150–200 DM).
- Nachweis spezieller IgG-AK (z. B. HIT-Elisa-Test) können die Diagnose untermauern, der negative Befund schließt eine HIT II jedoch keineswegs aus. Die HIT II ist daher im wesentlichen eine klinische Diagnose.
- Eine orale Antikoagulation mit Phenprocoumon sollte bei einer HIT II erst nach 7–10 Tagen unter Therapie mit Danaparoid oder Lepirudin begonnen werden, da bei schwelender HIT die vorübergehende prothrombotische Situation bei Beginn des Vitamin K-Antagonismus das Krankheitsbild aggravieren kann. Deshalb sollte die orale Antikoagulation auch sehr langsam erfolgen (tgl. 3–6 mg Phenprocoumon, d. h. 1–2 Tbl. Marcumar®).

Antikoagulation mit Orgaran®:

Orgaran®:   Danaparoid = Mischung aus Heparansulfat, Dermatansulfat und
                Chondroitinsulfat (1 Amp. (0,6 ml) = 750 E Anti-Xa-Faktor) erzeugt
                keine HIT II. Antagonisierung durch Protaminsulfat wohl nur teil-
                weise möglich. Kosten: 1 Amp. etwa 25 DM
Low-Dose-AK: 2–3 x 750 E (< 90 kg) oder 2 x 1.250 U (> 90 kgKG) s.c.
Voll-AK: 2.500 E i.v. Bolus (55–90 kgKG), 3.750 E i.v. Bolus (> 90 kgKG),
                1.250 E i.v. Bolus (< 55 kgKG), dann 400 E/h 1.–4. h, 300 E/h
                5.–8. h, 200 E/h ab der 9. h, falls Anti-Xa-Messung möglich: Soll-
                wert: 0,5–0,8 E/ml.

                Dosierungsschema nach Firmenempfehlung, hergeleitet aus gro-
                ßen Antikoagulationsstudien mit Orgaran®.

1.14.6.2 Literatur

Cohen, M., Demers, C., Gurfinkel, E.P. et al.: A comparison of low-molecular-
    weight heparin with unfractionated heparin for unstable coronary artery di-
    sease. NEJM 1997; 337: 447

Creutzig, A.: Phlebothrombose – Grundzüge der Behandlung. Z Kardiol 1993; 82,
    Suppl 2: 41

FRISC-Study Group: Low molecular weight heparin during instability in coronary
    artery disease. Lancet 1996; 347: 561

Greinacher, A.: Heparin-induzierte Thrombozytopenien. Internist 1996; 37: 1172

Greinacher, A., Janssens, U., Berg, G. et al.: Lepirudin (recombinant hirudin) for
    parenteral anticoagulation in patients with heparin-induced thrombocytope-
    nia. Circulation 1999; 100: 587

Gurfinkel, E., Manos, E.J., Mejail, R.I. et al.: Low molecular weight heparin versus
    regular heparin or aspirin in the treatment of unstable angina and silent
    ischemia. JACC 1995; 26: 313

Klein, W., Buchwald, A., Hillis, S.E. et al. for the FRIC investigators: Comparison of
    low-molecular-weight heparin with unfractionated heparin acutely and with
    placebo for 6 weeks in the management of unstable coronary artery disease. Cir-
    culation 1997; 96: 61

Lensing, A.W.A., Prins, M.H., Davidson, B.L. et al.: Treatment of deep venous
    thrombosis with low-molecular-weight heparins. Arch Int Med 1995; 155: 601

Magnani, H.N.: Orgaran (danaparoid sodium) use in the syndrome of heparin-
    induced thrombocytopenia. Platelets 1997; 8: 74

Siragusa, S., Cosmi, B., Piovella, F. et al.: Low-molecular-weight heparins and un-
    fractionated heparin in the treatment of patients with acute venous thrombo-
    embolism: Results of a meta-analysis. Am J Med 1996; 100: 269

Warkentin, T.E., Levine, M.N., Hirsh, J. et al.: Heparin-induced thrombocytopenia in patients treated with low-molecular-weight heparin or unfractionated heparin. N Engl J Med 1993; 332: 13

1.14.7 Fibrinolyseschemata

1.14.7.1 Akuter Myokardinfarkt

Jedes Fibrinolytikum unbedingt zusammen mit ASS geben! ASS alleine ist so wirksam in Hinsicht auf die Letalitätsreduktion wie das Fibrinolytikum alleine (ISIS 2). Ersatzweise für ASS Ticlopidin oder Clopidogrel nehmen.

Streptokinase

- 1,5 Mio. I.E. in 60 Min.
- Danach: 25.000 I.E. Heparin/Tag ohne Bolus, da unter Streptokinase hinreichend Fibrinogen-Spaltprodukte gebildet werden, die selber antikoagulatorisch wirken. Oder, nach Studien mindestens genauso gut, wenn nicht besser, niedermolekulares Heparin, 2 x 100 Anti-Xa-E/kgKG, erste Dosis nach Lyseende. Wegen des o.g. antikoagulatorischen Effekts der Spaltprodukte kann man in den ersten 12 – 24 Stunden auch auf Heparin ganz verzichten (Cave: Vergessen!).
- Gerinnungswerte während der ersten 24 Stunden nach Lyse sollten missachtet werden, da es unter Streptokinase durch die Lyse häufig zu einem massiven Abfall des Quick- und Fibrinogenwertes und zu einem Anstieg der aPTT kommt
- **Achtung:** Es kommt bei bis zu 30 % der Patienten innerhalb der ersten 15 Min. der Lyse zu einer vasoreaktiven **Frühreaktion** mit Flush, evtl. Kreuzschmerzen und leichtem RR-Abfall. In diesem Fall sollte die Lyse für 15 Min. unterbrochen werden, und dann für 15 Min. mit halber und danach mit voller Geschwindigkeit fortgeführt werden. Dies ist dann fast immer ohne weitere Reaktionen möglich.
- Im Gegensatz dazu macht sich eine **Streptokinaseallergie** durch Ausschlag, evtl. (seltener) Dyspnoe und RR-Abfall, also Symptome der Anaphylaxie, bemerkbar.

Therapie: 250 mg Prednison (z.B. Solu-Decortin®) und ein Antihistaminikum (z.B. 4 mg Clemastin = 2 Amp. Tavegil®) i.v. reichen bei reinem Exanthem aus. Bei starker Dyspnoe und bedrohlichem RR-Abfall volle Anaphylaxietherapie mit Suprarenin 0,2 – 1 mg (1 ml = 1 mg auf 10 ml mit NaCl 0,9 % verdünnen) plus Plasmaexpander (HAES).

In diesem Fall Streptokinaselyse sofort beenden und, falls der Zustand des Patienten nicht bedrohlich ist, mit rt-PA (Actilyse®) oder Urokinase fortfahren.

rt-PA (Actilyse®)

Im Gegensatz zur GISSI 2- und ISIS 3-Studie, die bei rt-PA ohne Heparin keinen Vorteil zeigen konnten, hat die GUSTO-Studie (n = 41 021) ergeben, dass eine akzelerierte rt-PA Lyse (mod. Neuhaus-Schema) gegenüber einer Streptokinaselyse Letalitätsvorteile bringt, sofern gleichzeitig eine i.v. Vollheparinisierung erfolgt. Dies würde theoretischen Erwartungen entsprechen, da rt-PA zu einer früheren Reperfusion führt, wobei der Vorteil jedoch unter fehlender Antikoagulation wieder aufgehoben wird, da unter rt-PA mit hoher Fibrin-Spezifität kaum Fibrinogen-Spaltprodukte gebildet werden. Es traten in der rt-PA Gruppe allerdings signifikant mehr zerebrale Blutungen auf (0,72 % vs. 0,49 %). Die Gesamtletalität während der ersten 30 Tage wurde um etwa 1 % gesenkt, d. h. ein Menschenleben bei 100 Patienten gerettet. Bei einer Subgruppenanalyse profitieren Patienten mit den folgenden Charakteristika am meisten: Vorderwandinfarkt, Lysebeginn bis zur 4.–6. Stunde. Nach der 6. Stunde bringt rt-PA keinen Vorteil mehr! Angesichts der Mehrkosten einer rt-PA Lyse (etwa 2.000 vs. 150 DM) und der möglicherweise größeren Nebenwirkungen soll die **Indikation daher auf die folgende Patientengruppen beschränkt** werden:

* **Symptombeginn < 6 h (absolute Voraussetzungen)**
* **Vorderwandinfarkt** bevorzugt, Patienten mit **Hinterwandinfarkt sollten nur bei starker Beeinträchtigung der Hämodynamik (Lungenödem) und bei rechtsventrikulärer Beteiligung** (ST-Hebungen in V_4 rechts um mindestens 0,1 mV) rt-PA erhalten, falls die vorstehende Voraussetzung erfüllt ist. Patienten mit rechtsventrikulärem Infarkt sind in den bisherigen Analysen der GUSTO-Studie zwar nicht gesondert berücksichtigt, es ist jedoch vorstellbar, dass sie wegen der allgemein schlechteren Prognose von einer frühen Reperfusion profitieren.

Dosierung

* Actilyse 15 mg i.v. als Bolus, 50 mg über 30 Min., 35 mg über weitere 60 Min. (sog. Neuhaus-Schema).
* sofort 5.000 I.E. UF-Hep., 25.000/24h (aPTT> 60 s) oder niedermolekulares Heparin

Urokinase

Ersatzweise bei bekannter Allergie auf Streptokinase, zurückliegender Lyse mit Streptokinase und kürzlichem Streptokokkeninfekt, wenn man keine rt-PA nehmen möchte:

* 1,5 Mio. I.E. als Bolus, danach 1,5 Mio. I.E. über 90 Min.
* + **sofort** 5.000 I.E. Heparin-Bolus und 25.000 I.E. Heparin/24h

Urokinase verursacht keine Allergien (Kostenfaktor gegenüber Streptokinase ca. x 3–6)

Reteplase (Rapilysin®)

ist nach den Studien äquivalent zu rt-PA und wird als Doppelbolus von 2 x 10 mg in 30 Min. gegeben.

TNK-tPA (Tenecteplase)

wird wohl rt-PA beim Herzinfarkt ablösen, da in der ASSENT-2-Studie an über 18.000 Patienten mindestens Äquivalenz bewiesen wurde und das Lytikum als Einmalbolus gegeben werden kann. Dies erleichtert den Einsatz ähnlich wie bei Reteplase v.a. in der prähospitalen Lyse. Tenecteplase ist ab März 2001 für den akuten Myokardinfarkt zugelassen und als Metalyse® 8.000 U (40 mg) und als Metalyse® 10.000 U (50 mg; Boehringer Ingelheim Pharma KG) im Handel. Die i.v. Injektion erfolgt als Einmalbolus innerhalb von 10s in gewichtsabhängiger Dosis, etwa 100 U/kg KG.

Sowohl Reteplase wie Tenecteplase erfordern wie rt-PA eine sofortige Vollheparinisierung mit unfraktioniertem oder niedermolekularem Heparin.

1.14.7.2 Lungenembolie

Sofort Heparin 10.000 I.E. Bolus, 30–40.000 I.E./24h, Einstellung der aPTT »von oben«, um weiteres Thrombuswachstum und damit die Gefahr weiterer Lungenembolien zu vermeiden, nach Beruhigung der Situation ab dem 2.–3. Tag Übergang auf niedermolekulares Heparin (2 x 100 Anti-Xa-E/kgKG s.c.), Heparinperfusor 3 Stunden nach erster s.c.-Dosis abstellen.

rt-PA (Actilyse®)

Lyse im allgemeinen nur bei hämodynamisch instabilen (katecholaminpflichtigen) Patienten bei massiver Embolie (s. dort). Die Lyse soll eine akute Rechtsherzbelastung reduzieren.

Dosis: Bei uns hat sich ein Bolus von 50 mg plus 50 mg nach 30 Min., wenn noch notwendig, bewährt. Bei Reanimationen auch 100 mg als Bolus. Wir haben mit diesem einfachen Schema sehr gute Erfahrungen gemacht (hämodynamisch entscheidende Entlastung nach 10 Minuten bis 6 Stunden bei etwa 70% der Patienten).

Alternativ werden in der Literatur Schemata mit 10 mg Bolus und 90 mg rt-PA über 2 Std. oder 1 Mio. E. Urokinase Bolus und 2 Mio. E. über 2 Stunden empfohlen. Streptokinase (z. B. Infarktschema, s. o.) kann auch genommen werden (Nachteil: Evtl. Anaphylaxie mit zusätzlicher Kreislaufdepression).

1.14.7.3 Zentralarterienverschluss

Es gibt keine gesicherten Daten in der Literatur zur Indikation und Wirksamkeit. Keine Einigkeit gibt es über Vorgehen oder Bevorzugung einer Lyse.

Empfehlung: Bei hinreichendem Visus des Restauges innerhalb von 10–12 Stunden nach Symptombeginn (strenge Beachtung der Kontraindikationen) Kurzzeitlyse mit Streptokinase (s. Infarkt), danach Heparin. Bei Allergie oder Kontraindikation für Streptokinase Urokinase oder rt-PA verwenden.

Bei schlechtem oder gar nicht mehr vorhandenem Restvisus (»Oculus ultimus«) innerhalb von 24 Stunden mit rt-PA (Neuhaus-Schema) unter gleichzeitiger Heparinisierung (unter dem Druck der drohenden Erblindung auch bei relativen Kontraindikationen).

1.14.7.4 Phlebothrombose

Unserer Meinung nach im allgemeinen nicht indiziert! Eine Verhinderung des postthrombotischen Syndroms wurde in einer Studie im Vergleich zur reinen Vollantikoagulation mit Heparin nur in geringem Maße festgestellt (ca. 30 % vs. 40 % der Patienten). Lungenembolien sind keinesfalls seltener unter Lyse.

Keinesfalls bei Patienten mit einem Alter ≥ 60 Jahre (Nutzen fraglich, Risiken nehmen zu), bei einem Thrombosealter > 10 Tage und bei reiner Unterschenkelvenenthrombose.

Ultrahochdosierte Streptokinaselyse (UHSK):

9 Mio. I.E. Streptokinase über 6 Stunden an maximal 3–5 hintereinanderfolgenden Tagen. Sonographische Kontrolle täglich, Phlebographie vorher und nachher. Vor erster Lyse 250.000 I.E. Streptokinase über 30 Min. zum Test auf eine Frühreaktion oder **Allergie**. Bei Frühreaktion 30 Min. Pause, dann Rest und bei unauffälligem Verlauf UHSK.

Heparin nicht während Lyse, in Zwischenräumen nach aPTT bei aPTT ≤ 60 s anfangen mit 20.000–25.000 I.E. Heparin (Sollwert > 60 s). Direkt nach Lyse und dann nach 3 und 6 h aPTT abnehmen!

Beachte: Die UHSK hat bei Patienten unter 65 Jahren eine Blutungsletalität von 0,5 % (1 : 200), bleibende neurologische Defekte liegen bei 1,3 %. Bei Patienten über 65 Jahren liegen die Zahlen bei jeweils 2,6 %. Diese hohe Nebenwirkungsrate ist bei einem primär gutartigen Leiden schwer akzeptabel und **muss** dem Patienten ohne Beschönigung mitgeteilt werden, der Patient muss unterschreiben und die Nebenwirkungsrate sollte auf dem Aufklärungszettel notiert werden. **Wegen des**

hohen zerebralen Blutungsrisikos (1–2%) lehnen wir derzeit eine Lyse bei Phlebothrombose bis auf sehr seltene Ausnahmen ab!

Urokinase

600.000 I.E. als Bolus in 5 min, dann permanent 100–300.000/h, gleichzeitig Heparin 20–25.000 I.E./24 h (aPTT > 60 s).

Blutabnahmen: Vor Lyse: INR (Quick), TZ, Faktor I.

Während Lyse: 1 x tgl. F I, um zu sehen, ob Lyse »greift« (< 1 g%), 2–3 x tgl. aPTT und sofort im Labor bestimmen lassen, um darauf zu reagieren (eine Stunden alte aPTT ist wertlos). Nur aus aPTT werden Konsequenzen gezogen.

1.14.7.5 Apoplektischer Insult

Diese sollte derzeit ausschließlich in spezialisierten Zentren erfolgen!!! Zu Einschlusskriterien und Kontraindikationen siehe Beitrag Schlaganfall.

Systemische Lysetherapie: innerhalb 3 (–6?) Stunden nach Ereignis 0,9 mg rt-PA/kgKG, 10% der errechneten Dosis als Bolus, 90% als Dauerinfusion über 1 h.

Bei Basilaristhrombose selektive (lokale) Katheterlyse, unabhängig von Intervall seit Beginn der Symptomatik in neurologisch-neuroradiologischer Fachabteilung.

1.14.7.6 Lokale Lysen mit im Thrombus liegenden Katheter

Verfahren der Wahl bei arteriellen Thrombosen oder Embolien oder Thrombosen der Vena subclavia. Letztere nur bei Thrombusalter < 10 Tagen und deutlicher Symptomatik, da es sich um ein prognostisch gutartiges Krankheitsbild handelt, von dem hinsichtlich der Beeinträchtigung des Patienten in der Zukunft Unklarheit herrscht (berufliche Anamnese)! Recht häufige Indikation ist ein (drohender) thrombotischer Verschluss eines Dialyse-Vorhofkatheters. Selten, aber segensreich: Lyse einer Nierenarterienembolie, hat bei uns schon in mehreren Fällen Patienten vor der Dialysepflichtigkeit bewahrt, selbst wenn sie erst nach 3 oder 4 Tagen erfolgte.

Wir verwenden Urokinase 20.000–30.000–50.000–80.000 I.E./h je nach Erfolg steigern. Gleichzeitig Vollheparinisierung. Hohe Erfolgsrate, niedriges Risiko.

1.14.7.7 Blutungskomplikation unter Lyse

Blut im Mund, evtl. Nasenbluten, kleinere Hämatome an Einstichstellen und leichte Hämaturie sind mehr oder weniger normal und bedürfen lediglich einer lokalen Blutstillung.

Bei plötzlichem RR-Abfall und Frequenzanstieg als Schockzeichen, bei Eintrüben des Patienten (auch 2–3 Tage nach einer Lyse), starken plötzlichen Kopfschmerzen (DD: Nitratkopfschmerz), Bauchschmerzen, Flankenschmerzen:

- Lyse abstellen
- Volumen (z. B. PPL) geben
- Kreuzblut abnehmen
- Mehrere FFP geben
- Aprotinin (Trasylol®) 1 Mio. I.E. Bolus, 100.000 I.E./h über 12 h
- sofortige Diagnostik (z. B. Sono, CT, Röntgen) und evtl. chirurgische Therapie
- Falls Heparin wirksam: 5–10 ml Protamin (auch bei niedermolekularen Heparinen wirksam); wirkt auch (weniger) bei NM-Hep. und (noch weniger) bei Danaparoid (Orgaran®)

1.14.7.8 Literatur

(Literatur zur Infarkt-Lyse unter Kapitel 2.1 und zur Lyse bei Lungenembolie im
   Kapitel 2.9)
Eichlisberger, R. et al.: Spätfolgen der tiefen Venenthrombose: ein 13-Jahres Follow-up von 223 Patienten. VASA 1994; 23: 234
Martin, M., Fiebach, B.J.O. (eds.): Fibrinolytische Behandlung peripherer Arterien-
   und Venenverschlüsse.Verlag Hans Huber, Bern 1994

1.14.8 Glykoprotein IIb/IIIa-Hemmer

Der GP IIb/IIIa-Rezeptor der Thrombozyten sorgt beim aktivierten Thrombozyten über eine Fibrinogenbrücke für die Plättchenaggregation, die der entscheidende Faktor für die frische koronare Thrombose beim akuten Koronarsyndrom ist. Seit einigen Jahren steht mit Abciximab (ReoPro®) ein monoklonaler Antikörper mit hoher Rezeptoraffinität und schwer reversibler Bindung zur Verfügung. Seit 1998 sind Tirofiban (Aggrastat®) und seit 1999 Eptifibatid (Integrilin®) als kurz wirksame Rezeptor-Blocker für die instabile Angina pectoris zugelassen, wobei es sich nicht um Antikörper handelt.

1.14.8.1 Abciximab
(ReoPro®; Kosten etwa 2.000 DM)

- Gewichtsadaptierter Bolus (bis 0,25 mg/kgKG bis 20 mg) und 12-Stunden Infusion (0,125 µg/kgKG/Min. bis 9 mg/12h).
- Hohe Rezeptoraffinität, nahezu irreversible Bindung: Klinischer Effekt mehrere Tage bis gut eine Woche.

- Hinreichende Studien und zugelassen für die akute Koronarintervention und die instabile AP.
- Auch thrombolytische Wirksamkeit durch hohe Rezetor-Affinität.
- Nachteil: Bei Blutungskomplikation oder Notwendigkeit einer OP ist wegen der langen Wirksamkeit u. U. eine Gabe von Thrombozytenkonzentraten notwendig.
- Verwendung im wesentlichen bei und nach Koronarintervention, dabei auch am besten belegt.

1.14.8.2 Tirofiban
(Aggrastat®; Kosten etwa 1.000 DM f. 3 Tage)

- Bolus 0,4 µg/kg/Min. über 30 Min., danach 0,1 µg/kg/Min. als Dauerinfusion über mehrere Tage.
- Kurz wirksamer reversibler Rezeptor-Antagonist, Wirksamkeit 8 Stunden nach Infusionsende vorbei, nach 4 Stunden ist eine OP ohne nennenswert höheres Blutungsrisiko möglich.
- Positive Studien für die akute Koronarintervention und v. a. die instabile AP, zugelassen bisher nur für die instabile AP.
- Wir verwenden Tirofiban bei der instabilen AP wegen seiner raschen Reversibilität für den Fall, dass doch schnell operiert werden muss.
- Nach unserer Erfahrung auch thrombolytische Wirkung: Bei uns wird Tirofiban inzwischen auch bei akuter Koronarintervention und beim frischem Myokardinfarkt vor Akut-PTCA eingesetzt – Es hat sich in unserer Erfahrung gezeigt, dass etliche Gefäße dann bei Beginn des Eingriffs schon wieder eröffnet sind (30 – 40 %). Wir verwenden dann einen schnellen Bolus (s. u.) anstatt des 30-Minuten-Bolus.
- Als einziger GP-Hemmer auch bei schwerer Niereninsuffizienz zugelassen: Ab Kreatinin-clearance < 30 ml/Min. halbe Dosis (ca. Kreatinin 2 mg/dl).

1.14.8.3 Eptifibatid
(Integrilin®; Kosten etwa 1.000 DM f. 3 Tage)

- Bolus 180 µg/kg, danach 2 µg/kg/Min. als Dauerinfusion.
- Ähnliches Wirkprofil wie Tirofiban.
- Positive Studien bei instabiler AP und Koronarintervention.

Bei allen GP IIb/IIIa-Hemmern:

- Bei instabiler AP Kombination mit **ASS** und **Vollheparinisierung**.
- Bei Abciximab wird nach Koronarintervention meistens auf Heparin verzichtet. Wir verfahren ebenso mit Tirofiban.

Aus einer Analyse der Capture-Studie mit Abciximab bei instabiler AP folgt, dass nur Patienten mit positivem Troponin T, d. h. solche mit großen embolisierenden Koronarthromben, von der Rezeptorblockade profitierten: Reduktion der Ereignisrate von 23.9 % auf 9.5 % (p = 0.002), während Patienten mit normalem Troponin nicht profitierten. Ähnliche Daten wurden für Tirofiban aus der PRISM-Studie erhoben für Troponin I und T (30-Tage-Risikoreduktion durch Tirofiban um 75 % nur bei Troponin-positiven Patienten).

Weiterhin existieren aus der TIMI 14-Studie Daten, dass es zumindest unter Abciximab (ohne gleichzeitige Fibrinolyse) bei etwa ⅓ der Patienten zur Wiedereröffnung des Infarktgefäßes mit unverzögertem TIMI 3-Fluss nach 90 Min. kommt, während in der Kombination mit der halben Dosis von rt-PA (50 mg) die Reperfusionsraten deutlich höher waren als unter alleiniger Lyse mit 100 mg. Dabei handelt es sich allerdings lediglich um eine Pilot-Studie mit weniger als 100 Patienten pro Gruppe. Inzwischen konnten wir bei etlichen Patienten (30–40 %), die zur PTCA bei akutem Infarkt anstanden und bei denen sofort in der Notaufnahme eine Therapie mit Tirofiban begonnen wurde, ein schon wieder eröffnetes Koronargefäß während der kurz darauf folgenden Akut-Intervention beobachten.

Die Erkenntnisse über die GP-Hemmer, die sicher als die kardiologisch interessantesten Substanzen der 90er-Jahre bezeichnet werden müssen, sind derzeit im Fluss. Einige größere Studien mit GP-Hemmern über die instabile AP sind derzeit nur als Abstracts für Vorträge publiziert. Die Ergebnisse sollen daher nur kurz und mit Vorbehalt wiedergegeben werden. So konnte in der GUSTO IV ACS-Studie, die rein koservativ behandelte Patienten mit instabiler AP einschloss, erstaunlicherweise kein Vorteil von Abciximab gegenüber Plazebo gezeigt werden, selbst nicht bei positivem Troponin. Die TACTICS TIMI 18-Studie untersuchte mit Tirofiban vorbehandelte Patienten, wobei ein konservativer Arm mit einem invasiv-interventionellen verglichen wurde. Dabei stellte sich bei den Troponin-positiven Patienten ein Vorteil für die innerhalb der ersten beiden Tage invasiv abgeklärte Gruppe heraus. Aus den z. Zt. ausführlich publizierten Ergebnissen leiten sich momentan die folgenden **Indikationsgebiete** für GP-Hemmer ab:

- Instabile AP nur bei positivem Troponin (gesichert)
- Bei und nach Katheterintervention insbesondere bei Hochrisiko-PTCA und bei Stent-Implantation (gesichert). Offiziell zugelassen sind für diese Indikation bisher nur Abciximab und Eptifibatid.
- Nach **unseren** Erfahrungen (keine offizielle Zulassung): Bei akutem Infarkt **vor Akut-PTCA** in der Notaufnahme zur frühstmöglichen Reperfusion und zur Risikominimierung des Eingriffs. Ist keine Akut-PTCA möglich, muss derzeit weiterhin lysiert werden. In der Zukunft wird sich wahrscheinlich die Volldosis eines GP-Hemmers in Kombination mit halber Lyse-Dosis herauskristallisieren. Sicherung in größeren Studien steht aber noch aus!

Wir geben wegen der schnellen Reversibilität der Wirkung bei evtl. Blutungen oder OP-Notwendigkeit Tirofiban in den meisten Fällen den Vorzug:

- Obwohl offiziell nur der 30-Minutenbolus nach der PRISM-Plus-Studie zugelassen ist, verwenden wir aus Vereinfachungsgründen die Bolus-Therapie: Bolus in etwa 3 Min. von 10 μg/kg Kg, danach 0,1 μg/kg/Min., soll im Falle einer Akutintervention im Katheterlabor weiterlaufen neben ASS, Voll-Heparin etc.; d.h. Gewicht in kg x 2 dividiert durch 10 (oder kg/5), Bei 70 kg also 14 ml der verdünnten Lösung*) als Bolus in ca. 3 Min., danach KG in kg durch 8, also bei 70 kg 9 ml/h. **Ab Kreatinin 2 mg% halbe Dosis!!**

  *) Zubereitung der Infusionslösung von Aggrastat®:
  Aus 250 ml NaCl 0,9% oder Glukose 5% 50 ml entnehmen und mit 50 ml Aggrastat® (12,5 mg Tirofiban) auffüllen. Dann entsprechen:
  - 250 ml   12,5 mg Tirofiban
  - 25 ml   1,25 mg Tirofiban
  - 10 ml   0,50 mg Tirofiban

Literatur

unter Kapitel instabile Angina pectoris und akuter Herzinfarkt.

1.15 Blutprodukte und Plasmaersatzmittel

Den folgenden Angaben liegen die aktuellen Richtlinien zur Gewinnung von Blut und Blutbestandteilen und zur Anwendung von Blutprodukten (Hämotherapie) (Bundesgesundheitsbl – Gesundheitsforsch – Gesundheitsschutz 2000; 43: 555–589) zugrunde.

1.15.1 Grundlagen der Transfusionsmedizin

Die menschlichen Blutgruppen sind durch die erythrozytären Antigene definiert: Erythrozyten der Blutgruppe A tragen das Antigenmerkmal A, der Blutgruppe B das Merkmal B, der Blutgruppe AB die Merkmale A und B und Erythrozyten der Blutgruppe 0 tragen keines der beiden. Gegen das (die) fehlende(n) Antigen(e) existieren Isoagglutinine der Klasse IgM (Blutgruppe A – AK gegen B, B – AK gegen A, AB – keine AK, 0 – AK gegen A und B). Hierauf beruht die Blutgruppenbestimmung mittels spezifischer Antiseren gegen die Blutgruppenmerkmale. Bei Beladung eines Erythrozyten mit dem korrespondierenden Antikörper kommt es zur Agglutination mit konsekutiver Komplementaktivierung und Hämolyse (»klassische« Transfusionsreaktion bei Fehltransfusion). In der gebotenen Kürze soll hier nur noch das Rhesus-System, definiert aufgrund des Vorhandenseins (Rhesus(D)-positiv) oder Fehlens (Rhesus(D)-negativ) des Antigens D, Erwähnung finden. Rhesus(D)-negative Menschen bilden bei Kontakt mit Rhesus(D)-positiven Erythrozyten Antikörper der Klasse IgG – dies kann bei erneutem Kontakt mit Rhesus(D)-positiven Erythrozyten zu schweren hämolytischen Transfusionsreaktionen (und – da IgG im Gegensatz zu IgM plazentagängig ist – bei entsprechender Rhesus-Konstellation von Mutter und Kind zum Morbus haemolyticus neonatorum) führen.

1.15.2 Therapie mit korpuskulären Blutbestandteilen

1.15.2.1 Erythrozyten

Die Erythrozytenpräparation der Wahl ist das buffy-coat-freie Erythrozytenkonzentrat. Dies enthält in ca. 250 ml Volumen ungefähr 65 g Hämoglobin, womit ein Anstieg des am Patienten bestimmten Hb um 1,0–1,5 g/dl erreicht werden kann.

In der Regel werden blutgruppengleiche, Rhesus-kompatible Erythrozytenkonzentrate nach Antikörpersuchtest und Kreuzprobe (serologische Verträglichkeit) transfundiert. Ausnahmen, zumeist bei fehlender Verfügbarkeit entsprechender Konserven und Massentransfusionen:

- Spenderblut der Blutgruppe 0 an nicht blutgruppengleichen Empfänger. Die Spenderisoantikörper können vernachlässigt werden, da die buffy-coat-freie Erythrozytenpräparation nur 5–10 ml Spenderplasma enthalten.
- Rhesus(D)-positives Blut an Rhesus(D)-negativen Empfänger bei Massentransfusionen. Bei Mangel an Rhesus(D)-negativen Blut sollte diese nur im Notfall bei Frauen außerhalb des gebärfähigen Alters oder bei Männern erfolgen; eine blutgruppenserologische Kontrolle nach ¼ Jahr sollte sich anschließen.
- »ungekreuzte« Eks im Notfall. Kreuzprobe und AK-Suchtest müssen nachgeholt und dokumentiert werden.

Alle diese Ausnahmen müssen entsprechend dokumentiert werden, wobei die Dringlichkeit der Indikation hervorzuheben ist. Auch hier gilt:

Verantwortlich ist der **transfundierende** Arzt!

Praktischer Ablauf der Transfusion am Krankenbett:

- Entnahme von 10 ml Empfängerserum für Blutgruppenbestimmung und serologische Verträglichkeitstestung
- **Eindeutige Beschriftung** der Serummonovette
- Begleitende schriftliche Anforderung mit Patientenidentifikation, Angabe von Diagnose, Dringlichkeit, geplantem Transfusionszeitpunkt, **Unterschrift des verantwortlichen Arztes**. Sofern bekannt: Angaben über blutgruppenserologische Untersuchungsergebnisse, frühere Transfusionen, Vorliegen einer Schwangerschaft und Medikamente, die die Kreuzprobe beeinträchtigen können (z. B. α-Methyldopa, Penicillin, Cephalosporine)
- Kreuzprobe im Labor
- Überprüfung der Identität des Patienten und der zugeordneten Blutkonserven sowie deren Blutgruppen-Kompatibilität durch den transfundierenden Arzt
- Unmittelbar vor Transfusion: ABO-Identitätstest (»Bed-side-test«) aus dem zur Transfusion vorgesehenen Zugang und dem vorbereiteten Erythrozytenkonzentrat. Dieser Test dient nur der sicheren Patientenidentifikation, weshalb auf den Test aus dem EK verzichtet werden könnte (wovon wir allerdings abraten). Treten Unstimmigkeiten in dem Bed-side-test auf, ist zunächst Kontakt mit dem Labor aufzunehmen
- Transfusion des Blutes über einen Standardfilter (Porengröße 170–230 μm), möglichst über einen eigenen venösen Zugang. Das Transfusionsbesteck kann bei der Gabe mehrerer Eks mehrfach für maximal 6 Stunden verwendet werden; ebenfalls innerhalb von 6 Stunden ist ein angestochenes EK zu transfundieren
- Dokumentation von Konservennummer, Zeitpunkt und Verlauf der Transfusion in der Patientenakte

- Nach Beendigung der Transfusion ist das komplette Transfusionsbesteck mit EK steril für 24 Stunden bei +4° ± 2° C aufzubewahren

Lagerung: Erythrozytenkonzentrate können in speziellen Kühlschränken (vibrationsfreies Anlaufen des Kühlaggregates) für die Dauer der Gültigkeit der Kreuzprobe (72 Stunden, danach muss die Kreuzprobe wiederholt werden, da neue Antikörper aufgetreten sein können) auf Station gelagert werden. Ist eine weitere Transfusion bei dem Patienten, für den diese Konserven gekreuzt wurden, nicht mehr wahrscheinlich, sollten sie umgehend zurückgegeben werden.

Eine Erwärmung der gekühlten Eks ist weder erforderlich noch sinnvoll! Ausnahmen sind Massentransfusionen, Transfusionen bei unterkühlten Patienten und bei Patienten mit Kälte-Antikörpern. In diesen Fällen muss die Erwärmung in speziellen Geräten erfolgen (nicht auf die Heizung, Monitor o.ä. legen!!!)

1.15.2.2 Thrombozyten

Zur Transfusion stehen zwei Präparationen zur Verfügung:

- Das Thrombozytenkonzentrat aus einer Einzelspende enthält in ca. 50 ml 5 – 8 x 10^{10} Thrombozyten
- Durch Poolen von 4 – 8 blutgruppenidentischen Einzelspenden erhält man ein »gepooltes Thrombozytenkonzentrat«
- Durch Zytapherese wird vom Einzelspender ein »Thromobzytapherese-TK« gewonnen, welches in 300 ml 20 – 40 x 10^{10} Thrombozyten enthält.

Thrombozytenkonzentrate werden AB0-kompatibel transfundiert (Ausnahmen in Absprache mit dem Labor), auf Rhesus-Kompatibilität sollte vor allem bei Kindern und Frauen im gebärfähigen Alter geachtet werden. Zeichnet sich bei einem Patienten die Notwendigkeit zur langfristigen wiederholten Thrombozytensubstitution ab, sollten diesem Patienten zur Vermeidung einer Alloimmunisierung mit der Folge der Refraktärität auf Thrombozytengaben nur gefilterte TKs (siehe unten) gegeben werden. Ist eine solche Immunisierung eingetreten, kann eine ausreichende Effektivität der Substitution meist nur durch getestete Einzelspender-Apheresepräparate (Kosten, Verfügbarkeit!) erreicht werden. Häufiger sind allerdings nicht-immunologische Ursachen der Thrombozytenrefraktärität (Infektionen, Blutungen), die kausal behandelt werden müssen.

Die Dosierung errechnet sich aus gewünschtem Anstieg der Thrombozyten (»Inkrement«) x Blutvolumen x 1,5 (Korrekturfaktor, der berücksichtigt, dass ca. $\frac{1}{3}$ der transfundierten Thrombozyten im Milzpool des Empfängers verbleiben). Umgekehrt kann hieraus berechnet werden, dass nach der Gabe eines Apheresekonzentrates mit durchschnittlich 30 x 10^{10} Thrombozyten bei einem Patienten mit 5 l Blutvolumen die Thrombozyten um 40 x 10^9/l ansteigen sollten.

Lagerung: das Thrombozytenkonzentrat sollte umgehend transfundiert werden; ist eine kurzzeitige Lagerung auf Station erforderlich, sollte diese bei Raumtemperatur und kontinuierlicher Schwenkung (eigene Geräte) erfolgen. Eine Kühlung muss unterbleiben, da es hierbei zur irreversiblen Thrombozytenaktivierung kommt.

Febrile Reaktionen auf TKs sind häufig und können durch Filterung (Leukozytendepletion) reduziert werden.

1.15.2.3 Granulozyten

Die Transfusion von Granulozyten, die in den letzten Jahren fast vollständig verlassen wurde, erlebt zwar derzeit eine Renaissance, wird von uns derzeit jedoch nach wie vor nicht praktiziert. Die Nebenwirkungen sind häufig und gravierend (Fieber, Schock, pulmonale Komplikationen, HLA-Immunisierung, GvH), der Nutzen fraglich.

1.15.3 Transfusionszwischenfälle

1.15.3.1 Akuter hämolytischer Transfusionszwischenfall

Der gravierendste, wenn auch nicht häufigste Transfusionszwischenfall ist die akute Hämolyse durch Fehltransfusion im AB0-System. Bereits die Transfusion von 50 ml AB0-inkompatiblen Erythrozyten (»Major-Inkompatibilität«) führt zu schwersten, u.U. tödlichen Reaktionen; die Übertragung von inkompatiblen Isoagglutininen (»Minor-Inkompatibilität«) ist von geringerer klinischer Bedeutung: der geringe Anteil an Isoagglutininen in einem EK der Blutgruppe 0 ist bei Transfusion auf einen Nicht-0-Empfänger klinisch irrelevant, zu beachten ist jedoch die Kompatibilität bei Produkten mit höherem Anteil an Isoagglutininen, z. B. Frischplasmen.

Häufigste Ursache für eine AB0-Fehltransfusion sind Verwechslungen von Patient (mit 49 % mit Abstand am häufigsten) oder Konserven! Es sei daher noch einmal auf die reguläre Durchführung des »Bed-side-test« im eigenen Interesse hingewiesen.

Symptome

- Unwohlsein, Frösteln oder Wärmegefühl, Übelkeit
- Schmerzen in Kopf, Rücken, Brust
- Luftnot
- Hypotonie, Tachykardie, Schock
- Oligo-/Anurie
- Fieber

- Bronchiale Obstruktion
- Blutungsneigung

Die meisten dieser Symptome sind beim bewusstlosen Patienten nicht zu fassen, weshalb eine sonst unerklärliche Kreislaufreaktion oder Bronchialobstruktion beim sedierten/intubierten Patienten unter einer Bluttransfusion Anlass geben sollte, bis zum Beweis des Gegenteils von einer hämolytischen Transfusionsreaktion auszugehen und den Patienten so zu behandeln!

Therapie

- Abbruch der Transfusion, Registrierung und Dokumentation von Konserve und bereits transfundierter Menge, Asservation der Konserve und Kreuprobe
- Erhaltung des venösen Zuganges
- Blutentnahme zur Labordiagnostik und blutgruppenserologischen Testung
- Volumensubstitution, zunächst 1.000 ml Elektrolytlösung
- so noch nicht vorhanden, Anlage eines ZVK zur ZVD-optimierten Volumentherapie
- erst nach ZVD-Optimierung ggf. Furosemidgaben zur Aufrechterhaltung einer Stundendiurese > 1 ml/kgKG, Urinalkalisierung (Ziel: Urin-pH ≥ 7) mit Natriumbicarbonat i.v. zur Prophylaxe des Nierenversagens
- Steroide, z. B. Methylprednisolon 250 mg
- falls erforderlich, Blutdruckstabilisierung mit Noradrenalin
- Niedrig dosierte Heparin-Therapie (10.000–15.000 E/24 Std.) zur Prophylaxe einer Verbrauchskoagulopathie (sofern noch keine manifeste Blutungsneigung)
- Kontaktaufnahme mit Transfusionsmedizin, Austauschtransfusion evtl. bei Fehltransfusion > 100 ml indiziert
- Allgemeine intensivmedizinische Therapie der Komplikationen

1.15.3.2 Andere Transfusionsreaktionen

Die **febrile, nichthämolytische Transfusionsreaktion** beruht vermutlich auf dem Vorhandensein von Alloantikörpern gegen transfundierte Leukozyten und Thrombozyten. Nach Auschluss anderer Ursachen des Fiebers (vor allem einer Hämolyse oder Bakteriämie) wird diese symptomatisch mit Antipyretika behandelt.

Auf einem ähnlichen Mechanismus beruht die **Posttransfusionspurpura**. Dabei kommt es etwa eine Woche nach der Transfusion von Erythrozytenkonzentraten (die noch 25×10^9 Thrombozyten enthalten) zu einem Abfall der Thrombozyten und Blutungen; die Letalität beträgt 10–20 %, weshalb trotz spontaner Remission nach spätestens 4 Wochen eine Therapie mit hochdosierten Immunglobulinen erfolgen sollte.

Weitere, nichtimmunologische Transfusionsreaktionen sind neben einer möglichen **Volumenüberladung** die **bakterielle Kontamination** (Endotoxin gramnegativer Bakterien), **Reaktionen auf das Transfusionssystem** (Weichmacher in System/Konserve) und bei langfristig wiederholten Transfusionen die **Hämosiderose** durch Eisenüberladung.

Die Gefahr einer Übertragung von HIV ist kleiner als 1:600.000, die der Übertragung einer Hepatitis B kleiner als 1:200.000.

1.15.4 Rechtliche Situation

Unter intensivmedizinischen Bedingungen durchgeführte Transfusionen sind zumeist Notfalltransfusionen, bei denen eine vorherige Aufklärung nicht erfolgen kann (bewusstloser/beatmeter Patient) oder bei der im Falle des bewusstseinsklaren Patienten eine Aufklärung »in groben Zügen« ausreichend ist. Unter einer Aufklärung »in groben Zügen« ist unseres Erachtens der Hinweis auf Transfusionszwischenfälle und die mögliche Übertragung von Erkrankungen zu verstehen. Ein kurzer Vermerk in der Patientenakte, ggf. unter Angabe eines der Aufklärung beiwohnenden Zeugens, sollte stets erfolgen – auf die Aushändigung einer Formaufklärung (z. B. aus dem perimed-Verlag) verzichten wir nach wie vor. Sehr viel höher sind die Anforderungen an die Aufklärung vor elektiven Eingriffen mit der absehbaren Notwendigkeit von peri/postinterventionellen Transfusionen; auch ist hier stets die Möglichkeit zur vorherigen Eigenblutspende zu prüfen.

Lehnt ein volljähriger, im Vollbesitz seiner geistigen Kräfte befindlicher Patient z. B. aus religiösen Gründen eine Transfusion ab, ist dieser Wunsch zu respektieren; auf einen Eingriff mit der wahrscheinlichen Notwendigkeit zu Transfusionen muss dann verzichtet werden. Alternativ sollte eine Verlegung in eine Einrichtung erwogen werden, die auf die Behandlung ohne Blutgaben spezialisiert ist; weltweit existieren über 120 solcher »Zentren für blutlose Therapie«, eine Kontaktaufnahme kann in Deutschland über den Krankenhausinformationsdienst für Zeugen Jehovas erfolgen (Am Steinfels, 65618 Selters, Tel.: 0 64 83/4 12 99-1 (2,3) tags, -9 Bereitschaftsdienst, Fax -0).

Eine Ausnahme von dieser Regel ist eine Situation, in der bei einem bewusstlosen Patienten, der zuvor eine Transfusion verweigert hat, unerwartet die dringende Notwendigkeit zur Blutgabe entsteht: hier tritt die Hilfeleistungs- und Lebenserhaltungspflicht des behandelnden Arztes ein (vergleichbar der Situation bei Patienten nach einem Suizidversuch).

Bei Minderjährigen sollte (sofern die Dringlichkeit der Transfusion dies zulässt) stets die Einwilligung beider Elternteile (bei unehelichen Kindern genügt die Einwilligung des Elternteils, der das Sorgerecht hat) eingeholt werden. Verweigern die Eltern die Einwilligung zur Transfusion (v. a. Zeugen Jehovas), kann über das zuständige Vormundschaftsgericht den Eltern im Eilverfahren das Sorgerecht entzogen werden, wonach eine rechtsgültige Einwilligung des Vormundschaftsgerichtes in die Transfusion erfolgt. Falls für ein solches zu empfehlendes Vorgehen keine Zeit bleibt, **darf sich der Arzt** unter Hinweis auf den Missbrauch des Personensorgerechts (das nicht die Entscheidung über das Überleben des Kindes beinhaltet) **über den erklärten Willen der Eltern hinwegsetzen.**

In diesem Zusammenhang sei erwähnt, dass von den Zeugen Jehovas nicht nur die Transfusion von Fremdblut und Blutbestandteilen, sondern auch die Eigenblutspende abgelehnt wird. Uneinheitlich ist die Ablehnung von Plasmaprodukten und extrakorporaler Blutzirkulation (Entscheidung des einzelnen Gläubigen), wohingegen Blutersatzprodukte und die medikamentöse Therapie der Hämatopoese (z. B. Erythropoetin, Vit B$_{12}$) allgemein akzeptiert werden.

1.15.5 Indikation zur Filterung und Bestrahlung von Blutprodukten

Erythrozytenkonzentrate enthalten $0,8-3,0 \times 10^9$ Leukozyten, Thrombozytenkonzentrate $0,5-10 \times 10^7$ Leukozyten. Diese Leukozytenkontamination ist verantwortlich für febrile Transfusionsreaktionen, die Übertragung von Viren (v. a. CMV) und immunologische Reaktionen wie die Graft-vs-Host-Reaktion und die Immunisierung gegen HLA-Antigene. Diese Nebenwirkungen können durch Reduktion der Leukozytenzahl auf unter 5×10^7 zumeist vermieden werden, hierzu ist der Einsatz von Leukozytenfiltern, welche die Leukozytenzahl um $2-4$ Zehnerpotenzen reduzieren ausreichend; zur Vermeidung einer GvH-Reaktion ist (zusätzlich!) die Bestrahlung des Blutpräparates mit 30 Gy erforderlich.

Bei Patienten, die durch die oben beschriebenen Nebenwirkungen besonders gefährdet sind, besteht daher grundsätzlich die Indikation zur Leukozytenfilterung; dies sind durch Grundkrankheit oder Therapie immunsupprimierte Patienten, Patienten mit febrilen Transfusionsreaktionen und solche Patienten, bei denen eine CMV-Prophylaxe erforderlich (z. B. vor geplanter Transplantation) ist.

Patienten mit einem besonders hohen Risiko für Graft-vs-Host-Reaktionen sollen darüber hinaus bestrahlte Blutprodukte erhalten. Aufgrund der derzeitigen Datenlage wird bei uns die Indikation zur Bestrahlung bei folgenden Grundkrankheiten/Zuständen (nach dem aktuellen Entwurf des Qualitätssicherungshandbuches nach § 15 TFG der Abteilung für Transfusionsmedizin und Immunhämatologie der Universität Würzburg, Direktor: Prof. Dr. M. Böck) gesehen:

*   Nach allogener Stammzell- oder Konchenmarktransplantation (vom Beginn der Konditionierung an)
*   Bis 3 Monate nach autologer Stammzell- oder Konchenmarktransplantation
*   Innerhalb von 7 Tagen vor autologer Blutstammzellentnahme
*   Bei schwerem Immundefektsyndrom
*   Intrauterine Transfusionen
*   Bei Frühgeborenen (< 37 Wochen Gestationsalter)
*   Bei Neugeborenen mit Verdacht auf Immundefizienz
*   Gerichtete Blutspenden unter Blutsverwandten

1.15.6 Therapie mit plasmatischen Blutbestandteilen und Gerinnungsfaktoren

1.15.6.1 Albuminlösungen

Physiologischerweise ist das Albumin zu ⅔ für den kolloid-osmotischen Druck von 26–28 mmHg verantwortlich; gravierende Mangelzustände führen über einen Abfall des kolloid-osmotischen Druckes zur Ödembildung in der Peripherie, aber auch in der Lungenstrombahn und darüber hinaus (durch Verlust an intravasalen Volumen) zur Hypotonie. Orientierend kann man den kolloid-osmotischen Druck mittels der Formel

$$\text{KOD [mmHg]} = (\text{GE}_{\text{Serum}}\ [\text{g/dl}] \times 4) - 0{,}8$$

abschätzen; als »kritische« Grenze gilt ein KOD ~ 15 mmHg. Albumin steht als 5 %ige und 20 %ige Lösung zur Verfügung, mit der 5 %igen Lösung kann ein vorbestehender KOD aufrechterhalten werden, mittels der 20 %igen Lösung kann ein erniedrigter KOD angehoben werden.

Direkte Nebenwirkungen einer Therapie mit Albuminlösungen sind selten; eine Übertragung von Viren ist durch die Zubereitung ausgeschlossen, Hauptnebenwirkungen können eine Natriumüberladung (hoher Natriumgehalt!) und – insbesondere bei herzinsuffizienten Patienten – eine Volumenüberladung sein. Dennoch wird in den vergangenen Jahren diese Therapie gerade unter dem Aspekt der hiermit verbundenen Kosten zunehmend kritisch gesehen. Trotz der dürftigen Datenlage (Übersicht: BMJ 1998; 317: 235–240), sollte die Indikation zur Therapie mit Albumin stets kritisch geprüft und alternativ der Einsatz künstlicher kolloidaler Lösungen erwogen werden. Unsere derzeitigen Indikationen für Albuminlösungen sind:

1. Aufrechterhaltung des intravasalen Volumens durch Anhebung des kolloidosmotischen Druckes bei kristalliner Negativbilanz, näheres siehe Kapitel Sepsis – 20 %ige Albuminlösung
2. Symptomatische Therapie bei Hypotonie und Volumensensibilität (nachzuweisen durch Pulmonaliskatheter oder – ebenso gut – durch Autotransfusion [RR-Anstieg > 10 mmHg bei Anheben der Beine des Patienten]), sofern nicht künstliche Kolloide indiziert – meist 5 %ige Albuminlösung
3. Substitution bei
   • Verlust durch Paracentesen oder bei nephrotischem Syndrom – 20 %ige Albuminlösung
   • Plasmapheresen als Austauschlösung – 5 %ige Albuminlösung

1.15.6.2 Künstliche Kolloide

Wie bereits erwähnt, sollten beim Einsatz kolloidaler Lösungen auf Grund der Kosten und Hinweisen auf eine höhere Letalität bei der Gabe von Albumin (BMJ 1998;316: 961–964) nach Möglichkeit künstliche Kolloide bevorzugt werden. Von den zur Verfügung stehenden Präparaten – Dextrane, Gelatine, HAES – verwenden wir derzeit ausschließlich HAES und zwar als 6%ige und 10%ige Lösung. Nebenwirkungen können (selten) anaphylaktische Reaktionen und negative Beeinflussung der Blutgerinnung sein. Problematisch gerade bei einem intensivmedizinischen Patientenklientel ist die Kumulation der Substanzen bei eingeschränkter Nierenfunktion, weshalb wir HAES nur bei einem Kreatinin < 2,5 mg/dl einsetzen (bei weiter eingeschränkter Nierenfunktion steigt die HWZ von HAES 6% von 36 auf 88 Stunden an). Daher bieten sich künstliche Kolloide selten bei 1) (s. o.), eher bei 2) als Alternative an. Erwähnt sei abschließend die Hemmung der körpereigenen Albuminsynthese durch die artifizielle Erhöhung des KOD.

1.15.6.3 Frischplasmen

Gefrorene Frischplasmen (FFP) werden binnen max. 24 Stunden bei – 30° C tiefgefroren und sind so 1 Jahr haltbar. Durch 6-monatige Quaratänelagerung kann das Risiko einer Infektübertragung **reduziert, aber nicht ausgeschlossen** werden, weshalb diese **nur** zur Gerinnungstherapie, nicht jedoch zur reinen Volumengabe eingesetzt werden dürfen. FFP sind ABO- und Rh-kompatibel zu transfundieren (enthalten die Isoagglutinine des Spenders!), im Notfall können rh-negative FFP der Blutgruppe AB transfundiert werden. Bedingt durch die Zubereitung enthalten FFP ca. 70–80% der Aktivität der pro- und antikoagulatorischen Faktoren, woraus sich näherungsweise berechnet, dass durch die Gabe eines FFP mit 250 ml Volumen ein Faktorenanstieg von ~ 5% und ein Anstieg des Fibrinogen 0,1 g/dl beim Patienten erreicht werden kann.

   Indiziert sind FFP bei multifaktoriellen Gerinnungsstörungen durch verminderte Synthese, vermehrten Verbrauch und Verdünnung, da hier alle Faktoren (einschließlich ATIII) in ungefähr gleichem Maße substituiert werden:

*   Verminderte Synthese: z. B. hepatische Gerinnungsstörungen
*   Vermehrter Verbrauch: Verbrauchskoagulopathie mit manifester Blutungsneigung, als Substituat bei Plasmaaustausch
*   Verdünnung: Massentransfusionen – bei Transfusion von mehr als 6 EKs geben wir pro 3 EK ein FFP, bei mehr als 10 EKs sollte pro 2 EKs ein FFP gegeben werden. Ziel sind Quick > 50%, PTT < 50 Sekunden und Fibrinogen > 1,0 g/l, wozu oft zusätzlich Fibrinogen-Konzentrate (s. o.) gegeben werden müssen.

1.15.6.4 Gerinnungsfaktoren

Die Kürze eines Kochbuchs gebietet es, hier nur die beiden am häufigsten in der Intensivmedizin eingesetzten Faktorenkonzentrate – PPSB und AT III – zu erwähnen. Bezüglich der Substitution von Einzelfaktoren oder besonderen Präparationen, wie aktiviertem Faktor VII, sei auf die entsprechenden Lehrbücher verwiesen.

PPSB enthält die Vitamin-K-abhängigen Gerinnungsfaktoren II, VII, IX und X und ist daher in erster Linie zur prompten Aufhebung der Wirkung einer Therapie mit oralen Antikoagulantien wie Marcumar® indiziert. Gegenüber der Gabe von FFP in dieser Situation hat die Substitution mit PPSB den Vorteil einer gezielteren Therapie bei geringerer Volumenbelastung. Die Gefahr der Übertragung von Virusinfektionen ist gegeben, weswegen stets kritisch zu überprüfen ist, ob eine alleinige Antagonisierung mit Vitamin-K nicht ausreichend ist. Weitere Nebenwirkungen sind anaphylaktische Reaktionen und die Ausbildung von Hemmkörpern. Eine Einheit PPSB hebt pro kgKG des Patienten die Aktivität von Faktor VII und IX um 0,5–1,0%, diejenige von Faktor II und X um 1–2% an, so dass orientierend folgende Dosierung gelten kann:

> 1 Einheit PPSB pro kgKG und pro % Quick-Wert-Anstieg

1.15.6.5 *AT III*

AT III ist als antikoagulatorisches Protein physiologischer Ko-Faktor für Heparin; in Abwesenheit von AT III ist eine Therapie mit unfraktioniertem Heparin wirkungslos. Wahrscheinlich hat AT III weitere Wirkungen, vor allem antiinflammatorische.

Indikationen für die Substitution von AT III sind:

- durch AT III-Mangel ineffektive Therapie mit unfraktioniertem Heparin
- Sepsis mit Verbrauchskoagulopathie
- verminderte hepatische Synthese **nur** bei manifester Thromboseneigung (keine Substitution bei »ausgeglichener« Hämostase mit gleichsinniger Reduktion von Quick-Wert und AT III-Spiegel!)
- evtl. unter Substitution von PPSB zur Vermeidung einer PPSB-induzierten DIC

Nicht indiziert ist die Gabe von AT III bei:

- Verlust bei nephrotischem Syndrom (substituiertes AT III geht ebenso wie das körpereigene verloren)
- angeborenem AT III-Mangel, hier ist die ggf. Antikoagulation mit niedermolekularen Heparinen und oralen Antikoagulantien indiziert
- Heparin-induzierter Thrombopenie Typ II, da die meisten AT III-Präparate Heparin enthalten – erforderlichenfalls auf heparinfreie Präparation ausweichen

Auch hier gilt als Dosierungsrichtlinie

> 1 Einheit AT III pro kgKG und pro % AT III-Spiegel-Anstieg

1.15.7 Literatur

Cochrane Injuries Group Albumin Reviewers: Human albumin administration in critically ill patients: systemati review of randomised controlled trials. BMJ 1999; 317: 235

Ferguson, N.D., Stewart, T.E., Etchells, E.E.: Human albumin administration in critically ill patients. Intensive Care Med 1999; 25: 323

Hebert, P.C., Wells, G., Baljchmann, M.A., Marsahll, J., Martin, C., Pagliarello, G., Tweeddale, M., Schweitzer, I., Yetsir, E.: A multicentre, randomized controlled clinical trial of transfusion requirements in critical care (TRICC). N Engl J Med 1999; 340: 409

Mueller-Eckhardt, C. (Hrsg.): Transfusionsmedizin. 2. Aufl. Springer-Verlag Berlin – Heidelberg – New York, 1996

Richtlinien zur Gewinnung von Blut und Blutbestandteilen und zur Anwendung von Blutprodukten (Hämotherapie). Bundesgesundheitsbl – Gesundheitsforsch – Gesundheitsschutz 2000; 43: 555

Schierhout, G., Roberts, I.: Fluid resuscitation with colloid or crystalloid solutions in critically ill patients: a systematic review of randomised trials. BMJ 1998; 316: 961

1.16 Ernährung des Intensivpatienten

Vorbemerkung zum Thema »parenterale versus enterale Ernährung«

Vielfach wird dem Darm des Intensivpatienten geringe Beachtung geschenkt; vielmehr steht die Funktion der lebenswichtigen Organe (Herz, Lunge, Nieren) ganz im Vordergrund des Interesses. Eine wichtige Funktion des Darms (Verdauung, Resorption von Energieträgern) wird durch die totale parenterale Ernährung über zentrale Venenkatheter ersetzt. Begünstigt durch Respiratortherapie und motilitätshemmende Medikamente (Hypnotika, Analgetika u. a.) wird häufig ein paralytischer Ileus/Subileus beobachtet, der eine enterale Substratzufuhr ohnehin unmöglich erscheinen läßt.

Diese Sichtweise ist im Licht neuer Erkenntnisse aus Tierexperimenten nicht mehr aufrechtzuerhalten. In der »Gut Hypothesis« (D. Wilmore) wird die Integrität der Schleimhautbarriere als wichtige Partialfunktion des Darms hervorgehoben. Danach kommt es nach wenigen Tagen der oralen Nahrungskarenz zur Mukosaatrophie, gesteigerten Permeabilität und Translokation von Bakterien aus dem Lumen in sterile Kompartimente des Intestinums (mesenteriale Lymphknoten, Leber, Milz). Hierdurch werden Endotoxinämie und Sepsis gebahnt und der Krankheitsverlauf insgesamt negativ beeinflusst.

Unter experimentellen Bedingungen kann gezeigt werden, dass eine enterale Ernährung das Phänomen der Translokation zu hemmen vermag. Möglicherweise kommt bestimmten Signalsubstraten (Glutamin, Arginin, Omega-3-Fettsäuren, kurzkettige Fettsäuren) ein große Bedeutung zu: Diese werden von den Enterozyten bzw. Kolonozyten als Energieträger bevorzugt oder wirken immunmodulierend (»Immunonutrition«). Einschränkend anzumerken ist jedoch, dass die Daten aus in vitro-Experimenten oder Tierversuchen nicht widerspruchsfrei sind.

Die genannten Versuchsergebnisse können nicht ohne weiteres auf die Situation des Intensivpatienten übertragen werden. Es scheint auch beim Menschen eine bakterielle Translokation zu geben, deren klinische Relevanz jedoch umstritten ist. Die Datenlage aus Humanstudien ist derzeit nicht überzeugend, was auch mit der ethischen Problematik von Beobachtungen an nicht einwilligungsfähigen Patienten zu tun hat. Bekannt ist jedoch, dass eine frühenterale Ernährung mit Sondenkost bei der Mehrzahl der Intensivpatienten durchführbar ist und dass diese mit weniger septischen Komplikationen behaftet ist als die totale parenterale Ernährung. Ein weiteres Argument für die enterale Ernährung und gegen die parenterale Ernährung des Intensivpatienten liegt in den geringeren Tagestherapiekosten begründet. Der mögliche Vorteil intestinal trophischer Substanzen (z. B. L-Alanyl-L-Glutamin) ist derzeit Gegenstand der Forschung. Wenn auch viele Fragen offen sind, gilt nach wie vor der Lehrsatz:

»If the gut works, use it.«

1.16.1 Totale parenterale Ernährung (TPN)

Grundlagen

- Energiebedarf: 25 – 35 kcal./kg x d, d. h. 2.000 – 2500 kcal./d,
  eine Hyperalimentation ist nicht angezeigt!
- Zucker: Glukose: 5 g/kg/d, Bestandteil jeder parenteralen Ernährung;
  Probleme:
  - oft BZ-Entgleisung, K-Umverteilung nach intrazellulär,
  - Risiko der Fettleber bei langfristiger Anwendung;
  Xylit: max. 3 g/kg/d, insulinunabh. verwertet; Kontraind.: Leberinsuffizienz
  (Kommentar: es gibt keine klaren Daten für/gegen den Xylit-Einsatz; Sorbit und
  Fruktose wegen des Problems der hereditären Fruktoseintoleranz nicht mehr
  verfügbar)
- Aminosäuren:
  1–1,5 g/kg/d, energetischer Gewinn gering, vielmehr erforderlich zur Unter-
  drückung der krankheitsbedingten Katabolie;
- Fette:
  0,5–1,5 g/kg/d, hohe Energiedichte pro Volumeneinheit,
  Argument für reine LCT-Fette: ausreichende Versorgung mit Linolsäure; Argu-
  ment für LCT/MCT-Gemisch: rasche Metabolisierung von MCT-Fetten
  wenige Einschränkungen für Fettgabe (i.v. auch möglich bei Pankreatitis) peri-
  pher-venöse Applikation möglich (Vorteil bei ZVK-Belegung)
  Die Gabe von Fetten nur jeden 2. Tag entbehrt der rationalen Begründung!
  Probleme:
  - verminderte Verwertung bei Sepsis und Kreislaufschock, hier jedoch nicht
    absolut kontraindiziert → Triglyzeridkontrollen (s. u.)
- Zusätze:
  Vitamine: Hinsichtlich des Vitaminbedarfs bei kurzfristiger parenteraler Ernährung besteht wissenschaftlicher Dissens. Die Messung von Defiziten ist
  aufgrund des hohen Aufwandes nicht praktikabel. Es wird jedoch empfohlen,
  auch bei kurzfristiger parenteraler Ernährung von Anfang an Vitamine in
  langfristig bedarfsdeckender Dosis zu applizieren. Hierauf stützt sich die
  folgende anwenderfreundliche Empfehlung:
  - normale Nierenfunktion: Cernevit 1 Amp. + Tracitrans plus 1 Amp.
  - eingeschränkte Nierenfunktion: Cernevit 1 Amp. + Inzolen 1 Amp.
  Anmerkung: Cernevit ist für die parenterale Gabe über 4 Wochen zugelassen;
  bei längerfristiger Gabe wird aus diesem forensischen Grund an einem Tag pro
  Woche pausiert.

Zusammensetzung:

Cernevit:	Tracitrans plus:
Vit. A 3.500 I.E.	Na-Molybdat 0,0484 mg
Vit. D 220 I.E.	Na-Selenit 0,1052 mg
Vit. E 11,2 I.E.	Fe(III)-chlorid 5,406 mg
Vit. C 125 mg*)	Zn-chlorid 13,63 mg
Vit. B_1 3,51 mg	Manganchlorid 0,9895 mg
Riboflavin 5,67 mg	Kupfer(II)-chlorid 3,41 mg
Vit. B_6 5,5 mg	Chrom(III)-chlorid 0,0533 mg
Vit. B_{12} 0,006 mg	Na-Fluorid 2,1 mg
Folsäure 0,414 mg	K-Jodid 0,166 mg
Dexpanthenol 16,15 mg	
Biotin 0,069 mg	
Nicotinamid 46 mg	

Vitamin K: Substitution nur nach Bedarf, d. h. bei Abfall des Quick-Wertes.

Praktische Durchführung

Initiale Überlegung: Wäre eine enterale Ernährung nicht auch möglich (physiologisch, billiger)?

- Venenzugang:
  - i.d.R. dreilumiger ZVK
- Ernährungsaufbau:
  - Tag 1: Glukose-Lsg. 40% 500 ml + Aminosäure-Lsg. 10% 500 ml
  - Tag 2: Glukose-Lsg. 40% 1.000 ml + Aminosäure-Lsg. 10% 1.000 ml
  - Tag 3: zusätzlich 20%-Fett-Lsg. 250 ml und Zusätze (Vitamine, Spurenelemente)
  - Tag 4: 20%-Fett-Lsg. auf 500 ml steigern

(Kommentar: dieser stufenweise Ernährungsaufbau imitiert näherungsweise die Ebb- bzw. Flow-Phase im Postaggressionsstoffwechsel (OP, Myokardinfarkt, etc.)

- Standardsituationen (oft sind Kompromisse zu schließen!)
  - Patient ohne Einschränkungen: Schema siehe oben
  - Hydropische Zustände: Glukose-Lsg. 70% – 500 ml + Aminosäure-Lsg. 15% 500 ml + Fett-Lsg. 500 ml
  - Diabetiker: Glukose-Lsg. 20%, Aminosäure-Lsg. 10% 1.000 ml + Fett-Lsg. 500 ml
  - Niereninsuffizienz/Hypervolämie/ohne HD: G 70% 500 ml + Nephrosteril 500 ml + Lipo 20% 500 ml

---

*) Dieser Gehalt an Vit.C wird hinsichtlich einer Oxalatsteinbildung als unbedenklich eingestuft.

- Leberinsuffizienz mit Hypervolämie: G 70% 500 ml + AS 8% Hepa 500 ml + Lipo 20% 500 ml
- Korrekturen:
  - BZ zwischen 100/200 mg/dl halten (Abdeckung mit Insulin, Perfusor)
  - Triglyzeride werden bis 800 mg/dl toleriert (Messung 1 x/Woche, 12 h zuvor Fettinfusion abstellen)
  - Monitoring von Kalium und anorganischem Phosphat besonders wichtig!
- Nutritionsparameter:
  - Albumin, Präalbumin, Transferrin, Zink, Lymphozytenzahl
  - Anthropometrie, BIA-Messung (Problem: Ödeme, Flüssigkeit in 3. Raum)
- Anmerkungen:
  - Diese Vorgehensweise ist für kurzfristige parenterale Ernährungsphasen adäquat; bei längerfristiger TPN sind subtilere Korrekturen erforderlich (Prinzip: fettreich/glukosereduziert/ausreichende Substitution mit Vitaminen/ Spurenelementen, z. B. Cernevit/Tracitrans)
  - Für die meisten Indikationen wäre das hier geschilderte Flaschensystem durch ein Beutelsystem ersetzbar.

1.16.2 Totale enterale Ernährung (TEN)

- *Vorteile gegenüber der parenteralen Ernährung*

  - physiologisch, geringeres Risiko der metabolischen Entgleisung
  - geringerer Überwachungsaufwand
  - geringere Kosten (Ersparnis gegenüber parenteraler Ernährung: ca. DM 100,– pro Tag)
  - leichterer Übergang zur normalen Ernährung (Vermeidung von Atrophie der Darmmukosa, Erhaltung der Schrankenfunktion des Epithels, Vermeidung der bakteriellen Translokation hypothetisch!!)
  - vollbilanzierte Fertiglösungen verfügbar
  - medikamentöse Stressulkusprophylaxe unter kontinuierlicher Zufuhr von Sondenkost überflüssig (Pufferwirkung bei gastraler Applikation)

- *Nachteile gegenüber parenteraler Ernährung*

  - nur bei Patienten mit intakter Darmfunktion (kein mechanischer/paralytischer Ileus, keine GI-Blutung, keine Aspirationsgefahr, keine Notwendigkeit von Nüchternheit bei OP-Indikation)
  - aufwendiger zu etablieren

- *Zufuhrweg*

  - Über Magensonde, Duodenalsonde, PEG, FKJ (Feinkatheterjejunostomie); unter Intensivbedingungen i. d. R. Magensonde; <u>radiologische Kontrolle</u> der Sondenlage!
  - Problem der Magenentleerung: regelmäßige Überprüfung, ob Sondenkost abzuziehen ist (z. B. alle 6 h Sondenkost für 1 h pausieren, danach sollten weniger als 50 % der zuvor applizierten Menge aspirierbar sein)

- *Zufuhrgeschwindigkeit*

  - <u>frühzeitiger Beginn</u>, d. h. innerhalb weniger Stunden nach Intubation (vor Ausbildung der Darmatonie infolge Sedierung/Analgesie etc.)
  - zuerst Teeprobe
  - dann <u>kontinuierliche Gabe</u> über Pumpensystem: 10 ml/h, steigern bis auf max. 200 ml/h
  - grundsätzlich tgl. Peristaltikkontrolle; wenn nach > 3 Tagen kein Stuhlgang:
    - zunächst Einlauf, dann 3 Amp. Prostigmin/24h dann 6 Amp. Prostigmin/24h (Bepanthen ohne Wirksamkeitsnachweis!)
    - dann evtl. Takus (Cave Kontraind.: schwere kardiovaskuläre Erkrankungen, Schock, akute Pankreatitis, Obstruktionsileus, schwere Niereninsuffizienz)

  Anmerkung: Cisaprid (Propulsin®) mit ruhender Zulassung nach Auftreten schwerer kardialer Arrhythmien

- *Präparate:*

  A. <u>nährstoffdefiniert</u> (Makromoleküle): Sondenkost für den Regelfall, enzymatische Verdauung im Dünndarm intakt, Energiegehalt i. d. R. 1 kcal./ml
    - ballaststoffhaltige Nahrung für den Regelfall, erhöht eher die Stuhlkonsistenz (antidiarrhoisch), günstig bei verminderter Glukosetoleranz
    - ballaststofffreie Nahrung, vermindert eher die Stuhlkonsistenz
    - Diabetesnahrung: moderne Formulierungen mit erhöhtem Anteil einfach ungesättigter Fettsäuren, entsprechend den Empfehlungen der deutschen und europäischen Diabetes-Fachgesellschaften
    - Sondenkost bei Leberinsuffizienz: erhöhter Anteil von verzweigtkettigen Aminosäuren, klinisch ohne entscheidende Vorteile gegenüber der ballaststoffhaltigen Standardkost
    - fettreiche Nahrung: die Studienlage zu diesem Aspekt ist uneinheitlich; der Vorteil der fettreichen Sondenkost in der weaning-Periode (verminderter CO_2-Anfall) ist wahrscheinlich nicht gravierend

- MCT-haltige Diäten: rasche Resorption unabhängig von der Emulsion durch Gallensäuren
- Wertigkeit von Immunonutrition (Glutamin, Oligonukleotide, Arginin, Selen, Omega-3-Fettsäuren) nicht ausreichend belegt

B. chemisch definiert (Oligopeptide, Oligosaccharide): für Sonderfälle
- enzymatische Verdauungsleistung eingeschränkt, z. B. nach langdauernder TPN
- Nahrungszufuhr in das tiefe Jejunum
- teurer als nährstoffdefinierte Diät
- geschmacklich weniger akzeptabel

Fazit:
- **Indikation zur künstlichen Ernährung frühzeitig erwägen**
- **möglichst enteral ernähren, beginnen vor Ausbildung einer Darmatonie**
- **in den übrigen Fällen parenteral ernähren unter Einschluss der vorteilhaften Fettemulsionen**

1.16.3 Literatur

Bischoff, S.C., Ockenga, J., Manns, M.P.: Künstliche Ernährung in der internistischen Intensivmedizin. Internist 2000; 41: 1041

Müller, M.J.: Hepatische Komplikationen bei parenteraler Ernährung. Z Gastroenterol 1996; 34: 36–40

Senkal, M., Kemen, M., Schwensow, M., et al.: Kostenvergleich der enteralen versus parenteralen Ernährungstherapie nach Gastrektomie. Akt Ernähr 1995; 20: 16–22

Suchner, U., Senftleben, U., Askanazi, J., et al.: Enterale Ernährung bei kritisch kranken Patienten. Infusionsther Transfusionsmed 1993; 20: 26–37

2 Erkrankungen des Herz-Kreislauf-Systems [1]

2.1 Instabile Angina pectoris (AP) und akuter Myokardinfarkt

Bei der instabilen AP besteht eine Intimaverletzung, i. a. durch Plaqueruptur, auf der sich ein vorwiegend durch aktivierte Thrombozyten gebildeter Thrombus aufsetzt und das Gefäß im Sinne eines transmuralen Infarkts zu verschließen droht. Von diesem Thrombus können Teile in die Peripherie embolisieren und Mini-Infarkte mit positiver CK/CKMB im Sinne von nichttransmuralen Infarkten hervorrufen oder lediglich zu einem positiven Troponin bei normaler CK führen. Insofern ist bei der letzteren Konstellation von einer größeren Gefahr der Ausbildung eines zukünftigen transmuralen Infarktes auszugehen, als wenn das Troponin negativ ist (größerer embolisierender Thrombus).

Die Studien zur instabilen AP subsumieren auch Patienten mit nichttransmuralem Infarkt oder solche mit im EKG nicht sichtbarem Infarkt (z. B. im Gebiet des Ramus circumflexus), da bei nicht eindeutigem EKG (ohne Hebungen) bei Studieneinschluss noch nicht beurteilt werden kann, ob sich später Infarktenzyme zeigen. Instabile AP, Herzinfarkt und koronarer plötzlicher Herztod werden in der Nomenklatur heutzutage zum einprägsamen, aber etwas unscharfen Begriff des **akuten Koronarsyndroms** zusammengefasst.

2.1.1 Troponin T und I

Die Labordiagnostik der akuten koronaren Herzkrankheit (KHK) machte in den letzten Jahren deutliche Fortschritte durch die Einführung der empfindlichen Indikatoren Troponin I und T, die schon beim Untergang weniger Myokardzellen (durch kleine Emboli aus großen Koronarthromben) positiv sein können, wenn die CK und CKMB noch nicht reagiert. Troponin I ist spezifischer, Troponin T kann zu etwa 20 % bei Patienten mit fortgeschrittener Niereninsuffizienz falsch positiv sein. Auf der anderen Seite ist Troponin T unproblematischer zu bestimmen. Es ist eine qualitative (Schnelltest) und quantitative Diagnostik möglich.

Die Troponinbestimmung ist in folgenden Situationen hilfreich:

- Bei V.a. KHK im Fall von mehr oder weniger charakteristischen Ruhebeschwerden ist ein positives Troponin ein starker Hinweis auf die koronare Genese der Symptomatik. In diesem Fall sollte neben einer spezifischen Therapie eine baldige invasive Diagnostik erfolgen. Solche Patienten weisen eine deutlich höhere Inzidenz von nachfolgenden Herzinfarkten oder koronarer Letalität auf und sollten möglichst nicht ohne invasive Diagnostik von der Intentivstation verlegt oder gar entlassen werden.

---

[1] Ausführliche Literatur und Richtlinien findet sich im Internet auf der Homepage der Deutschen Gesellschaft für Kardiologie (www.dgkardio.de) und der European Society of Cardiology (www.escardio.org).

- Auf der anderen Seite <u>kann</u> bei negativem Troponin zwar eine KHK vorliegen, eine zweimalige negative Bestimmung im Abstand von 4–6 Stunden spricht aber bei unter Therapie beschwerdefreiem Patienten gegen die Brisanz des Krankheitsbildes und solche Patienten sind auf eine Normalstation verlegbar. Man beachte, daß die Zeitkinetik des Troponins nicht schneller als die der CK ist und sollte einen Anstieg nicht vor der 4.–6. Stunde nach Schmerzbeginn erwarten.
- Bei instabiler AP profitieren Patienten mit positivem Troponin von der Gabe von den GP-Hemmern Abciximab und Tirofiban (s. dort). Nach den vorliegenden Studien muss bei diesen Patienten die Therapie mit GP-Hemmern gefordert werden!
- Bei transmuralem gesicherten Infarkt ist die Troponin-Bestimmung sinnlos! Sie macht in diesem Fall keinen diagnostischen oder therapeutischen Zweck und ist damit überflüssig!
- Das Troponin kann noch lange nach dem Infarkt nachweisbar sein und seine Konzentration ist ohne Relevanz – serielle Bestimmungen sind damit als Routine überflüssig und ein erneutes Ansteigen ohne Symptomatik hat keine Aussagekraft.
- Beachte: Auch eine Myokarditis, eine Lungenembolie oder ein kardiales Trauma kann ein positives Troponin hervorrufen, ebenso eine Reanimation.

2.1.2 Praktisches Vorgehen bei Patienten mit Verdacht auf akutes Koronarsyndrom

Standardsituation:

Einlieferung eines Patienten mit thorakalen Beschwerden in Ruhe unter Diagnose: Instabile AP, V.a. Infarkt

Ziel:

Schnelle Diagnosesicherung (kardial? nichtkardial?), Verhinderung eines Infarktes bei instabiler AP, schnelle Reperfusion bei Infarkt durch Lyse oder Akut-PTCA

Differentialdiagnosen:

AP, Infarkt, hypertensive Entgleisung, Lungenstauung, Perikarditis, Aneurysma dissecans, Pleuritis, Lungenembolie, Pneumothorax, Reflux, traumatischer oder vertebragener Thoraxschmerz

Schnelle Diagnosesicherung durch:

Anamnese, Untersuchung, EKG, Rö-Thorax, Echokardiographie (TTE, TEE)

Procedere:

- Venöser Zugang (Braunüle, ZVK nur über V. basilica oder V. jugularis ext. wegen Gefahr der arteriellen Fehlpunktion und möglicher Blutungskomplikation bei evtl. Lyse)
- Monitor-, RR-Anschluss
- Sofortiger Therapiebeginn mit ASS, Vollheparinisierung, Betablockern, Nitraten, Opioiden, Sedierung (s. u.)
- Kernanamnese: Schmerzen? Typisch? Seit wann (Uhrzeit)? Schon öfter? Früherer Infarkt? Risikofaktoren?
- Bei Schmerzen: Nitrospray, häufig Opioid (z. B. 1,25 mg Levomethadon = ½ A Polamidon®) i.v. notwendig.
- **Kurze** klinische **Kernuntersuchung**: Zyanose? Halsvenenstauung? Dyspnoe? Ödeme? Herz-Lungenauskultation (3. Herzton? **Perikardreiben**? **Vitientypische Geräusche** (z. B. bei Aortengeräuschen Aortendissektion erwägen)? **Feuchte RG's**? Pleurareiben? Pneumonie? Einseitig abgeschwächtes Atemgeräusch (z. B. Pneu)? Schmerzen durch Druck reproduzierbar?
  Nie eine Betablockergabe oder Lyse ohne Kernuntersuchung!!!!
- Blutabnahme, mit venöser K, Na, BZ-Bestimmung; evtl., falls ohne anderen Zugang, über ZVK-Hülse erste Medikamente (Polamidon®, Lasix®, Antihypertensivum) geben
- Möglichst sofort Rö-Thorax
- Während der vorhergehenden Schritte EKG-Ableitung durch das Pflegepersonal:
  - Mit **Automatik** 12 Standardableitungen
  - **Bei Hinterwandinfarkt immer rechts-präkardiale Ableitungen**, v.a. V_4R (Automatik, auf korrekte Registrierung mit gerader Nullinie achten) wegen Rechtsherzinfarkt (s. u.)
  Falls in Standardableitungen keine eindeutigen Infarktzeichen:
  - Nehb
  - Wenn im Standard-EKG eindeutige Infarktzeichen vorhanden sind, ist die Nehb-Ableitung überflüssig und kostet nur kostbare Zeit!!
- Nur wenn keine Lyse durchgeführt wird: arterielle BGA.

2.1.3 Instabile AP und nichttransmuraler Infarkt

Diagnose:

AP **ohne ST-Hebung**, **Sicherung durch Ischämiezeichen im EKG:** Symmetrische T-Negativierungen oder horizontale ST-Senkungen (s. Abb. 26 und 27). T-Wellen-Negativierungen sieht man auch bei z. Zt. beschwerdefreien Patienten mit AP in der Anamnese, sie bleiben oft noch bis zu Wochen nach erfolgreicher PTCA bestehen. Dagegen sind ST-Senkungen in Ruhe, die man sonst passager bei positiver Ergometrie sieht, nahezu immer mit akuter Ruhe-AP verbunden, sie verschwinden

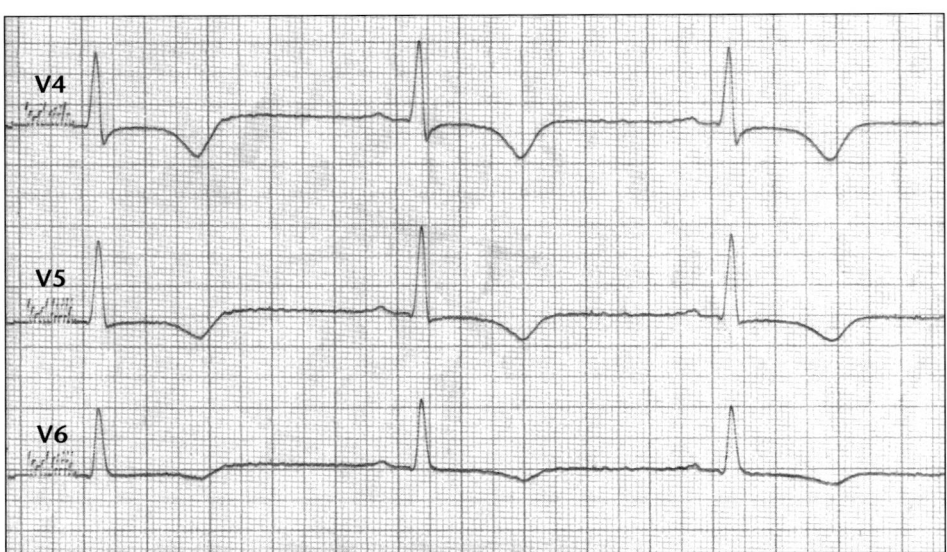

Abb. 25: Typische Ischämiezeichen

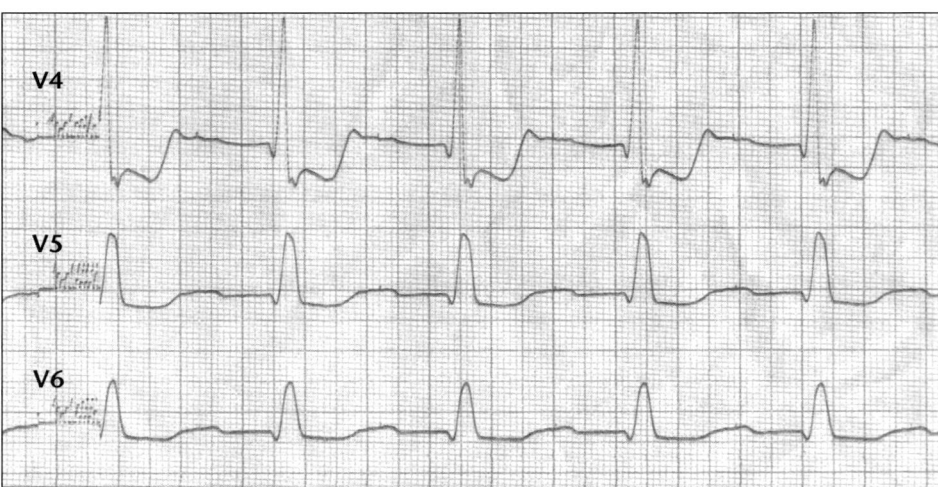

Abb. 26: Typische Ischämiezeichen

häufig unter prompter antiischämischer Therapie und sind als absolutes Alarm-
zeichen im Sinne eines Prä-Infarktes zu betrachten. Die Diagnose ist ebenfalls gesichert durch das Auftreten einer positiven CK/CKMB oder eines positiven Troponins im Verlauf.

Oder: EKG normal und keine offensichtliche andere Ursache der AP, **dann bis
zum Beweis des Gegenteils so tun als ob.**

2.1.3.1 Therapie der instabilen AP und des nicht-transmuralen Infarkts

- ASS 500 mg (1 A Aspisol®) i.v., danach 100 mg p.o. tgl., falls nicht schon durch Notarzt gegeben.
- Heparin 5.000 I.E. als Bolus, danach 25–30.000 I.E./Tag (Ziel aPTT 60–80 s), alternativ niedermolekulares Heparin 100 Anti-Xa E/kgKG 2 x tgl. s.c. aus Durchstechflasche.
- Nitrate s.l. als Spray oder Kps., dann i.v. (z.B. Isosorbidnitrat = Isoket® 50–200 mg/Tag) nach RR (> 100 mmHg syst.)
- Betablocker i.v. (s. dort), z.B. Metoprolol (z.B. Beloc®) 5–15 mg in etwa 15 Min. fraktioniert unter Frequenz und RR-Kontrolle geben (HF > 50/Min., RR > 90–100 mmHg). Danach Betablocker p.o., z.B. beginnen mit Metoprolol 4 x 50 mg oder Beloc-Zok® (mite).
- Bei Schmerzen Opioide, z.B. 1,25 mg L-Methadon (= ½ A Polamidon®) i.v. n. Bed.
- Sedierung mit Benzodiazepinen, z.B. 5–10 mg Valium® i.v. und/oder p.o. (z.B. Oxazepam = Adumbran® 3 x 10–20 mg/Tag).
- Bei positivem Troponin, insbesondere bei negativer CK, GP IIb/IIIa-Hemmer dazugeben. Wir ziehen in dieser noch unklaren Situation einen schnell reversiblen Hemmer vor (s. dort).
- Bei Lungenstauung Furosemid (z.B. Lasix®) 20–80 mg i.v., Minusbilanz angeben.
- Bei Hypertension ohne ausreichende Reaktion auf Nitrat und Betablocker: ACE-Hemmer, ggf. Nifedipin (z.B. Adalat®).

Merke: **Allein durch ASS lässt sich die Ereignisrate (Entwicklung transmuraler Infarkte und Letalität) in der ersten Woche um 40%, durch zusätzliche Vollheparinisierung um 60% senken!**
Bei Patienten mit instabiler AP ist bei Beschwerdefreiheit eine koronarangiographische Abklärung in den nächsten Tagen, bei solchen mit trotz Therapie rezidivierender oder persistierender AP sofort indiziert!

2.1.4 Akuter transmuraler Infarkt

Der akute transmurale Infarkt wird durch die Symptomatik (AP + evtl. vegetative Begleitsymptomatik) und durch signifikante ST-Strecken-Hebungen ($\geq$ 1 mm in peripheren und $\geq$ 2 mm in Brustwandableitungen) bewiesen. **Nur eine sofortige Reperfusion kann Myokard retten und die Prognose des Patienten verbessern.** Diese kann durch eine Akut-PTCA oder eine Lyse-Therapie erfolgen.

- Die Akut-PTCA scheint bei schnell verfügbarem, routiniertem Team Vorteile zu bringen und ist bei entsprechend ausgerüsteten Häusern das Mittel der ersten Wahl.
- Eine prompte Lyse-Therapie ist dann immer die erste Wahl, wenn eine Akut-PTCA nicht in adäquatem zeitlichem Rahmen eingesetzt werden kann. Dies ist i.a. immer dann der Fall, wenn die Akut-PTCA am Hause nicht zur Verfügung steht. Bei Verwendung von rt-PA (Actilyse®) sind 90 Min. nach Therapiebeginn 81% aller Infarktgefäße eröffnet, bei Streptokinase 60% (GUSTO I). Diese Werte müssen bei einer Akut-PTCA erst einmal erreicht werden.

Beachte:
Vorderwandinfarkt: Häufig große Nekrose, häufig Lungenstauung, häufig Rhythmusstörungen, sehr selten Bradykardien.

Hinterwandinfarkt: Häufig Bradykardien, auch bei kleineren Infarkten; rechtsventrikulärer Infarkt (20 % d. Fälle; s. u.).

2.1.4.1 Fibrinolyse und Infarkttherapie allgemein

Beachte: Aus den großen Fibrinolyse-Studien (GISSI-1 und ISIS-2; Streptokinase vs. Plazebo) wissen wir, dass durch eine prompte Lyse innerhalb von 6 (–12 Std?) nach Symptombeginn die 35-Tages-Letalität um fast 20 % gesenkt werden kann, innerhalb der ersten Stunde sogar um ca. 50 %. Durch gleichzeitige Behandlung mit ASS starben sogar fast 40 % weniger Patienten (ISIS-2). Unter gewissen Umständen lässt sich durch Verwendung von rt-PA (Actilyse®) ein Menschenleben von 100 mehr retten (GUSTO I, s. unter Fibrinolytika). In den Fibrinolyse-Daten zeigt sich eine 30-Tages-Letalität zwischen 6 und 8 %. Dies ist nicht die reale Letalität, da die Patienten in den Lyse-Studien günstig selektiert sind: Patienten mit Kontraindikationen (Blutungsrisiko, Vorerkrankungen, alte Patienten) fallen heraus. Die realistische Letalität für alle Patienten mit transmuralem Infarkt liegt in unseren besten Kliniken zwischen 13 und 14 %, häufig eher bei 16 %! Bei einem Alter von über 75 Jahren steigt die Letalität drastisch an.

Nach den Ergebnissen einer Pilotstudie (TIMI 14) werden durch eine Kombination eines Fibrinolytikums in halber Dosis mit der vollen Dosis eines GP GIIb/IIIa-Hemmers deutlich bessere und frühere Eröffnungsraten erreicht. Zur Zeit werden diese Daten in größeren Untersuchungen validiert.

- **Indikation zur Lyse:** Akuter transmuraler Infarkt mit Hebungen oder kompletter Linksschenkelblock mit typischer Symptomatik (anhaltende AP, vegetative Begleitsymptomatik) in den ersten 6 Stunden, bei Stakkato-Beschwerden oder großem (v.a. VW-)Infarkt auch bis zur 12. Stunde.
- **Kontraindikationen (»absolut«):** Z.n. zerebraler Blutung, hämorrhagische Diathese, Aortenaneurysma, fortgeschrittenes Malignom, Schädel-Hirn-Trauma < 6 w, große OP < 2–4 w, Magen-Darm-Ulzera < 2 w, akute Pankreatitis, Perikarditis, Endokarditis. **Relative KI:** Schwangerschaft, nicht komprimierbare arterielle Punktion, Magen-Darm-Ulzera vor 2–6 w, Apoplex < 3–6 Monate. Kürzliche Zahnextraktion und i.m.-Injektion sollten allenfalls bei sehr kleinen Infarkten als KI anerkannt werden, eine Reanimation ist keine KI, eher ein Argument für eine prompte Revaskularisation.
- Kurze spezifische Anamnese wegen Kontraindikationen: frühere Blutung? Hirnblutung? Ulcus in den letzten 2–6 Wochen? Kürzliche OP?
- **Merke: Je größer der Infarkt, desto schlechter ist die mittel- und langfristige Prognose und desto relativer werden Kontraindikationen. So wird man bei einem großen VWI oder einem HWI mit rechtsventrikulärer Beteiligung nahezu immer lysieren, bei einem kleinen Infarkt bei stabilem Patienten dagegen eher bei (relativen) Kontraindikationen Zurückhaltung üben.**
- Kurze Aufklärung ohne Unterschrift.
- Lyse (s. dort) gleichzeitig durch Pflegepersonal vorbereiten lassen und Lyse möglichst über Braunüle sofort beginnen, Patiententransport mit Transportmonitor.
- Bei VWI und bei großem HWI mit Lungenödem oder mit rechtsventrikulärer Beteiligung bis zur 6. Stunde rt-PA (Actilyse®), Reteplase (Rapilysin®) oder Tenecteplase (Metalyse®) nehmen, bei klinisch unproblematischem HWI und generell immer nach der 6. Stunde Streptokinase nehmen (Einzelheiten s. Kapitel 1.14.11.1 Fibrinolytika).
- **Angestrebte »Door-to-needle-time« 15 Min. – Situation mit Pflegepersonal üben!**
- Gleichzeitig Behandlung mit ASS, Betablockern wie bei instabiler AP, Opioide und Sedativa sind beim akuten Infarkt dringend indiziert, da die Patienten starke Schmerzen haben und unruhig sind. Ruhigstellung bremst den Sauerstoffverbrauch! Vollheparinisierung bei Actilyse sofort beginnen, bei Streptokinase nach Infusionsende ohne Bolus. Nitrate bringen nach ISIS 4 keine Prognoseverbesserung, nur nach positivem s.l. Versuch, bei hypertensiven Blutdruckwerten und bei Lungenstauung einsetzen. Ein Versuch mit mehreren Hüben s.l. ist gerechtfertigt, um einen Koronarspasmus als Ursache des Infarkts (weitgehend) auszuschließen.
- Heparin: Im Gegensatz zur instabilen AP ist eine Vollheparinisierung nicht bei jedem Myokardinfarkt zwingend indiziert. Diese soll im Falle einer Lyse eine Reokklusion der Koronarie verhindern, wobei ASS dabei wirksamer ist. Streng erwiesen ist der Nutzen einer Vollantikoagulation bei rt-PA (s.o.). Weiterhin ist es Ziel einer Vollheparinisierung, bei großen transmuralen Infarkten eine Thrombenbildung im infarzierten Bereich zu vermeiden und bei reduzierter Hämodynamik einer Thrombose mit evtl. Lungenembolie vorzubeugen. Dagegen benötigen Patienten mit kleinen unkomplizierten Infarkten nicht dringend eine Vollantikoagulation! Im Zweifel mit Hilfe der Echokardiographie prüfen, ob eine größere Dyskinesie vorliegt.
- ACE-Hemmer frühzeitig eingesetzt verbessern beim akuten Infarkt die kardiale Funktion (»Remodelling«) und reduzieren die Letalität. ACE-Hemmer bei nicht gestautem Patienten mit ausreichendem RR sofort **vorsichtig** beginnen, z.B. mit Enalapril (z.B. Xanef®) 1,125–2,5 mg oder Captopril (z.B. Lopirin®) 3,125–6,25 mg (dann steigern), cave: RR-Abfälle insbesondere unter diuretischer Therapie. Bei Lungenstauung zuerst weitgehende Rekompensation anstreben.
- Ernsthafte Rhythmusstörungen (Kammertachykardien, Kammerflimmern) entstehen entgegen der landläufigen Meinung nur sehr selten unter der Lyse!
- Falls zeitlich möglich, noch in der Notaufnahme **schriftliche Therapieangabe.**
- Im Krankenzimmer: Schriftliche Therapieangabe, wenn noch nicht erfolgt. Weitergehende Anamnese, Untersuchung, Komplettierung des Untersuchungsbogens.
- **Unbedingt dokumentieren: Schmerzcharakter, genauer Schmerzbeginn, Patienteneintreffen, Risikofaktoren, Allergieanamnese, aus der Anamnese stichwortartig (nicht einfach: »siehe alte Akte«): Vorinfarkte, wann? Belastbarkeit, Herzinsuffizienz NYHA? Lebensqualität?**
- **Jeder Infarktpatient sollte unbedingt 2 × täglich kardial und v.a. pulmonal auskultiert werden. Bei einer Lungenstauung muss die Bilanz geändert und evtl. Furosemid i.v. nachgegeben werden (nicht p.o.).**

Vorbereitung zur Akut-PTCA

Im allgemeinen nur sinnvoll, wenn sie am gleichen Haus schnell durchführbar ist.

Angestrebte »Door-to-balloon-time« < 90 Min. Ein Transport von einer zur anderen Klinik ist nur dann sinnvoll, wenn Kontraindikationen gegen eine Lyse bestehen und der Patient in einem klinischen Zustand ist, der einen Transport als gefahrlos erscheinen lässt.

*   **Indikation:** Transmuraler Infarkt mit Hebungen, bzw. Linksschenkelblock mit typischer Symptomatik, in den ersten 6 Stunden nach Schmerzbeginn – Ausnahmen mit interventionellem Kardiologen besprechen (evtl. Stakkato-AP, sehr großer Infarkt mit persistierender AP bis zur 12. Stunde).
*   Behandlung mit ASS, 5.000 I.E. Heparin-Bolus und 25.000 I.E. Heparin/24 Std. sowie mit Betablockern, Nitraten, Opioiden und Sedativa wie oben beschrieben, evtl. GP IIb/IIIa-Hemmer schon vor Untersuchung.
*   Rasur der rechten Leiste.
*   Der Patient muss flach liegen können, also nicht bei massiver Lungenstauung (oder Intubation).

2.1.4.2 Komplikationen des akuten Infarkts

Prinzipiell gilt, dass sich Komplikationen durch eine prompte Reperfusion weitgehend vermeiden lassen!

Herzinsuffizienz

Eine Lungenstauung oder ein Lungenödem bei stabilen Kreislaufverhältnissen aufgrund einer diastolischen Herzinsuffizienz (Relaxationsstörung durch den frisch infarzierten Bereich) tritt häufig auf, bei älteren Patienten (> 70 J.) auch bei kleineren Infarkten fast immer. Durch Flüssigkeitsrestriktion und i.v. Diuretika lässt sich fast immer eine Rekompensation erzielen. Meistens sind Minusbilanzen von 1.000–3.000 ml pro Tag u. U. über mehrere Tage notwendig. **Patienten mit Lungenstauung nicht zu frühzeitig mobilisieren.** Eine Sinustachykardie spricht beim (sub-)akuten Infarkt für eine Herzinsuffizienz. Die Behandlung mit Betablockern sollte dann vorsichtig erfolgen, z. B. durch Beloc-Zok mite®, bei schwerer Lungenstauung und Tachykardie kann man vorsichtig Propranolol (z. B. Dociton®) mit 10 mg p. o. versuchen.

Merke: Ein Lungenödem ist beim akuten oder subakuten Infarkt häufig auskultatorisch asymptomatisch oder macht« sich nur durch ein verlängertes Expirium (Spastik) bemerkbar. Oft leiden die Patienten auch nicht unter Dyspnoe, sondern unter sog. Postinfarkt-AP, die nach Ausschwemmen verschwindet. **Man scheue** sich nicht davor, häufige Kontrollen des Thorax-Röntgenbildes durchzuführen! Keinen Patienten mit Lungenstauung zur Koronarangiographie peitschen!

Kardiogener Schock

Herzinsuffizienz mit instabilen Kreislaufverhältnissen (HF> 100/Min, RR syst < 100 mmHg).

Häufig bei VWI mit massivem Myokardverlust mit unzureichender systolischer und diastolischer Pumpfunktion, auch bei Verschluss einer dominierenden RCA bei HWI.

Therapie:

- Katecholamine, insbesondere Beta-Mimetika, i.v., z. B. Dobutamin (z. B. Dobutrex®) beginnend mit 125 mg/Tag, Steigerung auf bis zu 2.000 mg/Tag, dann allerdings meist ausgeprägte tachykardisierende Effekte. **Bei HF> 120/Min. nicht mehr steigern!** Dann wohl oder übel Noradrenalin (z. B. Arterenol®) dazugeben (beginnend mit 0,5 mg/Std.).
- Phosphodiesterase-Hemmer werden von einigen Zentren bei unzureichendem Katecholamineffekt eingesetzt. Wir konnten damit keine guten Erfahrungen sammeln und verzichten daher vollständig auf diese Substanzklasse.
- Frühzeitiger Einsatz der aortalen Gegenpulsation bringt vielleicht Vorteile.
- Bei nachlassender Nierenfunktion und mangelndem Ansprechen auf Diuretika Ultrafiltration, ggf. mit Dialyse oder CVVH, erwägen.
- Intubation und Beatmung bei arteriellen pO_2-Werten < 60 mmHg trotz maximaler Sauerstoffzufuhr, auch bei stark dyspnoischen Patienten.
- Indikation zum Swan-Ganz-Katheter, wenn dieser schnell und routiniert gelegt werden kann: Volumen bis zu einem Wedge-Druck von 17–20 mmHg (optimaler Frank-Starling-Effekt des linken Ventrikels).
- Die Prognose des kardiogenen Schocks ist schlecht mit einer Letalität von 50–80%. Betroffen sind meist ältere und/oder multimorbide Patienten. Nach einer neueren Untersuchung lässt sich die Prognose durch frühzeitiges invasives Vorgehen etwas verbessern, was auch unserer Erfahrung entspricht – man sollte allerdings seine Erwartungen nicht zu hoch schrauben!

Kardiogener Schock bei HWI mit rechtsventrikulärer Beteiligung:

Bei RR-Abfall im Rahmen eines HWIs an **rechtsventrikulären Infarkt** denken (rechtskardiale Ableitungen) insbesondere bei fehlender Lungenstauung: Beim Hinterwandinfarkt macht sich eine rechtskardiale Infarktbeteiligung durch ST-Hebungen in den rechtskardialen Ableitungen (> 0,1 mV entspr. 1 mm) v. a. in V_4R

(s. Abb. 28) bemerkbar. Dies bedeutet meistens, dass ein großer Infarkt bei proximalem RCA-Verschluss mit Verschluss großer (rechts-) ventrikulärer Äste vorliegt. Diese Patienten haben in der Akutphase eine deutlich erhöhte Letalität (bis zu 30%), überleben sie jedoch die Akutphase, ist die Prognose normal.

Klassischerweise sind die Patienten hypoton und werden fälschlicherweise mit Katecholaminen behandelt. Die Hypotonie begründet sich jedoch durch die rechtsventrikuläre Insuffizienz. Durch eine hinreichende Vordehnung durch Volumengabe (Ausnutzung des Frank-Starling-Effektes) lässt sich die Hämodynamik meistens stabilisieren. In diesem Fall ist der ZVD eher hoch zu halten (12–15 cm H_2O) und bei RR-Abfällen muss schnell u. U. massiv Volumen (HAES oder PPL) gegeben werden, manchmal sind bis zu 3 l Volumen notwendig! **Beim rechtsventrikulären Infarkt keine Nitrate geben**, um die Vorlast des rechten Ventrikels nicht zu senken! Ein hämodynamisches Monitoring mit Swan-Ganz-Katheter kann sinnvoll sein, meistens reicht allerdings die Devise: Volumen bis zur RR-Normalisierung.

Auch hier löst eine Reperfusion das Problem meist prompt!

Rhythmusstörungen im akuten Infarktstadium (in den ersten 48 Stunden)

- **Bradykardien** kommen fast nur bei HWI vor und sind bis 40–45/Min. zu tolerieren. Sinusbradykardien entstehen durch vagale Reizung und/oder Verschluss der Sinusknotenarterie (aus prox. RCA), während AV-Blockierungen durch Verschluss der AV-Knotenarterie (aus mittlerer RCA) entstehen. Es handelt sich dann um einen proximalen AV-Block mit hinreichendem AV-Ersatzrhythmus aus dem distalen AV-Knoten mit schmalen Kammerkomplexen. Daher liegen Bradykardien bei HWI selten unter 30/Min. und sind meistens nicht der Grund für eine Hypotension. Diese kommt eher durch einen rechtsventrikulären Infarkt zustande und ist entsprechend zu behandeln.

  Merke: Bei HWI mit Bradykardien Reperfusionsmaßnahmen (Lyse, Akut-PTCA) möglichst nicht wegen passagerer Schrittmacheranlage zurückstellen, sondern vorrangig in die Wege leiten. Ansonsten:

  - Bei **symptomatischem AV-Block** II, Mobitz und III Versuch mit Atropin, sonst pass. SM. Bei erfolgter Lyse über im Sinne einer arteriellen Punktion ungefährlichen Zugang (V. basilica, V. jug. externa, V. femoralis). Im Notfall bei entsprechend gravierenden Symptomen: Externer Stimulator, Atropin 1–2 x 0,5 mg (1–2 A), Orciprenalin 0,5 mg (1 A Alupent®), dann Dobutamin 1.000 mg/24 h bis zum Legen eines pass. SM's.
  - Bei Sinusbradykardie und Bradyarrhythmie Atropin nur vorsichtig bei Frequenzen ≤ 40/Min. und Symptomatik, überschießende Tachykardie vermeiden.

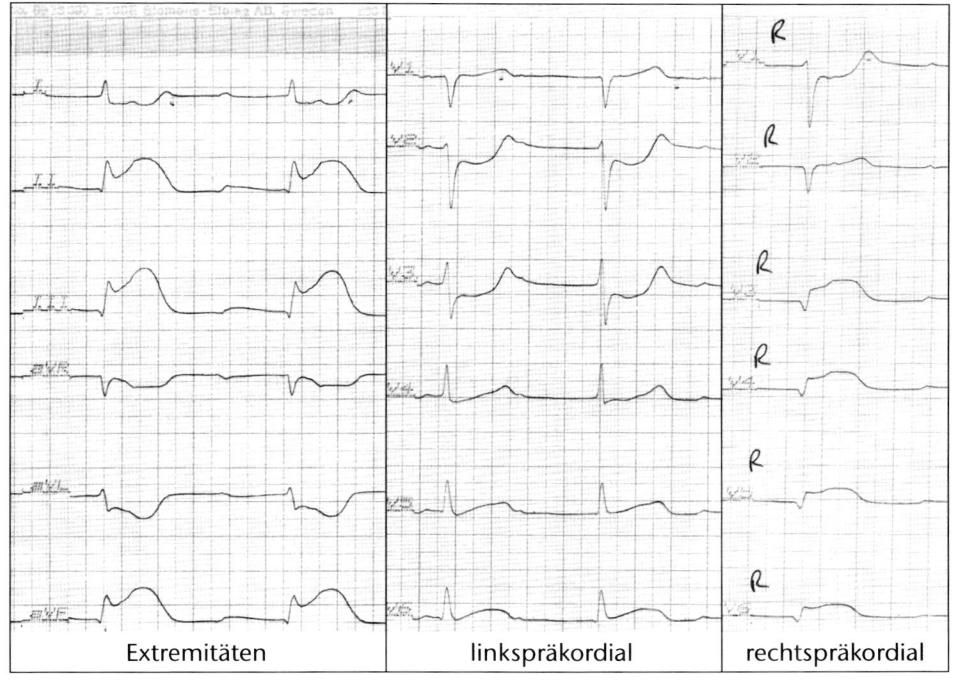

| Extremitäten | linkspräkordial | rechtspräkordial |

Abb. 27: Rechtsventrikulärer Infarkt mit totalem AV-Block. Deutliche Hebungen in den rechtspräkordialen Ableitungen

Merke: AV-Blockierungen bei HWI verschwinden fast immer innerhalb der ersten 3 Tage, auf jeden Fall innerhalb von 2 – 3 Wochen – daher mit permanenter SM-Implantation 3 Wochen warten!

AV-Blockierungen und Schenkelblockierungen beim VWI sind selten und kommen nur bei großem Myokardverlust vor. Die Patienten haben eine schlechte Prognose und versterben häufig in den ersten Wochen am plötzlichen Herztod aufgrund maligner tachykarder Herzrhythmusstörungen. AV-Blockierungen werden hier meist permanent schrittmacherpflichtig.

- **Bei AV-Blockierungen bei VWI:** Pass. SM
- **Bei kompletten bifaszikulären Schenkelblock:** Im allgemeinen keine prophylaktische Schrittmacherversorgung, allenfalls bei neuem bifaszikulärem Schenkelblock bei großem Vorderwandinfarkt und schlechter Hämodynamik. Externen Stimulator griffbereit halten.

- Bei allen tachykarden Rhythmusstörungen beim Infarkt gilt prinzipiell: Kalium hochnormal halten (4,5 – 5 mmol/l) und ausreichende Betablockade.
- **Vorhoftachykardien:** Betablocker Medikament erster Wahl, ansonsten Tachykardieschema (s. u.).

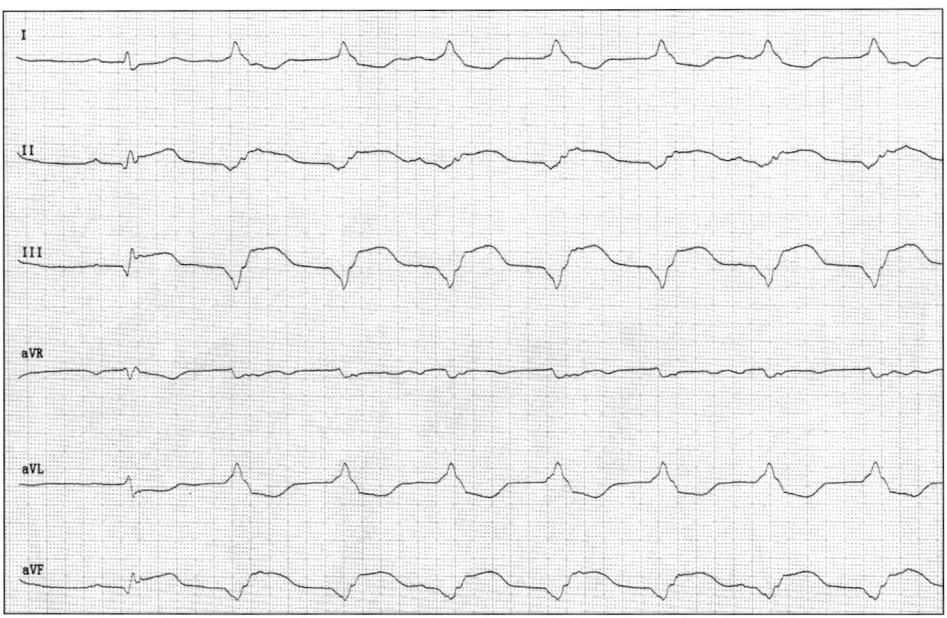

Abb. 28: HWI mit idioventrikulärem Rhythmus nach einer normalen Aktion (regelmäßige breite Kammer-komplexe mit Linksschenkelblockbild und AV-Dissoziation (Frequenz 110/Min.)

- Anhaltende Kammertachykardien > 130/Min. (hämodynamisch stabil) sind beim akuten Infarkt selten und sistieren fast immer auf Kalium-Bolusgabe auch bei normalem Spiegel (10–20 mval i.v.)!!! Falls nicht, Tachykardieschema, d. h. nach Dokumentation Ajmalin (Gilurytmal®) oder Kardioversion.
- Häufiger sind mehr oder minder lang anhaltende langsame Kammertachykar-dien (≤ 130/Min.) als **akzelerierter idioventrikulärer Rhythmus** (s. Abb. 28). Diese entstehen aus Zentren am Rande der Infarktnarbe, auch bei kleinen In-farkten und sind harmlos. Eine spezifische Therapie außer Kalium und Beta-blockern verbietet sich.
- **Asymptomatische VES, Salven, nichtanhaltende Kammertachykardien** werden grundsätzlich nicht durch Antiarrhythmika der Klassen I oder III be-handelt, sondern es wird nur Sorge für eine ausreichende Betablockade getra-gen. Bitte beruhigen Sie sich selber und das Personal!
- **Bei einmaligem Kammerflimmern** (Rezidivhäufigkeit 20% innerhalb von 72 h) kein Klasse I oder III Antiarrhythmikum, nur Kalium und Betablocker, wenn möglich. Nach Rezidiv 300 mg Amiodaron (2 A Cordarex®) in 15 Min., da-nach 1,5 g/24 h (= 10 Amp.) für ca. 2 Tage.

  Alle Antiarrhythmika werden nach 2 Tagen abgesetzt und der Patient wird für mindestens 2 weitere Tage am Monitor beobachtet.

- Tritt Kammerflimmern als primäres Kammerflimmern (d. h. ohne Lungenstauung) ab dem 3. Tag nach Infarkt auf, kann es nicht mehr unbedingt dem frischen Infarktgeschehen zugeordnet werden, sondern muss evtl. auf die Narbe zurückgeführt werden, wobei erhöhte Rezidivgefahr besteht. Eine baldige Herzkatheteruntersuchung und Rücksprache mit einem Elektrophysiologen sind indiziert!

Pericarditis epistenocardiaca:

Entsteht nur bei transmuralem Infarkt als Entzündungsgeschehen am Perikard.

Typisch:

Patient bekommt 1–3 Tage nach transmuralem Infarkt wieder AP ohne Enzymanstieg.

Diagnose:

Manchmal Perikardreiben, im EKG manchmal zunehmende ST-Hebungen auch in nicht infarktspezifischen Ableitungen (s. Abb. 30), im Echo oft meist kleiner PE.

Therapie:

Nichtsteroidale Antirheumatika (z. B. Diclofenac 3 x 50 mg), bei unzureichender Wirkung Steroide, z. B. Prednison (z. B. Decortin®) 1 mg/kgKG für 3 Tage, danach in 14 Tagen auf Null reduzieren.

Vollantikoagulation bei kleineren Infarkten auf Low-Dose-Heparin umsetzen, bei großen Infarkten mit deutlichem Nutzen der Antikoagulation Grenzwert-Vollheparinisierung auf aPTT 50–60 s (mindestens 2 x tgl. kontrollieren! In diesem Fall keine niedermolekularen Heparine).

Perforationen: Septumperforation, Myokardruptur, akuter Mitralklappen(teil-)ausriss

Sind eher selten, wenn auch ein Teil des frühen plötzlichen Herztodes in der ersten Woche auf Perikardtamponaden zurückzuführen ist. **Perforationen treten fast immer zwischen dem 2. und 7. Tag nach transmuralem Infarkt auf!**

Septumperforation:

Häufiger bei HWI.

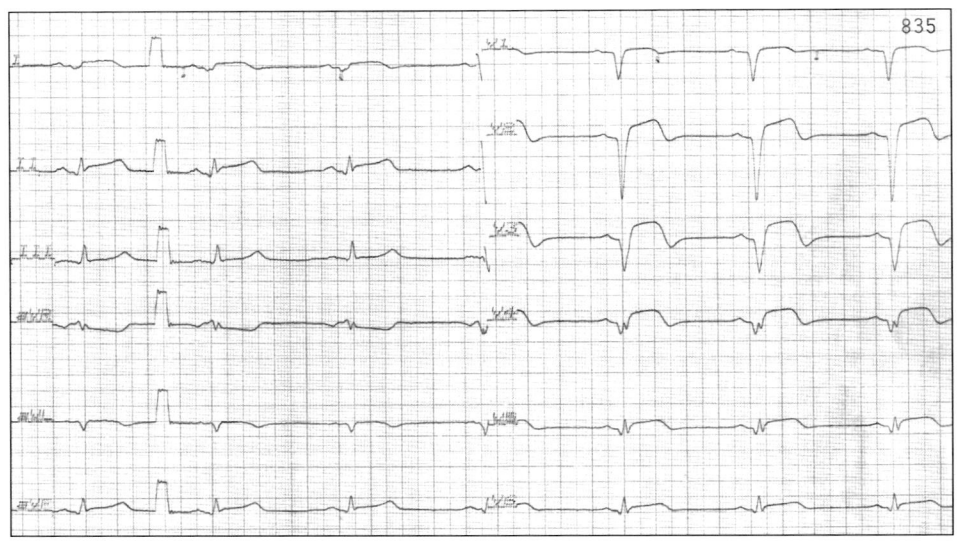

Abb. 29: Erneute AP 2 Tage nach großem VWI: Perikarditis epistenocardiaca mit pankardi-tischen ST-Hebungen

Typisch: Plötzliche Verschlechterung mit erneuter AP, RR-Abfall, häufig als Reinfarkt missgedeutet. **Immer ist ein rauhes, neu aufgetretenes Systolikum über Erb zu hören!** Im Rö-Thorax scheinbare Lungenstauung, bedingt durch pulmonale Hyperperfusion durch Shunt. Beweis und Shuntbestimmung durch Swan-Ganz-Katheter.

Therapie:

Möglichst Nachlastsenker (ACE-Hemmer, evtl. Nipruss), auf Noradrenalin wird der Shunt durch Nachlasterhöhung größer. Möglichst über 2–3 Wochen konservativ stabilisieren, da das OP-Risiko bei frischer Infarktnarbe sehr hoch ist. Verlegung in Kardiologie mit Herzchirurgie! Bei Schock mit Nierenversagen ist eine weitere Therapie, auch OP, sinnlos!

Myokardruptur mit Tamponade:

Tritt häufig als plötzlicher Herztod in Erscheinung, da es sofort zu einem Pumpversagen kommt. Selten überleben Patienten mit gedeckter Ruptur, wobei diese dann meist später entdeckt wird. Eine Therapie mit Punktion ist weitgehend sinnlos, da das Blut immer wieder ins Perikard nachläuft. Sollte es trotzdem gelingen: Betablockergabe (zur Senkung der Druckanstiegsgeschwindigkeit), sofortige OP.

Mitralklappenteilausriss

Beim HWI kommt es häufig zu einer Papillarmuskelteilnekrose, die sich meisten nur als geringgradige Mitralinsuffizienz bemerkbar macht. Der Ausriss eines ganzen Papillarmuskels ist sehr selten und wird akut fast nie überlebt. Etwas häufiger, aber auch sehr selten, ist ein Sehnenfadenteilausriss mit akuter Mitralinsuffizienz.

Symptome:

Plötzliches, sich auch durch Diuretika kaum besserndes Lungenödem, deutliches Systolikum über Mitralis, im Swan-Ganz-Katheter ausgeprägte V-Welle, im TEE deutlicher Sehnenfadenteilausriss, systolisch in linken Vorhof prolabierend.

Therapie:

Intubation, PEEP-Beatmung, Diuretika, sofortige OP.

Intrakavitäre Thromben

Intrakavitäre Thromben sieht man fast nur bei größeren Infarkten, meist Vorderwandinfarkten mit Dyskinesien, wenn die Patienten erst subakut in die Klinik kommen und somit nicht prompt nach dem Ereignis vollantikoaguliert wurden. Die Therapie besteht in einer konsequenten Vollantikoagulation mit Heparin und anschließender oraler Antikoagulation (INR 2-3) über 3 bis maximal 6 Monate. Thrombembolien sind selten.

2.1.5 Mobilisation nach Herzinfarkt

Die Mobilisation nach Herzinfarkt sollte so früh wie möglich, also durchaus schon auf der Intensivstation, erfolgen. Wir streben an, den Patienten möglichst früh »aus dem Bett zu bringen«. Es erscheint sinnvoll, in diesem Zusammenhang drei Infarkttypen zu unterscheiden:

A Kleiner komplikationsloser Infarkt
B Großer komplikationsloser Infarkt
C Komplizierter Infarkt

Die Größe eines Infarkts ist nach der Klinik, dem Ekg, dem Echo und den Laborparametern (CK/CKMB) zu beurteilen. Komplikation heißt z. B. Rhythmusstörungen, Defibrillation, Reanimation und Herzinsuffizienz mit oder ohne Lungenstauung. Insbesondere bei einer Herzinsuffizienz ist bei der Mobilisation Vorsicht geboten. Die folgenden Hinweise gelten nur im großen und ganzen, sie sind jeweils mit der Klinik zu modifizieren.

Zu A. Der Patient kann sofort aktive Bewegungsübungen in Rückenlage und im Sitzen an der Bettkante machen. Er darf auch sofort vor dem Bett stehen mit wechselnder Beinbelastung, allerdings nur in Begleitung vom Pflegedienst oder von Physiotherapeuten. Ferner sollte er den Nachtstuhl benutzen. Er darf am nächsten Tag im Zimmer gehen, darauf im Flur und nach drei bis vier Tagen Treppen steigen.

Zu B. Der Patient kann sofort Übungen im Bett und im Sitzen an der Bettkante machen, allerdings erst am 2. Tag aufstehen und auf den Nachtstuhl. Die weitere Mobilisation erfolgt wie beim kleinen Infarkt.

Zu C. Hier ist individuelles Vorgehen mit stetigem Blick auf die Klinik des Patienten gefragt. Patienten mit einer Herzinsuffizienz (beachte Ruhetachykardie, 3. Herzton, feuchte Rasselgeräusche) werden im allgemeinen zunächst nur Atemtherapie erhalten und allenfalls leichte Übungen im Bett. Man achte darauf, ob der Patient »grau« aussieht. Man erkennt die Restitution von einer Herzinsuffizienz meist auf den ersten Blick von einem Tag auf den anderen.

Nach einer Herzkatheteruntersuchung oder einem interventionellen Vorgehen ist im allgemeinen ein Tag Bettruhe wegen der Gefahr des Nachblutens aus der Punktionsstelle einzuhalten.

Ein Patient, der im subakuten Stadium kommt, also seinen Infarkt außerhalb der Klinik bekommen und überlebt hat, sollte nicht mit Bettruhe bestraft werden, wenn der Infarkt unkompliziert ist.

Im folgenden ist das Frühmobilisationsprogramm der Abteilung für Physiotherapie der Medizinischen Universitätsklinik Würzburg widergegeben.

Mobilisationsstufen	1	2	3	4	5
Krankengymnastik-Maßnahmen	Aktive Übungen in Rückenlage	dto.	dto.		
	Aktive Übungen mit Rückenlehne im Bett	Übungen im Sitzen an der Bettkante	dto.		
	Sitzen an der Bettkante	Stehen vor dem Bett	Gehen im Zimmer	Übungen auf dem Hocker, Stuhl, Ball	dto.
				Gehen auf Flurebene	dto.
					Im Stand peripheres Muskeltraining
					Treppensteigen
Pflegedienst		Nachtstuhl	WC (nah)		
Schema A	entfällt	1. Tag	2. Tag	3.–5. Tag	6.–11. Tag
Schema B	1. Tag	2.–3. Tag	4.–5. Tag	6.–9. Tag	10.–15. Tag
Schema C	individuelles Vorgehen (zeitliches Strecken von Schema B)				

2.1.6 Literatur

ACC/AHA Guidelines for the management of patients with acute myocardial infarction. J Am Coll Cardiol 1996; 28: 11328

ACC/AHA Guidelines-Update. J Am Coll Cardiol 1999; 34: 890

Antman, E.M. et al.: Abciximab facilitates the rate and extent of thrombolysis. Results of the thombolysis in myocardial infarction (TIMI) 14 trial. Circulation 1999; 99: 2720

ASSENT-2 Investigators: Single-bolus Tenecteplase compared with front-loaded Alteplare in acute myocardial infarction: The ASSENT-2 double-blind randomized trial. Lancet 1999; 354:716

Bertrand, E.M. et al. for the task force of the european society of cardiology: Management of acute coronary syndromes: acute coronary syndromes without persistent ST segment elevation. Eur Heart J 2000; 21: 1406

Betablocker Heart Attack Trial Research Group: A randomized trial of propranolol in patients with acute myocardial infarction. I. Mortality results. JAMA 1982; 247: 1707

Gruppo italiano per lo studio della streptochinasi nell'infarcto miocardico (GISSI): Effectiveness of intravenous thrombolytic treatment in acute myocardial infarction. Lancet 1986; 327: 397

Hamm, C.W. et al.: Emergency room triage of patients with acute chest pain by means of rapid testing for cardiac troponin T or troponin I. N Engl J Med 1997; 337: 1648

Hamm, C.W. et al.: Benefit of abciximab in patients with refractory unstable angina in relation to serum troponin T levels. N Engl J Med 1999; 340: 1623

Heeschen, C. et al. for the PRISM study investigators: Troponin concentrations for stratifications of patients with acute coronary syndromes in relation to therapeutic efficacy of tirofiban. Lancet 1999; 354: 1757

Hermann, H.P., Hasenfuß, G.: Therapie des akuten Herzinfarktes und der akuten Herzinsuffizienz mit vasoaktiven Substanzen. Intensivmed 2000; 37: 707

Hjalmarson, A.D. et al.: The Göteburg metoprolol trial. Effects on mortality and morbidity in acute myocardial infarction. Circulation 1993; 67: 126

ISIS 1 Collaborative Group: Randomized trial of intravenous atenolol among 16027 cases of suspected acute myocardial infarction. Lancet 1986; 328: 57

ISIS 2 Collaborative Group: Randomized trial of intravenous streptokinase, oral aspirin, both or neither among 17.187 cases of suspected myocardial infarction: ISIS 2. Lancet 1988; 332: 349

Julian, D.G. et al. for the task force of the european society of cardiology: Acute myocardial infarction: pre-hospital and in-hospital management. Eur Heart J 1996; 17: 43

PURSUIT trial investigators: Inhibition of platelet glycoprotein IIb/IIIa with eptifibatide in patients with acute coronary syndromes. N Eng J Med 1998; 339: 436

Ryan, T.J. et al.: ACC/AHA guidelines for the management of patients with acute myocardial infarction. J Am Coll Cardiol 1996; 28: 1328

The CAPTURE investigators: Randomized placebo-controlled trial of abciximab before and during coronary intervention in refractory unstable angina: the CAPTURE study. Lancet 1997; 349: 1429

The GUSTO Investigators: An international randomized trial comparing four thrombolytic strategies for acute myocardial infarction. N Engl J Med 1993; 329: 673

The joint European Society of Cardiology and American College of Cardiology Committee for the redefinition of myocardial infarction: Myocardial infarction redefined – A consensus document of the joint European Society of Cardiology (ESC) and American College of Cardiology (ACC) Committee for the redefinition of myocardial infarction. Eur Heart J 2000; 21: 1502

The MIAMI Trial Research Group: Metoprolol in acute myocardial infarction (MIAMI). A randomized placebo-controlled international trial. Eur Heart J 1985; 6: 199

The PRISM-PLUS study investigators: Inhibition of the platelet glykoprotein IIb/IIIa receptor with tirofiban in unstable angina and non-q-wave myocardial infarction. N Engl J Med 1998; 338: 1488

2.2 Behandlung von brady- und tachykarden Herzrhythmusstörungen

Grundregel: Bei hämodynamisch stabilem Patienten (Patient ansprechbar, RR_{syst} > 70–80 mmHg) muss vor jeder Therapie ein 12-Kanal-Standard-EKG, ggf. ein langer Streifen geschrieben werden.

Danach sollte eine Kalium-Abnahme in heparinisierter 2 ml-Spritze für den Analysator auf der Intensivstation erfolgen.

2.2.1 Bradykardien

Bradykardien sollten nur dann medikamentös behandelt werden, wenn sie schwerwiegend symptomatisch sind. Wenn nicht, sollte nach den im Kapitel 1.13 (Passagere Herzschrittmacher) genannten Kriterien entschieden werden, ob ein passagerer Herzschrittmacher indiziert ist oder nicht.

Entschließt man sich – i.a. bei schwerwiegenden symptomatischen Bradykardien – zur medikamentösen i.v.-Behandlung so stehen die folgenden Pharmaka zur Auswahl:

1. **Atropin:** Wirkt meistens nur bei im oder über dem AV-Knoten bedingten Bradykardien, also bei Sinusbradykardie oder Sinusstillstand, hohem AV-Block mit schmalen Kammerkomplexen. Klassischerweise ist die Wirkung bei der vagalen Reaktion und beim Hinterwandinfarkt am überzeugendsten. Dosierung: 0,5–2 mg i.v. (1–4 A), bei Glaukom kontraindiziert!
2. **Betamimetika:** Klassischerweise Orciprenalin (Alupent®), wirkt zusätzlich beim höhergradigen AV-Block durch Stimulation von ventrikulären Ersatzzentren. In manchen Fällen empfiehlt sich danach eine Infusion mit hochdosiertem Dobutamin (1.000–2.000 mg/24) Dosierung von Orciprenalin: 0,5–1,0 mg i.v. (1–2 A). Im Fall einer Reanimation (s. Kapitel 1.9) mit extremer Bradykardie oder Asystolie HDM und Adrenalin 0,5–1 mg i.v. (1 A auf 10 ml NaCl 0,9% verdünnt).

2.2.2 Tachykardien

2.2.2.1 Medikamente

Die medikamentöse i.v.-Therapie auf der Intensivstation sollte sich auf folgende Substanzen beschränken:

- Kalium
- Digitalis: Digoxin (z. B. Lanitop®, Novodigal®), Digitoxin (z. B. Digimerck®) nur bei supraventrikulären Tachykardien (SVT; Kennzeichen: schmaler Kammerkomplex), im wesentlichen bei Tachyarrhthia absoluta und bei Vorhofflattern
- Betablocker (nur bei SVT): Esmolol (Breviblock®) 100 mg = 1 A in längstens 1–2 Min. wegen kurzer HWZ von ca. 9 Min, Metoprolol (z. B. Beloc®) bis 15 mg =

3 A in 15 Min. i.v., dann p.o., falls Langzeitwirkung erwünscht (Infarkt); ersatz-weise Propranolol (z.B. Dociton®) 1–2 mg = 1–2 A über 10 Min. i.v., dann bis 2–10 mg/h i.v. Dauerinfusion

- <u>Kalziumantagonisten</u> (nur bei SVT): Verapamil (z.B. Isoptin®); max. 5 mg = 1 A in 5 Min, ggf. bis 5–10 mg/h Dauerinfusion; nur SVT
- <u>Klasse I-Antiarrhythmika</u>: Ajmalin (z.B. Gilurytmal®); max. 50 mg = 1 A in 10 Min. i.v., ggf. 5–40 mg/h Dauerinfusion; QRS-Verbreiterung beobachten (s.u.). Nie ohne Defi! Lidocain verwenden wir wegen schlechterer Wirksamkeit nicht mehr.
  Flecainid (Tambocor®) als Klasse Ic-Antiarrhythmikum nur bei SVT 50–100 mg langsam i.v. (10 Min. pro 50 mg = 1 A) unter Beobachtung von RR und Breite der Kammerkomplexe. Immer mit Defi!
- <u>Klasse III-Antiarrhythmika</u>: Amiodaron (Cordarex®) 1–2 A = 150–300 mg in 15 Min. i.v. (bei Kammerflimmern schneller spritzen), ggf. 10 A (1.500 mg)/24 h für Tage
- <u>Adenosin (Adrekar®)</u>; 3 mg = ½ Injektionsflasche als Bolus geben, Wirkungsein-tritt nach ca. 20 s. Falls wirkungslos, nach einer Min. 6 mg, danach 9 mg, zuletzt 12 mg. Immer Defi danebenstellen!

Therapie

Prinzipiell bei allen Tachykardien: Bei Kalium < 4 mmol/l 10–20 mmol KCl lang-sam über zentralen Venenkatheter. Im Falle eines frischen Infarktes mit ventriku-lärer Tachykardie (VT) auch bei Kalium bis 4,5 mmol/l, dann am wirksamsten im Falle von anhaltenden ventrikulären Tachykardien.

Nie Verapamil oder einen β-Blocker bei Tachykardien mit breitem QRS-Komplex (wirkt nur gegen den noch gerade ausreichenden Blutdruck)!!!

2.2.2.2 Supraventrikuläre Tachykardien

Absolute Arrhythmie bei Vorhofflimmern

1. Digitalis (bei herzinsuffizenten od. hypotensiven Patienten bevorzugen)
   <u>oder</u>
   Betablocker (bei Infarkt und hypertensiven Patienten ohne Lungenstauung be-vorzugen; Cave Hypotension)
2. Verapamil i.v. (Cave Hypotension)
3. Amiodaron: Bei Fehlschlagen od. Nichteinsetzbarkeit der vorgenannten Medi-kamente 1–2 A (150–300 mg) über 15 Min., dann 10 Amp. über 24 h für 3 Tage. Vorteil: Praktisch fehlende negative Inotropie, meistens deutliche Verlang-samung der Ventrikelfrequenz, hohe Potenz zur Wiederherstellung des Sinus-rhythmus.

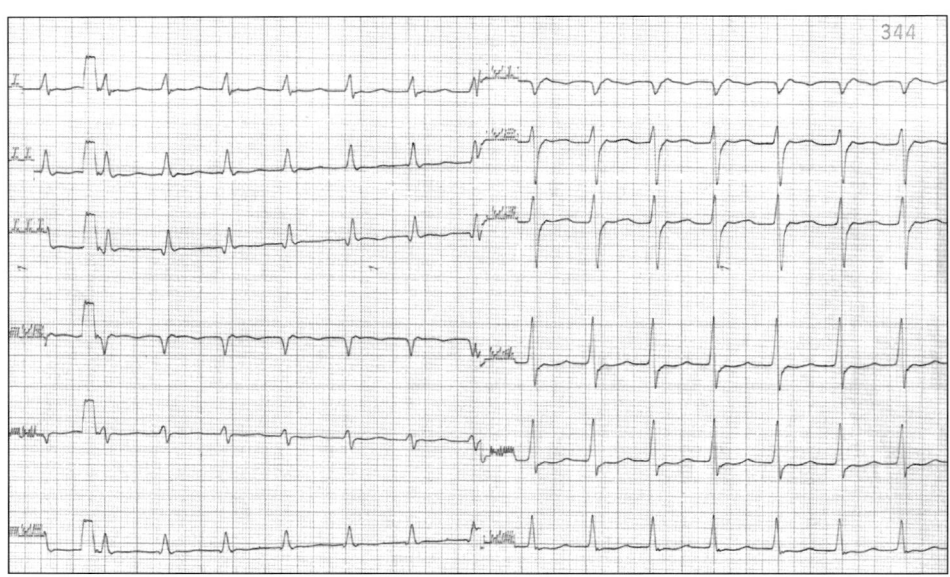

Abb. 30: AV-Knoten Reentry-Tachykardie: P-Wellen sind in QRS-Komplex verborgen (152/Min.)

> **Merke: Digitalis, Betablocker und Kalziumantagonisten bremsen nur die Über-leitung, Amiodaron und Klasse I-Antiarrhythmika können dagegen kardio-vertieren.**

4. Kardioversion bei Erfolglosigkeit von 1.–3. Nur indiziert bei instabiler Hämody-namik. Erfolgversprechend bei nicht zu lange bestehendem Vorhofflimmern (< 1 Jahr). Hohe Rezidivgefahr bei sekundärem Vorhofflimmern, z. B. bei Sepsis. Bei elektiver Kardioversion zur Wiederherstellung des Sinusrhythmus darf ohne längerdauernde Vollantikoagulation Vorhofflimmern nur kardiovertiert werden, wenn es maximal 1–2 Tage lang besteht (ansonsten 4 Wochen vorher und nachher nachgewiesene Vollantikoagulation mit INR 2–3). Im Notfall wird man nur sehr selten wegen einer Tachyarrhythmie kardiovertieren müs-sen.

Regelmäßige Tachykardie mit schmalem Kammerkomplex
(= supraventrikuläre Tachykardie)

Haupt- und Differentialdiagnosen:

1. AV-Knoten-Reentry, 150–200 (–250): VH-Komplexe meist nicht sichtbar, da in QRS verborgen, s. Abb. 30

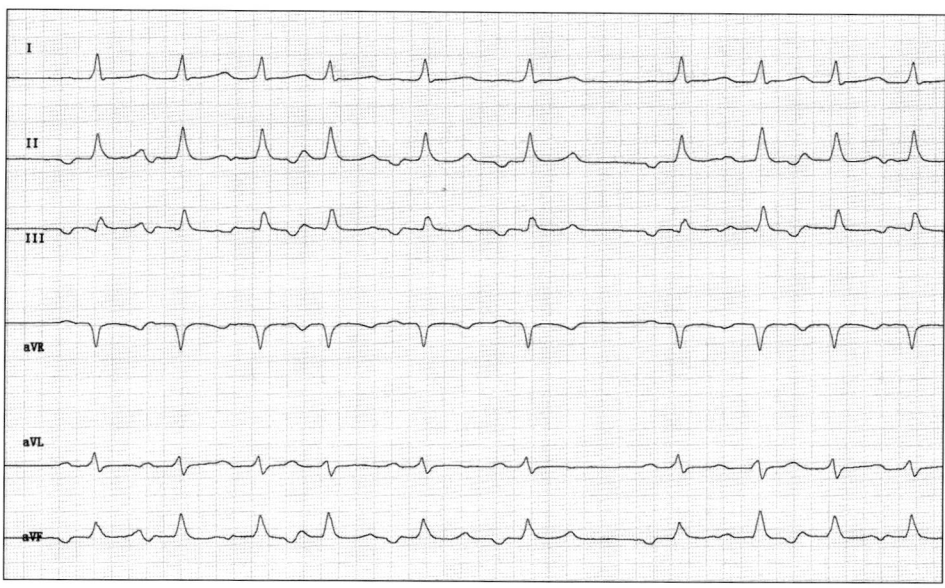

Abb. 31: Unregelmäßig feuernder Fokus im unteren Atrium (neg. P-Wellen in II und III), 2 Stunden nach 50 mg Flecainid i.v. stellte sich Sinusrhythmus ein.

2. VH-Flattern: Klassisch 300/Min. mit 2:1 ÜL, d.h. Kammerfrequenz 150/Min., oberhalb AV-Knoten; klassisch Sägezahnmuster in II, III.
3. Atriale Tachykardie, häufig 120–250/Min. mit 1:1 oder 2:1 Überleitung, Ursprung oberhalb AV-Knoten, klassisch: negative P-Wellen in II, III; s. Abb. 31
4. Reentry-Tachykardie bei akzessorischer Bahn (WPW-Syndrom), s. Abb. 32

> **Merke:** Immer <u>unter laufendem EKG</u> (am ehesten periphere Ableitungen) Carotisdruck und Valsalva-Manöver durchführen, erstens zur Demaskierung verborgener VH-Aktionen, zweitens zur Terminierung.

Falls eine mechanische Demaskierung nicht möglich ist, sollte beim Fehlen von Kontraindikationen Adenosin eingesetzt werden.

Adenosin (Adrekar®) hat eine extrem kurze Halbwertszeit von < 10 s und führt zu einer wenige Sekunden dauernden relativ selektiven Blockade des AV-Knotens (= AV-Block III). Dadurch können Reentry-Tachykardien, die den AV-Knoten mit einbeziehen, terminiert werden (AV-Reentry, WPW-Tachykardie) oder auch vorher nicht sichtbare Vorhofaktionen (z.B. bei 2:1 ÜL) demaskiert werden.

<u>Nebenwirkungen</u>: Flush, Dyspnoe, Bronchospasmus, Übelkeit, Schwindel, Angina pectoris i.A. weniger als 1 Min. dauernd, vereinzelt Kammerflimmern und Torsaden in der kurzen Asystolie nach dem AV-Block, vereinzelt RR-Abfall; insgesamt kaum NW! <u>KI</u>: Asthma, COLD, AV-Block II, III, Langes QT-Syndrom; VH-

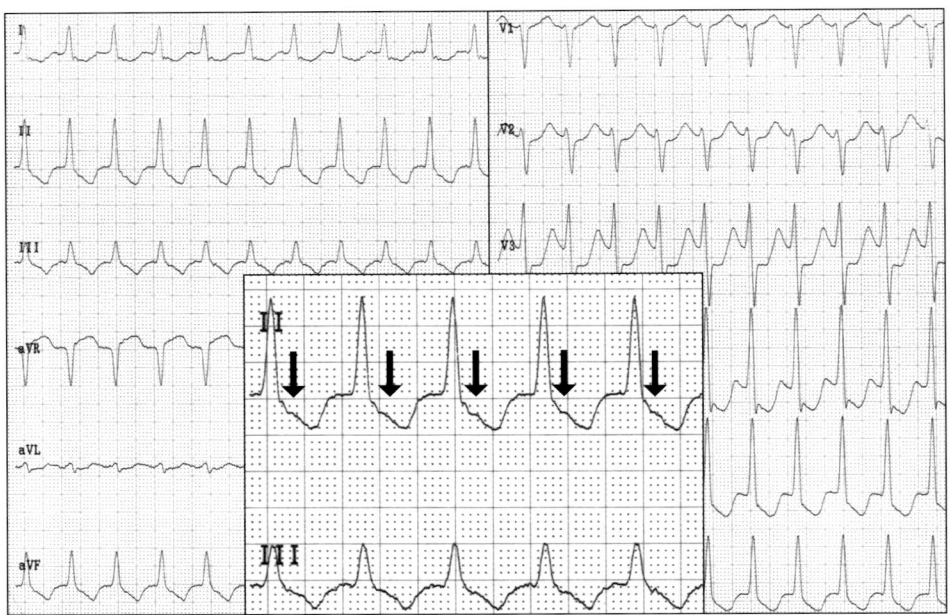

Abb. 32: EKG eines 42-jährigen Patienten mit plötzlichem Kollaps (RR 80/50). Es handelt sich um eine ty-
pische orthodrome WPW-Tachykardie. Beachte die (im Gegegensatz zur AV-Knoten-Reentry-Tachykardie)
sichtbaren Vorhofaktionen in der Repolarisation

Flimmern und -Flattern werden von der Firma als Kontraindikation angegeben,
was wohl in dem Sinne gemeint ist, dass dabei kein therapeutischer Nutzen (= Terminierung) zu erwarten ist. Unseres Erachtens kann Adenosin zur Demaskierung
bei der Frage einer 2:1-Überleitung benutzt werden, falls dies nicht durch vagale
Manöver gelingt.

<u>Dosierung</u>: 3 mg (= ½ Injektionsflasche) als Bolus geben, Wirkungseintritt nach
ca. 20 s. Falls wirkungslos, nach einer Min. 6 mg, danach 9 mg, zuletzt 12 mg. Immer Defi danebenstellen!

Bei 2:1 ÜL
(meistens VH-Flattern, manchmal auch paroxysmale atriale Tachykardie)

1. Intraatriale Ableitung oder, bei intubiertem und narkotisiertem Patienten, mit
   speziellem transösophagealen Stimulator Darstellung des Vorhofpotentials
   (mit der Krokodilklemmen-Methode, s. unter Kapitel Überstimulation) und
   Überstimulation. Oder:
   Versuch mit 300 mg Amiodaron (2 A Cordarex®) über 15–30 Min. und 2 Std.
   warten, dies auch bei primär erfolgloser Überstimulation.

2. Beim Versagen der Überstimulation:
    2.1. Bei stabilem Patienten Reduktion der Frequenz (Digitalis, Verapamil, Beta-blocker, Cordarex), dies auch im Falle von rezidivierendem Flattern nach primär erfolgreicher Überstimulation.
    2.2. Kardioversion in Kurznarkose (Propofol 100 mg, Disoprivan® 1% 10 ml, oder Etomidate 10–20 mg, z. B. ½–1 Amp. Etomidat-Lipuro®), Handbeat-mungsgerät od. Maske mit angeschlossenem Sauerstoff einsatzbereit dane-ben bereithalten (s. Kapitel Kardioversion).

Bei 1:1 SVT und hämodynamisch stabilem Patienten (RRsys > 80–100 mmHg; meistens AV-Knoten-Reentry, seltener paroxysmale atriale Tachykardie)

Adenosin (auch bei RR 80–100 mmHg): Beendet AV-Reentry- und WPW-Tachykar-dien

oder

(bei KI gegen Adenosin, oder, falls unwirksam oder SVT rezidiviert oder auch pri-mär) Verapamil 5 mg langsam i.v. (3–5 Min), Vorsicht bei RR< 100 mmHg

oder

Esmolol, evtl. bei Rezidiven orale oder i.v.-Dauer-Betablockade mit Metoprolol oder Propranolol (Vorsicht bei RR < 100 mmHg)

oder

Ajmalin, möglichst nicht bei vorbestehender Medikation mit Klasse I-Antiarrhyth-mika (z. B. Propafenon = Rytmonorm®, Flecainid = Tambocor®, Disopyramid = Rythmodul®= Disonorm®), da es in diesem Falle auch bei der Behandlung von SVTs zu u. U. langedauernden und schwer zu unterbrechenden, malignen Proarrhyth-mien kommen kann (Kammerflimmern!).

Alle 3 Präparate haben eine kurze Halbwertszeit (10 s – 60 Min.) und können den Blutdruck senken. Falls Adenosin die Tachykardie nicht beenden kann, muss an einer den AV-Knoten beteiligenden Reentry-SVT gezweifelt werden. Selten sind dann Verapamil oder Betablocker dennoch wirksam. Ajmalin ist dagegen auch in der Lage, eine über dem AV-Knoten ausgehende atriale Tachykardie zu beenden.

oder

Amiodaron 300 mg i.v., 2 Stunden warten.

Bei Versagen der medikamentösen Therapie: Intraatriale oder transösophageale Überstimulation, ggf. Kardioversion.

Bei hämodynamisch instabilem Patienten siehe dort.

AV-Knoten-Reentry-Tachykardie

Sehr häufige Form der atrialen Tachykardie! Die Erregung kreist im AV-Knoten, der in zwei Bahnen «gespalten» ist. Bei der häufigen typischen Form erreicht die Erregung über die langsame Bahn die Kammer und läuft über die schnelle auf den Vorhof zurück. Deshalb sind Vorhofaktionen im EKG nicht zu sehen (stecken im QRS-Komplex). Viel seltener ist die atypische Form mit sichtbaren Vorhofpotentialen. Die Frequenz liegt meistens zwischen 150 und 200/Min.

Paroxysmale atriale Tachykardie (PAT)

Frequenz meistens 120–250/Min., häufiger bei Cor pulmonale, oft unregelmäßig übergeleitet. Häufig negative P-Wellen in II und III (s. Abb. 31). Ajmalin und Amiodaron kann versucht werden, häufig ist aber erst Flecainid erfolgreich: 50 mg (1 A Tambocor i.v.) unter Monitorkontrolle und warten. Die PAT wird meistens nach 2–4 Std. terminiert.

Reentrytachykardien bei akzessorischer Bahn (WPW-Syndrom)

Die Frequenz liegt meistens zwischen 150–250 (VH-Komplexe meistens sichtbar, oft hinter dem QRS-Komplex in QT-Strecke). Die WPW-Tachykardie hat normalerweise (> 90%) schmale Kammerkomplexe ohne Präexitation (also ohne Delta-Welle), da die Erregung über den AV-Knoten auf die Kammer zuläuft und über die akzessorische Bahn auf den Vorhof zurückläuft (**orthodrome Tachykardie**), eine Präexitation also nicht zustandekommt. Im Ruhe-EKG ohne Tachykardie ist dagegen eine Deltawelle zu sehen, da die Erregung über den AV-Knoten und die akzessorische Bahn die Kammer erreicht. Selten gibt es **antidrome WPW-Tachykardien**, bei denen der Reentry-Kreis über die akzessorische Bahn auf die Kammer zu und über den AV-Knoten auf den Vorhof zurückführt. Dann entsteht eine Tachykardie mit breitem Kammerkomplex, die primär als VT angesehen werden muss (s. u.).

VH-Flattern, AV-Knoten-Reentry-Tachykardien und das WPW-Syndrom können heutzutage mit sehr gutem Erfolg vom interventionellen Elektrophysiologen durch Ablation dauerhaft beseitigt werden!

Unregelmäßige Tachykardie mit wechselnd konfigurierten breiten und schmalen Kammerkomplexen

Es handelt **immer um Vorhofflimmern bei WPW-Syndrom**, bei dem die Kammererregung mal mehr über den AV-Knoten (schmalerer QRS) und mal mehr über die akzessorische Bahn erfolgt (breiterer QRS; s. Abb. 33). Dies ist die eigentlich gefährliche Situation für Patienten mit WPW-Syndrom, da es bei schnell leitender

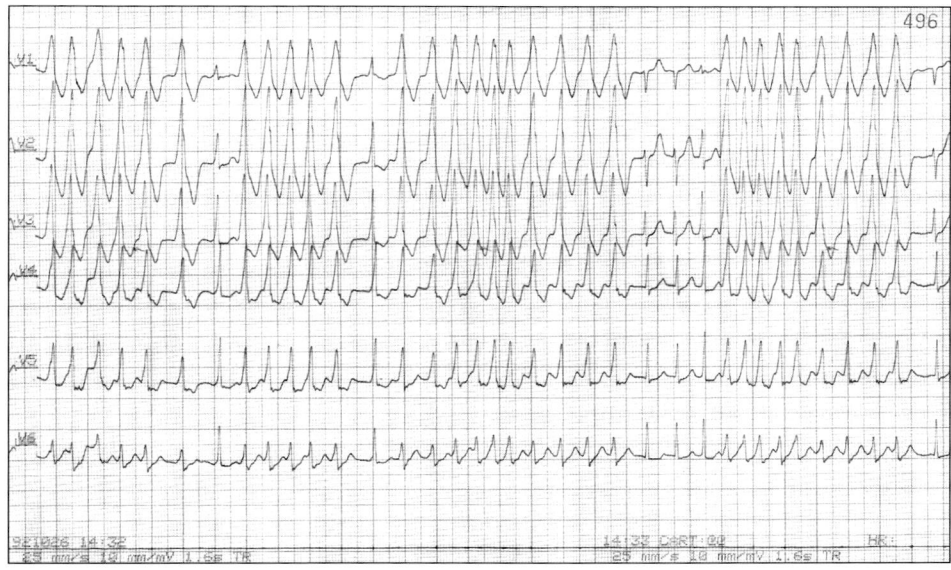

Abb. 33: Unverkennbar VH-Flimmern bei WPW-Syndrom: Wechselnd breite QRS-Komplexe in wechselnden Abständen.

akzessorischer Bahn zu sehr hohen Kammerfrequenzen mit der Gefahr der Ischämie und des Kammerflimmerns kommen kann. Therapie:

1. Ajmalin i.v., sehr häufig erfolgreich!! Nur bei RR > 100 mmHg!
2. Kardioversion in Kurznarkose (s. o.)

In der Akutsituation nie den AV-Knoten blockierende Substanzen (Digitalis, Betablocker, Kalziumantagonisten, Adenosin), da es dann zur alleinigen Übertragung der Vorhofflimmerns über die evtl. schnell leitende akzessorische Bahn mit Kammerflimmern kommen kann.

Solche Patienten sollten dringlich einem interventionellen Elektrophysiologen zur Ablation des akzessorischen Bündels vorgestellt werden. Überbrückend sollte mit Klasse I-Antiarrhythmika, z.B. Flecainid 2 x 50 bis 2 x 100 mg (2 x ½ bis 2 x 1 Tbl. Tambocor®), evtl in der Kombination mit Betablockern behandelt werden. Es ist zu beachten, dass Antiarrhythmika vor einer geplanten elektrophysiologischen Untersuchung abzusetzen sind (5 Halbwertszeiten lang, d. h. maximal 2 Tage bei Klasse-I-Antiarrhythmika).

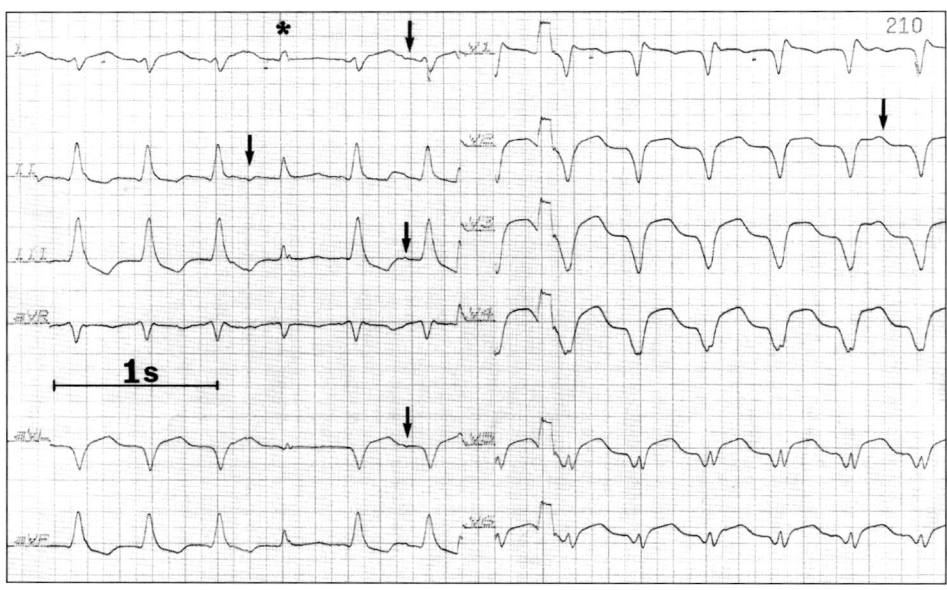

Abb. 34: VT, die Diagnose ist gesichert durch eine früh eingefallene Sinusaktion mit nachfolgendem schmalem Kammerkomplex (Fusionssystole; Stern) und durch von den VT-Komplexen dissoziierte Vorhofaktionen (Pfeile).

2.2.2.3 Ventrikuläre Tachykardien

Ventrikuläre Extrasystolen (VES, auch als Couplets oder Triplets) werden nach Kalium-Ausgleich grundsätzlich allenfalls durch Betablocker und Sedierung (besonders bei Infarkt) oder gar nicht behandelt.

Sich selbst terminierende VT (»non-sustained«, > 3 Schläge, weniger als 30 s dauernd)

werden **nur bei hämodynamischer Instabilität** behandelt, dann am besten mit Amiodaron 150–300 mg (1–2 A) in 15 Min, dann 10 Amp/24 h (1.500 mg), Manchmal kann die Zugabe von Ajmalin (vorsichtig, da weiter drucksenkend!) notwendig werden (fraktioniert 5–10 mg in 3 Min., evtl. Dauerinfusion 5–40 mg/h).

Anhaltende VT (> 30s) bei hämodynamisch stabilem Patienten

Merke: Eine Tachykardie mit homogen breiten Kammerkomplexen gilt bis zum Beweis des Gegenteils immer als VT (niemals Verapamil oder Betablocker-spritzen, wirken hypotensiv, dann Entstehen eines ischämischen Kammerflimmerns). Bei Dokumentation einer AV-Dissoziation oder von interpolierten normalen malen AV-Überleitungen (Fusionssystolen) ist die Diagnose einer VT gesichert (s. Abb. 34)!

1. Ajmalin (**nur bei RR > 100 mmHg!**), bei Rezidiv nach Primärerfolg Dauerinfusion mit 10 mg/h beginnen. Immer langsam fraktioniert spritzen, max. 1 ml (= 5 mg) in 1–2 Min., EKG beobachten. **Dann erfolgversprechend, wenn VT sich progredient verlangsamt. Vorsicht bei RR-Abfall und sich verbreiterndem Kammerkomplex.** Wenn nach 1 Amp. überhaupt kein Erfolg, Alternative!
2. Ventrikuläre Überstimulation (evtl. auch atriale), immer neben Defi, da Kammerflimmern möglich ist (nur sehr kurze Reizperioden, primär 1–3 s, mit Stimulationsfrequenz knapp über VT-Frequenz beginnen). Sollte nur von darin Geübten versucht werden!
3. Amiodaron 150–300 mg (1–2 Amp.) i.v., bei Rezidiv nach Primärerfolg Dauerinfusion (1.500 mg/24 h).
4. Kardioversion (mit 50 J beginnen, s. 2.2), falls Rezidiv Amiodaron 2 A. i.v., 10 A./24 h (2–4 nach Rücksprache mit verantwortlichem Oberarzt)

Bemerkung: Spezialität des Ajmalins ist die SVT (außer Tachyarrhythmia absoluta) und die stabile VT mit Erfolgsquoten von 50–70 % (Cave Proarrhythmie, z. B. Kammerflimmern, immer Defi daneben stellen!). Bei instabiler VT und Kammerflimmern nur Medikament 2. Wahl.

Spezialität des Amiodarons in der Akut-Rhythmologie ist das rezidivierende Kammerflimmern, ferner die Tachyarrhythmia absoluta, die Rezidivverhütung von Vorhofflattern, SVT und VT. Dagegen spricht, was die akute Terminierung angeht, eine hämodynamisch stabile VT nicht so gut auf Amiodaron an wie auf Ajmalin.

Anhaltende VT bei hämodynamisch instabilem Patienten

1. Falls notwendig (= Patient noch ansprechbar, nicht synkopal) Kurznarkose mit Propofol 100 mg oder 10–20 mg Etomidate
2. Kardioversion, häufig schon mit 50 J erfolgreich
3. Bei Rezidiven Amiodaron i.v., ggf. Beatmung

Falls ungenügend: Amiodaron (1.500 mg/24 h + Ajmalin 5–40 mg/h)

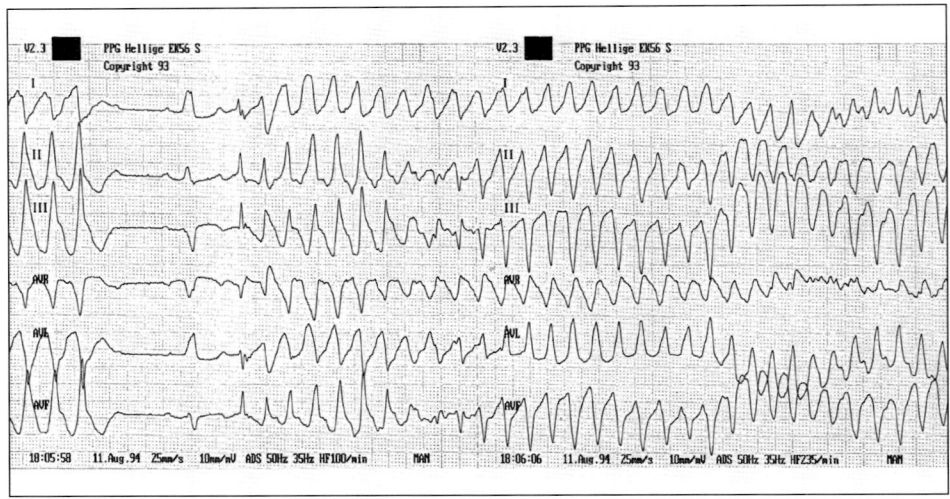

Abb. 35: TdP-Tachycardie bei intermittierendem AV-Block 2. Grades (typisches lang-kurzes Kopplungs-intervall).

Kammerflimmern

1. Defibrillation mit 200 J, 2 x 360 J
2. Falls unwirksam:
   - HDM + Maskenbeatmung für 30–60 s, noch keine Intubation
   - erneut Defi 3 x 360 J, bei Erfolglosigkeit:
     - HDM, Intubation + Beatmung, 1 mg Adrenalin, 300 mg Amiodaron, erneut Defi 3 x 360 J. Weiteres s. Kapitel 1.9.3.

Torsade de Pointes-Tachykardien (TdP)

Die TdP ist eine polymorphe VT mit geringen Zyklusschwankungen, wobei der Vektor der QRS-Komplexe sich sinusartig um die Nulllinie dreht (s. Abb. 35). Typischerweise beginnt die TdP aus einem langen QT-Intervall mit einer Aktion am Ende der QT-Zeit. Die zweifelsfreie Diagnose wird gestellt durch den Beginn aus einem lang-kurzen Kopplungsintervall, das nach einer Pause die QT-Zeit besonders lang ist (s. Abb. 35).

Zu unterscheiden sind seltenere angeborene von häufigeren erworbenen QT-Zeit-Verlängerungen. Ursachen von letzteren sind: Bradykardie, Hypokaliämie, Hypomagnesiämie, Hypokalziämie, Behandlung mit Klasse Ia- und Klasse III-Antiarrhythmika wie Chinidin, Disopyramid, Procainamid, Sotalol (häufig!), Amiodaron (selten), andere Medikamente wie Neuroleptika, Erythromycin und Penicilline (selten) (Cisaprid = Propulsin® wurde aus diesem Grund vom Markt genommen), intermittierende AV-Blockierungen (s. Abb. 35). Bei den angeborenen QT-

Verlängerungen imponieren in der Anamnese rezidivierende Synkopen (Fehldiagnose: Krampfleiden), manchmal Schwerhörigkeit.

Generell bei TdP:

- TdP-Phasen erst nach einigen Sekunden und bei synkopalem Patienten defibrillieren. Es kommt häufig zu spontaner Terminierung, allerdings auch häufig zu Rezidiven.
- Abnahme von K-, Ca- und Mg-Spiegel
- Mg-Bolus von 20–40 mval (nur bei erworbenem QT-Syndrom wirksam), dann 60 mval/24 h für 1 Tag, evtl. länger. **Nahezu alle medikamentös induzierten TdP-Tachykardien sistieren unter Mg-Gabe sofort!**
- Gegebenenfalls KCl-Bolus 10–20 mmol
- Bradykardien wegen der damit verbundenen QT-Verlängerung vermeiden, bei Frequenzen < 60/Min. Schrittmacher legen, auf 80–100/Min. stellen, evtl. AAI. **Bei erworbenem QT-Syndrom** können und sollen bei Bradykardien β-mimetische Katecholamine gegeben werden (Orciprenalin = Alupent®, Dobutamin = z. B. Dobutrex®), bei den **angeborenen Formen sind sie streng kontraindiziert**, da in diesem Fall die TdP dadurch ausgelöst wird. Diese Patienten benötigen eine ultrahohe Betablockergabe.
- Bei immer wieder trotz der oben genannten Therapie rezidivierenden TdP-Tachykardien auf jeden Fall passageren (möglichst Vorhof-) Schrittmacher legen und schnell stimulieren (120/Min.), Versuch mit Ajmalin

Hyperkaliämie

Rhytmusstörungen bei Hyperkaliämie können als Bradykardien oder ventrikuläre Tachykardien in Erscheinung treten. Im EKG fallen eine QRS-Verbreiterung, hohe, spitze (zeltförmige) T-Wellen und häufig ein Sinusknotenstillstand auf. Die VT bei Hyperkaliämie ähnelt wegen der QRS-Verbreiterung häufig einer Sinuskurve. Akut hilft sehr schnell eine Schußinfusion mit 100–200 mval Natriumbikarbonat. Näheres s. Kapitel Nierenversagen.

Brugada-Syndrom

Selten ist das von den Brüdern Brugada erstmals beschriebene Syndrom. Dabei liegen permanent oder häufiger intermittierend ST-Strecken-Hebungen in den Ableitungen V_1–V_3 vor bei einem Rechtsschenkelblock. Das Brugada-Syndrom beruht wahrscheinlich auf einem erblichen Defekt des Natriumkanals. Diese Patienten entwickeln häufig plötzliche polymorphe ventrikuläre Tachykardien und/oder Kammerflimmern. Klinisch haben die Patienten Schwindelanfälle oder Synkopen bei spontan terminierten VTs oder müssen bei malignen Tachykardien reanimiert

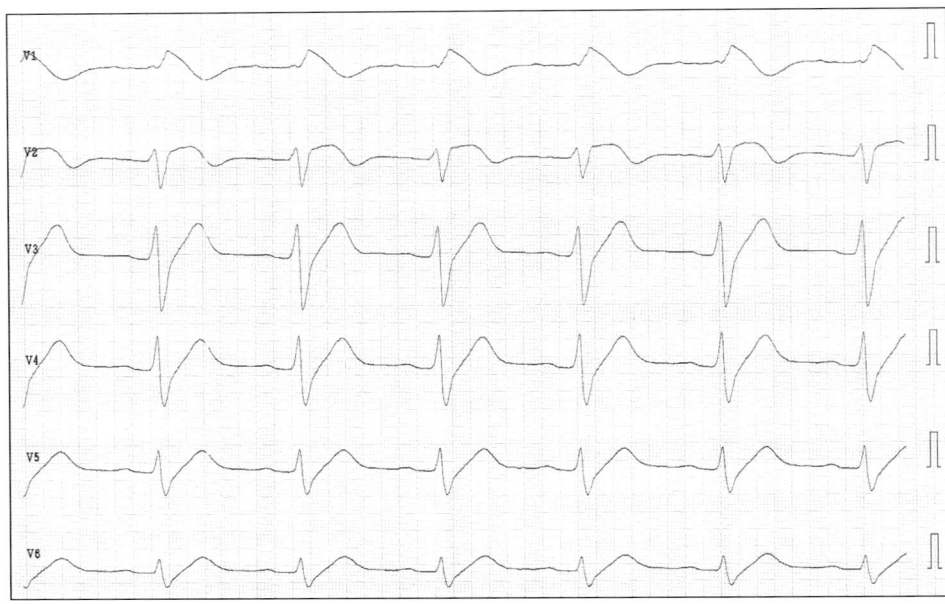

Abb. 36: Brugada-Syndrom: Bei einem 48-jährigen Patienten, dem vor 9 Jahren ein ICD wegen »Kammer-flimmerns bei gesundem Herzen« implantiert worden war, lassen sich mit 50 mg Ajmalin i.v. rechts-prä-kordiale ST-Hebungen provozieren bei Rechtsschenkelblock.

werden, ohne dass man Hinweise für eine kardiale Grunderkrankung findet. Mit der i.v.-Gabe eines Klasse I-Antiarrhythmikums, z.B. Ajmalin 50–100 mg lassen sich die ST-Hebungen häufig provozieren (s. Abb. 36). Therapeutisch ist die Implantation eines ICDs indiziert.

2.2.3 Schemata zur Tachykardiebehandlung

Behandlung aktuer Tachykardien (1)

<u>Immer</u>: Dokumentation im Standard-EKG, falls Patient stabil, KCl-Gabe bei ≤ 4 mmol/l
(10–20 mmol KCl als Bolus)

EKG-Analyse: QRS-Breite? Rhythmus?

QRS homogen schmal, unregelmäßig = Abs. Arrh. bei VH-Fl.	QRS schmal, regelmäßig = supraventr. Tachykardie	QRS wechselnd, unregelmäßig = WPW + VH-Flimmern

QRS homogen schmal, unregelmäßig = Abs. Arrh. bei VH-Fl.

1. Digitales oder Betablocker
2. Verapamil
3. Amiodaron

QRS schmal, regelmäßig = supraventr. Tachykardie

1. Karotisdruck unter EKG (ggf. Adenosin)

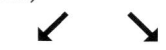

2:1 ÜL   1:1 ÜL

2. Über-
stimulation
3. Frequenz-
senkung
(Digitales,
Betablocker,
Verapamil,
Amiodaron)
4. Kardioversion

2. Adenosin
3. Verapamil
oder Beta-
blocker oder
Ajmalin
4. Flecainid bei
atrioler Tachy-
kardie
5. Über-
stimulation
6. Kardioverion

QRS wechselnd, unregelmäßig = WPW + VH-Flimmern

1. Ajmalin
2. Kardioversion

Behandlung aktuer Tachykardien (2)

QRS breit, regelmäßig, Dauer < 30 s = VT	*QRS breit, regelmäßig, Dauer > 30 s* = VT	*Kopplung lang-kurz – Tachyk. QRS wechselnd, schraubenförmig* = Torsade-de-Pointes-VT

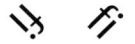

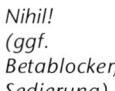

RR stabil	*RR < 80 – 100*	*RR stabil*	*RR < 80 – 100*

Nihil!
(ggf.
Betablocker,
Sedierung)

1. Amiodaron
2. ggf. +
Ajmalin

1. Ajmalin
2. Überstim.
3. Amio-
daron
4. Kardio-
version

1. Kardio-
version
2.1 Bei
Rezidiv.:
Amio-
daron
2.2 Amio-
daron +
Ajmalin

1. *Defibrillation (falls anhaltend)*
+ KCl-Bolus 10 – 20 mmol
+ Mg-Bolus 20 – 40 mmol
(vorher Abnahme K, Mg-Spiegel)
2. *Passagerer SM bei*
Frequenz < 60/Min.
3. *Beta-Stimulation (Orciprenalin,*
Dobutamin), falls V.a. erworbenes
Q T-Syndrom (sonst Betablocker)
4. *Ajmalin*
5. *Schnelle Stimulation*
(100 – 120/Min.)

2.2.4 Literatur

Brugada, P., Brugada, J.: Right bundle branch block, persistent ST-segment elevation and sudden cardiac death: A distinct clinical and electrocardiographic syndrome. A multicenter report. JACC 1992, 20: 1391

Josephson, M.E. (ed): Clinical cardiac electrophysiology. Techniques and interpretations. Second ed., Lea & Febiger, Philadelphia-London 1993

Lüderitz, B. (ed): Herzrhythmusstörungen. Diagnostik und Therapie. Fünfte Aufl., Springer Verlag, Berlin – Heidelberg 1998

Trappe, H.-J., Rodriguez, L.M., Smeets, J.L.R.M., Weismüller, P.: Diagnostik und Therapie von Tachykardien mit schmalem Kammerkomplex. Intensivmed 2000; 37: 631

Trappe, H.-J., Rodriguez, L.M., Smeets, J.L.R.M., Pfitzner, P.: Diagnostik und Therapie von Tachykardien mit breitem Kammerkomplex. Intensivmed 2000; 37: 724

Trappe, H.-J., Schuster, H.-P.: Die Bedeutung von klinischen Befunden und Oberflächen-EKG für Diagnose und Therapie von Herzrhythmusstörungen. Intensivmed 2000; 37: 561

2.3 Notfallsituationen bei Patienten mit implantiertem Herzschrittmacher

Notfälle mit Herzschrittmachern kommen im wesentlich vor als Fehlfunktion, Schrittmachertachykardie oder Sepsis bei Schrittmacherinfektion.

2.3.1 Fehlfunktionen

- **Exitblock:** Es sind freie Spikes im EKG zu sehen und der Patient hat Eigenrhythmus, evtl. mit Bradykardie und entsprechenden Symptomen (Synkope, Schwindel). Ein Exitblock kann beruhen auf
  - Fehlkonnektion des Elektrodensteckers oder einer Elektrodenverlängerung (fällt meistens direkt nach der Implantation auf und ist bei der Durchleuchtung nicht sichtbar)
  - Elektrodenbruch (bei modernen Elektroden mit 3facher Wendel äußerst selten).
  - (Mikro-) Dislokation der Elektrode (meistens in den ersten Wochen vor Einheilung der Elektrode), evtl. ins Perikard (selten bei und nach Implantation) mit Tamponade.
  - Reizschwellenanstieg (häufig in der Einheilungsphase während der ersten Wochen bis zum Fünffachen der Implantationsreizschwelle – deshalb erst nach 3 Monaten die Spannung halbieren!)
- **Procedere:** Durchleuchtung der Elektrode und Beobachtung der Elektrodenspitze unter Durchleuchtung. Gegebenenfalls Erhöhung der Reizspannung und/oder Impulsbreite, evtl. Anlage eines passageren Schrittmachers, wenn der Patient durch die Bradykardie gefährdet ist, Revisions-OP. Bei Reizschwellenanstieg in der Post-Implantationsphase kann abgewartet werden, sofern der Schrittmacher noch mit hinreichender Sicherheit mit höher programmierter Spannung und Impulsweite stimuliert. Bei Tamponade Perikardpunktion. **Achtung:** Ein passagerer Schrittmacher kann durch die freien Spikes des implantierten inhibiert werden. Problemlösung: Frequenz des passageren Schrittmachers um 20–30 höher als die des implantierten stellen, evtl. V00-Modus, wenn möglich, passageren Schrittmacher auf getriggerten Modus (VVT) stellen.
- **Entranceblock**, oft mit Exitblock kombiniert: Schrittmacher nimmt herzeigene Aktionen nicht wahr. Ursachen wie Exitblock, weiterhin zu wenig empfindliche Programmierung. Procedere wie bei Exitblock, empfindlicher programmieren.

2.3.2 Schrittmacher-Tachykardien (Pacemaker-Mediated Tachycardia, PMT)

- *Schrittmacher-Reentry-Tachykardie (endless loop tachycardia, ELT)*

  Der Vorhof-Kanal des Schrittmachers nimmt eine retrograd geleitete P-Welle wahr und triggert daraufhin einen erneuten Ventrikelstimulus, der wieder eine

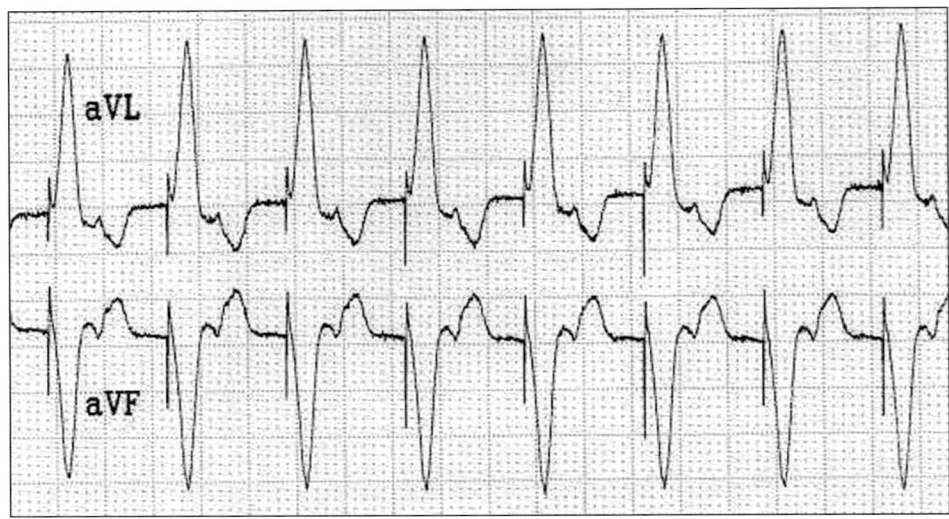

Abb. 37: Schrittmacher-Reentry-Tachykardie: Der DDD-Schrittmacher läuft mit 120/Min. an seiner einge-stellten oberen Grenzfrequenz (25 mm/s). Man erkennt die retrograd geleiteten P-Wellen in der ST-Strecke.

retrograd geleiteten P-Welle verursacht usw. Die ELT kommt demnach nur bei Zweikammerschrittmachern im DDD oder VDD-Modus vor. Sie wird häufig durch Extrasystolen getriggert. Erkennungsmerkmal ist, dass fast immer die Frequenz der oberen Grenzfrequenz des Schrittmachers entspricht (s. Abb. 37).

Procedere: Die Tachykardie wird durch Magnetauflage beendet, da der Schrittmacher dann im D00 oder V00-Modus läuft. Die ELT rezidiviert häufig. Durch eine Verlängerung der postventrikulären atrialen Refraktärzeit (PVARP) kann ein Wiederauftreten verhindert werden, allerdings auf Kosten der oberen Grenzfrequenz, die dadurch reduziert wird. Auch eine Umprogrammierung in den DDI- oder VVI-Modus verhindert eine ELT, dabei wird allerdings die Triggerung der Kammerstimuli auf den Vorhofrhythmus vollständig aufgehoben. Die meisten modernen Schrittmacher haben heutzutage wirksame Algorithmen zur Verhinderung einer ELT oder zu ihrer frühzeitigen Terminierung.

- *Schrittmachertachykardien anderer Genese*

können immer dann entstehen, wenn der Schrittmacher im Ventrikel Vorhoftachykardien im DDD- oder VDD-Modus mitzieht oder auf Störsignale triggert. Moderne Schrittmacher verfügen allerdings über Schutzmechanismen (z.B. »Mode-Switch«), die eine inadäquate Triggerung von atrialen Tachykardien verhindert. Die Therapie entspricht der von atrialen Tachykardien. Eine schnelle Schrittmacherfrequenz im Ventrikel sollte durch eine vorübergehende Umschaltung in einen nicht getriggerten Modus (VVI, DDI) beseitigt werden.

Auch bei VVI-Schrittmachern gibt es Schrittmachertachykardien durch eine inadäquat scharf eingestellte Frequenzadaptation.

2.3.3 Schrittmacher-Sepsis

Bei einer unklaren Sepsis bei Schrittmacherpatienten muss an eine Infektion des Schrittmachersystems gedacht werden, auch wenn die Schrittmachertasche reizlos wirkt. Eine Sepsis bei Infektion zwingt zu einem sofortigen Ausbau des Systems!

2.3.4 Literatur

Fischer, W., Ritter, P. (Hrsg.): Praxis der Herzschrittmachertherapie. Zweite Aufl., Springer Verlag, Berlin – Heidelberg 1997

Meine, M. et al.: Akute Herzrhythmusstörungen bei Schrittmacher- und Defibrillatorpatienten. Intensivmed 2001; 38: 64

2.4 Implantierbarer Kardioverter Defibrillator (ICD)

2.4.1 Betreuung von Patienten vor und nach ICD-Implantation

1. Perioperative Antibiotikaprophylaxe:
   - Bei Erstimplantation: 3 x 2 g Cefotiam (Spizef®) i.v. am Tag der OP (1. Gabe ca. 2 h vor Hautschnitt, erfolgt in der Regel in der Chirurgie) sowie am 1. und 2. postoperativen Tag.
   - Bei Rezidiveingriffen (z.B. Aggregatwechsel, Elektrodenrevision): Gabe von Spizef 3 x 2 g i.v. (1. Gabe **24 h vor OP** bis einschließlich 2. postop. Tag); bei hohem Infektionsrisiko, z.B. Diabetes mellitus, zusätzlich Gabe von Vancomycin (Dosierung nach Nierenfunktion).
2. Perioperative Antikoagulation:
   - ASS und andere Thrombozytenaggregationshemmer eine Woche vor OP absetzen.
   - Bei marcumarisierten Patienten Marcumar-Pause bis zum 5. postop. Tag. In dieser Zeit auch **keine** subkutane therapeutische Heparinisierung. Nur in begründeten Ausnahmefällen (d.h. bei Patienten mit besonders hohem Thromboembolierisiko) sollte von dieser Regel abgewichen werden
   - Gabe von s.c. Heparin zur Thromboseprophylaxe (z.B. Fraxi 0,3 ml, Fragmin P) ab dem 1. postoperativen Tag.
3. ICD-Abfrage vor Entlassung:
   - Vor Entlassung eines Patienten nach ICD-Implantation (auch nach Aggregatwechsel oder Elektrodenrevision) ist unbedingt eine erneute ICD-Abfrage zur Sicherstellung einer regelrechten Aggregatfunktion erforderlich. Hierzu bitte Kontaktaufnahme mit einem der zuständigen Ansprechpartner.
   - Vor Entlassung eines ICD-Patienten sicherstellen, dass der Patient einen ICD-Ausweis erhalten hat und in diesem Ausweis der Termin zur nächsten ICD-Kontrolle eingetragen ist.
   - Vor Entlassung Anfertigung einer Röntgen-Thorax-Aufnahme in 2 Ebenen, um die korrekte Lage von Aggregat und Elektroden zu dokumentieren und einen Pneumothorax auszuschließen (bei entsprechender Klinik sofort).

2.4.2 Ursachen für rezidivierende ICD-Entladungen

- intermittierende Salven und VTs (»Electric Storm«)
- Atriale Tachykardien
- Irritation durch Artefakte (z.B. bei Isolationsdefekten der Elektrode)

Procedere

- Ausstellen durch Auflage (Aufkleben) eines starken Magneten (Schrittmachermagnet) bei allen neueren ICDs möglich

- Behandlung der VTs i.a. durch Amiodaron i.v., evtl. plus Ajmalin (s. Rhythmus-störungen)
- Kontaktaufnahme zum implantierenden Zentrum

2.5 Dekompensierte Herzinsuffizienz

Klinik:

Bei Lungenödem: Dyspnoe, Orthopnoe, Zyanose, Brodeln, auskultatorisch feuchte Rasselgeräusche, häufig nur Spastik durch interstitielle Lungenstauung (Fehldiagnose: Asthma), evtl. Ödeme, Aszites bei gleichzeitiger Rechtsherzinsuffizienz (global dekompensierte Herzinsuffizienz).

Ursachen:

Hypertension, auch als diastolisches Lungenödem bei Hypertrophie und ausreichender systolischer Funktion, Tachykardien (Tachyarrhythmia absoluta – denke an Hyperthyreose!, VT), Infarkt, Dekompensation einer chronischen Linksherzinsuffizienz bei Cor hypertensivum, Z.n. Infarkten, dilatative Kardiomyopathie, Überwässerung bei Niereninsuffizienz, selten: Akuter Klappenteilausriss (z. B. bei Mitralklappenprolaps, Endokarditis).

Merke: Besteht bei einem Lungenödem echokardiographisch eine gute oder hyperkinetische Pumpfunktion, muss an eine akute Mitralinsuffizienz gedacht werden!

Diagnostik:

Klinik, Auskultation, Rö-Thorax i. Sitzen!, TTE, BGA (CO_2-Retention?)

Diff.-Diagn.:

Toxisches Lungenödem infolge Kapillarleck (z. B. bei Sepsis, Inhalation, nach Beta-Mimetika wie z. B. Fenoterol = Partusisten®, Heroinlunge), Aspiration

Therapie:

- Sitzend lagern (keinen ZVK in Kopftieflage legen!!)
- Sauerstoff via Nasensonde, besser Gesichtsmaske
- Furosemid 40–250 mg i.v.; für Pflegepersonal Minusbilanz angeben: Im allgemeinen Minus 2–3 l, z. B. 40 mg Furosemid nach Bilanz oder bei eingeschränkter Nierenfunktion 250–500 mg Furosemid über 24 Stunden
- **Opioide i.v., z. B. 0,0625–1,25 mg L-Methadon (¼–½ A Polamidon®) bringen oft entscheidende klinische Besserung beim Lungenödem, da der Patient ruhiger und in der Hyperventilation gebremst wird**
- ggf. RR senken (Nifedipin 10 mg s. l., Urapidil 10–50 mg i.v., Clonidin 50–150 µg i.v.), hypertensive Lungenödeme lassen sich dadurch dankbar behandeln!

- ggf. Tachykardie beseitigen (s. dort)
- Ultrafiltration ggf. mit Dialyse bei unzureichendem Diuretika-Effekt oder bei Dialysepatient
- Bei global dekompensierter Herzinsuffizienz oder bei reiner Rechtsherzinsuffizienz mit Ödemen und Aszites Vollantikoagulation mit (niedermolekularem) Heparin, da unter massiver Ausschwemmung eine Neigung zu Thrombosen/ Embolien besteht; auch voll antikoagulieren, wenn ein Infarkt noch nicht ausgeschlossen ist. Bei massiven Ödemen kommt es häufiger unter der Ausschwemmung zu einer passageren Zunahme der Lungenstauung (Mobilisation von Ödemflüssigkeit, frühere Erholung des rechten Ventrikels?)
- Bei schlechter Diurese auf Furosemid »totale Tubulusblockade« mit zusätzlich 5–10 mg Metolazon (1–2 Tbl. Zaroxolyn®)
- Beatmung (mit PEEP 8–10 cm H_2O) bei arteriellem $pO_2 <$ 60 mmHg und v. a. bei Erschöpfung des Patienten (pCO_2 steigt an).
- Die Gabe von Beta-Mimetika wie Dobutamin (Dobutrex®), sollte nur beim hypotensiven (RR < 100 mmHg) Patienten ohne nennenswerte Tachykardie (HF < 120/Min.) versucht werden bei schlechter kardialer Pumpfunktion. Sie ist zur Behebung des akuten Lungenödems kaum effektiv. Beim mit Diuretika vorbehandelten hypotensiven Patienten kann manchmal eine »Spur« Noradrenalin (z. B. Arterenol® 0,5 mg/h) den Blutdruck soweit anheben, dass die Ausscheidung wieder einsetzt.
- Den Einsatz der nichtinvasiven (Be-)Atmung können wir nicht empfehlen, da die meisten Patienten in dieser Stresssituation die eng anliegende Maske nicht tolerieren und eine evtl. notwendige Beatmung dadurch nur herausgezögert wird.

2.6 Hypertensive Entgleisung

Symptome

- Angina pectoris (häufig, auch ohne KHK!)
- Kopfschmerzen
- Verwirrtheit (an cerebrale Einblutung denken!)
- Nasenbluten
- Dyspnoe und Zyanose, hypertensive Entgleisungen sind häufige Ursachen einer Lungenstauung oder eines Lungenödem (s. dort)

Therapie

- Venöser Zugang, bei Patienten mit Lungenstauung **möglichst keine Flachlagerung für ZVK oder Röntgen!**
- Patient sedieren mit Benzodiazepinen, bei Schmerzen und Lungenödem Opioide i.v. (s. dort)
- Nifedipin-Kapsel zerbeißen lassen 5–10–20 mg (angeblich soll Nifedipin sublingual nicht resorbiert werden, aber flüssiger Wirkstoff wird nach Zerbeißen schneller intestinal resorbiert)
- Captopril-Tablette (12,5 mg) lutschen lassen bringt auch häufiger Erfolg
- i.v. Antihypertensivum: Blutdruck entschlossen und zügig, aber nicht mit Gefahr der Hypotension senken, **also fraktioniert spritzen, z. B. ¹⁄₁₀ bis ⅓ A, dann RR nach ca. 3 Min. kontrollieren und ggf. weiterspritzen**
- Nitrat i.v. direkt als Dauerinfusion bei KHK und/oder Lungenstauung günstig
- Betablocker i.v. bei Tachykardien, ventrikulärer Rhythmusstörung und akutem Infarkt günstig (z. B. fraktioniert mehrmals 5 mg Metoprolol i.v., s. Kapitel Betablocker). Vorsicht bei Lungenstauung, Ausnahme: Lungenödem bei Tachyarrhythmia absoluta bei Mitralstenose, dann Mittel der Wahl, trotz Lungenödems!
- Urapidil (z.B. Ebrantil®) 10–50–100 mg i.v. und ggf. danach als Dauerinfusion 5–50 mg/h)
- Clonidin (z.B. Catapresan®) 0,15–0,3 mg, ggf. als Dauerinfusion bis 0,45–0,9 mg/Tag (3–6 A) in bewährter Kombination mit Dihydralazin 75–150 mg/Tag (3–6 A Nepresol-Inject®)
- ACE-Hemmer i.v. (Enalapril = Xanef® 1,25 mg)
- Diazoxid (Hypertonalum®) wurde bei uns in den letzten Jahren nicht mehr gebraucht (Waschzettel beachten!)
- Möglichst schnell oder synchron auf orale Therapie umsetzen (z. B. Betablocker, ACE-Hemmer) aus Kosten- und Verlegungsgründen

2.7 Endokarditis

Klinik:

(Sub-)febrile Temperaturen, reduzierter AZ, Anämie, Osler-Splits, Embolie, evtl. neurologische Symptomatik durch Embolie, Blutung, neu aufgetretenes **Herzgeräusch**, Herzinsuffizienz, plötzliches Lungenödem, hohe Senkung, hohes CRP, Anämie, Leukozytose

Diagnostik:

Blutkulturen auch bei Fieberfreiheit 3 mal 10 ml aerob plus 10 ml anaerob in mindestens 1-stündigem Abstand von verschiedenen Punktionsstellen (danach bei wahrscheinlicher Diagnose sofort Antibiotikatherapie, bei perakutem Verlauf 3 Kulturen gleichzeitig abnehmen), transthorakale und transösophageale Echokardiographie (TTE, TEE).

Eine Endokarditis lenta (häufig Streptokokkus viridans) bei noch relativ gutem Allgemeinzustand muss normalerweise nicht auf der Intensivstation behandelt werde. Dagegen sollte ein Patient mit einer schweren, akuten Endokarditis mit hohem Fieber und deutlich reduziertem Allgemeinzustand (häufig Staphylokokken) intensivmedizinisch betreut werden.

Meistens führt eine akute Verschlechterung des Krankheitsbildes zur notfallmäßigen Verlegung auf die Intensivstation. Dabei handelt es sich typischerweise um

- einen akuten (Teil-) Ausriss des von der Endokarditis befallenen Segels:
  Der Patient befindet sich dann im akuten, schweren Lungenödem und ist fast immer beatmungspflichtig.

Diagnostik:

Typische Anamnese einer bekannten Endokarditis und plötzliches Lungenödem, Auskultationsbefund, TTE, TEE

Therapie:

PEEP-Beatmung, Versuch mit hohen Diuretika-Dosen, evtl. Ultrafiltration, sofortigen notfallmäßigen Klapperersatz einleiten (Verlegung in eine Herzchirurgie)

- Zunehmende Sepsis unter laufender Antibiotikatherapie:
  Häufig Abszessbildung im Klappenring, Erregerwechsel, Antibiotika treffen nicht.
  Diagnostik: Erneute Blutkulturen, TEE (Abszess liegt meistens zwischen Aorta und linkem Vorhof, im TTE oft nicht klar erkennbar) (s. Abb. 38).

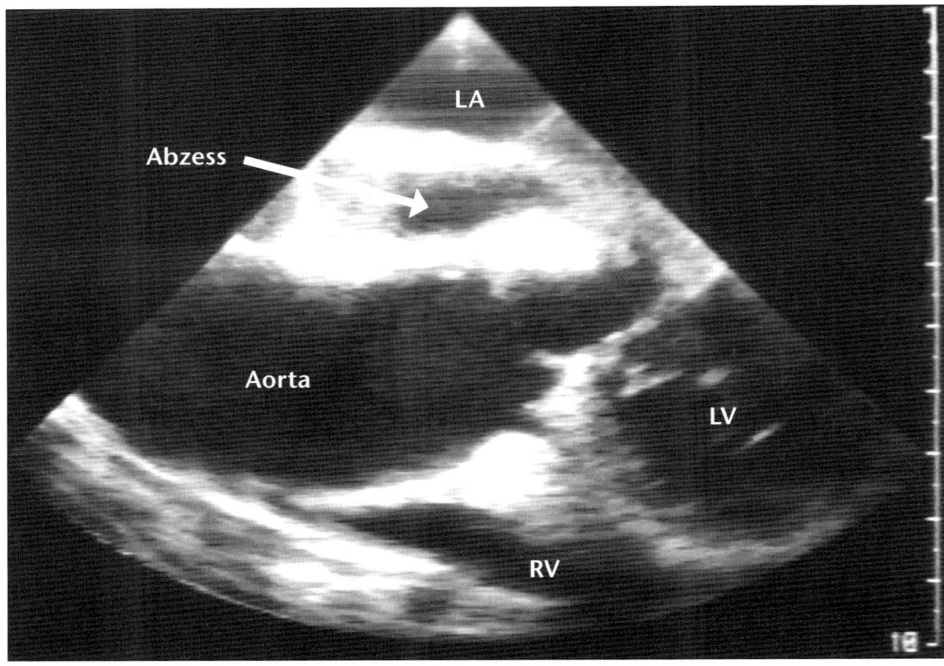

Abb. 38: TEE einer Patientin mit Aortenklappenendokarditis und Sepsis. Zwischen der Aorta und dem li. Atrium ist eine Abszesshöle zu sehen.

Therapie: Bei Abszess möglichst sofortiger Klappenersatz (Perforationsgefahr!); Wechsel der Antibiose.

2.7.1 Absolute Indikationen zur baldigen OP

- Herzinsuffizienz bei Klappendysfunktion
- Abszessbildung (Klappenring, Myokard)
- Nicht beherrschbare Sepsis, Bakteriämie
- Effektive Therapie nicht verfügbar (meistens bei Pilzen, gramnegativen Bakterien)
- Rezidiv trotz Antibiotikatherapie
- Instabile Klappenprothese
- Kunstklappen lassen sich i. a. nicht durch Antibiotika sanieren, daher meistens OP notwendig

Relative Indikationen

- ≥ 1– 2 größere Embolien

- Vegetationen > 5–10 mm?
- Aorten- und Mitralendokarditis mit Staphylokokkus aureus (große Destruktionen, Abszessbildung)
- Negative Blutkulturen mit persistierendem Fieber (> 10 Tage)

2.7.2 Antikoagulation bei Endokarditis *(Empfehlung ohne gesicherte Daten)*

- Low-dose Antikoagulation erlaubt
- Begründete Vollantikoagulation sollte mit Heparin fortgeführt werden (z. B. bei Klappenprothesen, Phlebothrombose, Lungenembolie)
- Bei cerebralen Komplikationen unter Antikoagulation sofort CT:
  CT: Blutung, mykotisches Aneurysma: Antikoagulation Stop (evtl. Protamin, PPSB)!
  CT: Ausschluss Blutung, Aneurysma: Stop für 48–72 Std., dann fortführen nach erneutem CT

2.7.3 Antibiotika-Regime

Therapiegrundsätze

- Antibiotika sofort nach 3 Blutkulturen
- Entfieberung meistens nach 3–7 Tagen
- Auch unter Therapie: Blutkulturen bleiben häufig positiv für Tage bis 1 Woche (bei St. aureus bis zu 2 Wochen). Persistenz der Bakteriämie bei myokardialen und/oder embolischen Abszessen
- Persistenz und Rekurrenz des Fiebers bei Abszessen, Superinfektion oder »Drugfever«
- Behandlung 4–6 Wochen, bzw. bis zur klinischen Besserung (AZ, Fieber, BSG, CRP)
- Nach 4 Wochen Therapiepause, nach 3 Tagen erneute Blutkulturen
- Nach Klappenersatz wegen akuter Endokarditis 6 Wochen i.v. Antibiose
- Vancomycin ist bei etlichen Erregern gut wirksam. Man sollte aber zur Verhinderung von Vancomycin-Resistenzen, wenn möglich, einem Penicillin den Vorzug geben, das bei Empfindlichkeit des Erregers genauso gut wirkt.
- Antibiotika-Empfehlung (modifiziert nach Braunwald). Die Dosisangaben beziehen sich auf Patienten mit normaler Nierenfunktion. Wenn möglich, sollte die Dosierung nach Spiegelbestimmung erfolgen (z. B. bei Vancomycin).

Antibiotika vor Keimisolierung, bzw. bei negativen Blutkulturen

Native Klappe mit subakutem Verlauf, kein Drogenabusus:

Wahrscheinliche Erreger:	Streptokokkus viridans, Enterokokken
Therapie:	Mezlocillin 3 x 5 g (oder Ampicillin, Amoxicillin)
	Alternativ bei Allergie: Vancomycin 3 – 4 x 0,5 g
	(jeweils 4 Wochen)
	Immer in Kombination mit Gentamicin
	3 x 1 mg/kgKG (2 Wochen)

Native Klappe mit akutem Verlauf:

Wahrscheinlicher Erreger:	Staphylokokkus aureus
Therapie:	Oxacillin oder Flucloxacillin 4 – 6 x 2 g (6 Wochen)
	plus Getamicin 3 x 1 mg/kgKG (2 Wochen)
	alternativ Vancomycin 3 x 0,5 g
	plus z. B. Cefotaxim 3 x 2 g o.ä. (6 Wochen)
Bei Drogenabusus:	Vancomycin 3 – 4 x 0,5 g (6 Wochen)
	plus z. B. Cefotaxim

Kunstklappe :

Wahrscheinliche Erreger :	Staphylokokkus aureus, Staphylokokkus epidermidis, gram-negative Keime
Therapie :	Vancomycin 3 – 4 x 0,5 g (6 Wochen)
	Rifampicin 3 x 300 mg p.o. (6 Wochen)
	Tobramycin 3 x 1 mg/kgKG (2 Wochen)
	Plus z. B. Imipenem/Cilastation 3 – 4 x 0,5 g od.
	Cefotaxim 3 x 2 g (6 Wochen)

Antibiotika bei Streptokokkus viridans, bovis, equinus*)

*) gegen Penicillin G hochempfindlich (minimale Hemm-Konzentration MHK
< 0,1 µg/ml)

Penicillin G	4 x 5 – 10 Mio. E über 60 Min.	(4 Wochen)
plus Gentamicin	3 x 1 mg/kgKG	(2 Wochen)
(dadurch schnellere Sterilisierung der Vegetation)		
Alternative bei Allergie:	Vancomycin 3 – 4 x 0,5 g (2 x 1 g) auch bei weniger	
	Penicillin-empfindlichen Streptokokken	
	oder Cephalosporine (Cephalotin, Cefazolin)	

Antibiotika bei Enterokokken (G-Streptokokken) *

MHK > 0,5 µg/ml von Penicillin G (auch bei relativ resistentem St. viridans)

Ampicillin 3 x 5 g oder Amoxicillin 3 x 4 g plus Gentamicin 3 x 1 mg/kgKG (4–6 Wochen)
oder Mezlocillin 3 x 5 g (über 30–60 Min.) plus Gentamicin (2 Wochen)
oder alternativ bei Allergie: Vancomycin 3–4 x 0,5 g (2 x 1 g) plus Gentamicin
Merke: 1. Für eine Bakterizidie immer Aminoglycoside (2 Wochen)
           2. Nie Cephalosporine (Enterokokken-Lücke)

Antibiotika bei Staphylokokkus aureus

Penicillin G – MHK < 0,1 µg/ml (10–30 %):

Penicillin G	4 x 10 (4 x 5) Mio. über (4–6 Wochen)
Gentamycin	3 x 1 mg/kgKG (2 Wochen*)

Penicillinase-Bildner, Oxacillin-empfindlich (70–90 %):

Oxacillin, Flucloxacillin	4–6 x 2 g (4–6 Wochen)
Gentamycin	3 x 1 mg/kgKG (2 Wochen*)
(bei Allergie evtl. Cephalosporine: Cefazolin, Cephalotin)	

Oxicillin-resistente Stämme oder bei Allergie:

Vancomycin	4 x 0,5 g (4–6 Wochen)
evtl. Alternativen: Teicoplanin, Ciprofloxacin + Rifampicin	

Generell: Bei Kunstklappen Zugabe von 3 x 300 mg Rifampicin p. o.

Staphylokokken-Endokarditiden sind i. a. bei Linksherzendokarditis aggressiv

Antibiotika bei Staphylokokkus epidermidis (Koagulase-negativ)

Oxacillin- (evtl. Penicillin G-)empfindlich (< 50 %), native Klappen**):

(Flucl-)Oxacillin	4–6 x 2 g	(4–6 Wochen)
bzw. Penicillin G	4 x 5–10 Mio. E	(4–6 Wochen)
+ Rifampicin	3 x 00 mg p. o.	(6 Wochen)
+ Gentamycin	3 x 1 mg/kgKG	(2 Wochen)

---

*) Vorteil der Aminoglycosid-Zugabe nicht gesichert
**) Bei Kunstklappen Penicilline nur nach mehreren Testungen!

Bei Penicillinresistenz und vorzugsweise bei Kunstklappen:

Vancomycin	4 x 0,5 g (2 x 1 g)	(6 Wochen)
+ Rifampicin	3 x 300 mg p.o.	(6 Wochen)
+ Gentamycin		(2 Wochen)

Antibiotika bei gramnegativen Keimen

< 10 % der Patienten, vorwiegend Kunstklappen und Drogenabhängige
Behandlung nach Testung, immer + Gentamycin oder Tobramycin

Pseudomonas aeruginosa: Ceftazidim, Piperacillin, Aztreonam, Imipenem/
                           Cilastatin (6 Wochen) + Tobramycin (2 W.)

andere Enterobakterien: Cefotaxim, Aztreonam, Imipenem/Cilastatin (6 W.)
(E. coli, Serratia, Proteus,   + Gentamycin (6 Wochen)
Klebsiella, Providencia, u. a.)

HACEK-Gruppe: Mezlocillin, Cefotaxim (4 Wochen)
(Haemophilus,   + Gentamycin (2 – 4 Wochen)
Actinobacter,
Cardiobacterium,
Eikenella, Kingella)

Pilze

Meistens Candida, Aspergillus, Histoplasma
Frühzeitiger Klappenersatz wegen häufiger Embolien und Therapieresistenz

Amphotericin B	1 mg/kg/24 h als Einzeldosis
+ 5-Fluorcytosin	150 mg/kg/24 h als Einzeldosis (maximal 3 g/24 h)

Endokarditis bei Drogenabhängigen

V. Trikuspidalis (+ Pulmonalis)	55 %
Aorta	25 %
Mitralis	20 %
Erreger: Staphylokokkus aureus	60 %
	(Trikuspidal-Endokarditis in 80 %)
Streptokokken plus Enterokokken	20 %
Gramnegative Keime	
(v. a. Pseudomonas, Serratia)	10 %
Pilze (v. a. Candida)	10 %
Keimgemisch	5 %

Rechtsherzendokarditis

Im allgemeinen bei Drogenabhängigen, manchmal bei ventrikulo-atrialem Shunt und lange liegenden zentralen Venenkathetern.

Behandlung: Im allgemeinen konservativ wie beschrieben.

2.7.4 Endokarditisprophylaxe

Aktuelle Empfehlungen der Deutschen Gesellschaft für Kardiologie (www.dgkardio.de)

Erhöhtes Endokarditis-Risiko
• angeborene Herzfehler (außer ASD II) • erworbene Herzklappenfehler • operierte Herzfehler mit Restbefund (ohne Restbefund nur für ein Jahr) • Mitralklappenprolaps mit Systolikum • Hypertrophe obstruktive Kardiomyopathie (HOCM)
Besonders hohes Endokarditis-Risiko
• Herzklappenersatz mit rothese (mechanisch oder biologisch) • Zustand nach mikrobieller Endokarditis • zyanotische Herzfehler
Kein erhöhtes Endokarditis-Risiko
• Mitralklappenprolaps ohne Systolikum • Z. n. koronarer Bypass-OP • Z. n. SM- oder ICD-Implantation • implantierte ventrikulo-peritoneale oder ventrikulo-atriale Shunts • Z. n. Ductus-Botalli-Verschluss • operierte Herzfehler ohne Restbefund nach dem 1. post-Op Jahr • isolierte Aortenisthmusstenose • ASD II

Diagnostische und therapeutische Eingriffe, die aufgrund der nachgewiesenen
Bakteriämiefrequenz[a) eine Prophylaxe erfordern

Oropharynx, Respirations- und oberer Verdaunungstrakt[b)
• zahnärztliche Eingriffe mit Blutungsgefahr (Extraktion, Zahnsteinentfernung, Paradontalkürettage, Paradontalchirurgie, Wurzelbehandlung, zahnchirurgische Eingriffe) • Tonsillektomie, Adenektomie • Bronchoskopie mit <u>starrem</u> Instrument, Sklerosierung von Ösophagusvarizen, Ösophagus- und Bronchusdilatation, ösophageale und bronchiale Stentimplantation • chirurgische Eingriffe an den oberen Atemwegen und Nasennebenhöhlen
Fakultative Prophylaxe bei individuell besonders hohem Risiko (z. B. rez. Endokarditis):
• Gastroskopie mit/ohne Biopsie • TEE • nasotracheale Intubation • Bronchoskopie mit flexiblem Instrument
Intestinaltrakt[b)
• chirurgische Eingriffe einschließlich mikroinvasiver Techniken am Gastrointestinaltrakt und den Gallenwegen • Lithotrypsie im Bereich der Gallen- und Pankreaswege
Fakultative Prophylaxe bei individuell besonders hohem Risiko (z. B. rezidivierender Endokarditis):
• Rekto-Sigmoido-Koloskopie
Urogenitaltrakt
• Zystoskopie • Lithotrypsie • chirurgische Eingriffe
Fakultative Prophylaxe bei individuell besonders hohem Risiko (z. B. rezidivierender Endokarditis):
• Geburt • Cervix-Dilatation • Kürettage • Hysterektomie
Haut- und Hautanhangsgebilde[c)
• Chirurgische Maßnahmen bei Infektionen (z. B. Abszess, Phlegmone, Furunkel)[b)
Fakultative Prophylaxe bei individuell besonders hohem Risiko (z. B. rezidivierende Endokarditis):
• Herzkatheteruntersuchungen (insbesondere bei erwartet langer Dauer)

Prophylaxe-Schema für Erwachsene mit Eingriffen im Bereich von Oropharynx,
Respirations-, und Gastrointestinal und Urogenitaltrakt (vgl. Tab. 2)

Risiko	Penicillinverträglichkeit	Penicillinunverträglichkei
Erhöht	2 g (< 70 kg) bis 3 g (> 70 Kg) Amoxicillin p. o. 60 Min. vor dem Eingriff	1 g (als Infusion über 1 h)[e) Vancomycin 60–90 Min. vor dem Eingriff beginnen!
Besonders hoch	wie oben + 1 g Amoxicillin p. o. nach 6 Stunden[4)	wie oben

Prophylaxe-Schema für Erwachsene vor chirurgischen Maßnahmen bei Infektionen von Haut- und Hautanhangsgebilden[f) (vgl. Tab. 2)

Risiko	oral	parenteral
Erhöht	600 mg Clindamycin p.o. 60 Min. vor dem Eingriff	1 g (als Infusion über 1 h)[g) Vancomycin i.v. 60–90 Min. vor dem Eingriff beginnen!
besonders hoch	wie zuvor + 300 mg Clindamycin p.o. 6 h nach dem Eingriff	wie oben evtl. erneute Gabe nach 12h[h)

Bei Kindern sind die Prophylaxe-Schemata (vgl. Tab. 3 und 4) unter Beachtung der nachfolgenden Dosierungen entsprechend anzuwenden:

Antibiotikum	Einzeldosis	Höchste Einzeldosis
Amoxicillin	50 mg/kg	3 g
Clindamycin	15 mg/kg	600 mg
Vancomycin	20 mg/kg	1 g
Teicoplanin	10 mg/kg	800 mg
Gentamycin	2 mg/kg	160 mg

[a) Die wichtigsten Erregergattungen, die bei den verschiedenen Interventionen Bakteriämie verursachen können, sind Streptokokken (Oropharynx und Respirationstrakt), Enterokokken (Intestinal- und Urogenitaltrakt) bzw. Staphylokokken (Haut)

[b) Bei wiederholten Interventionen an verschiedenen Tagen ist die Prophylaxe ohne Änderung des Schemas notwendig

[c) Hämodialyse- und Hämofiltrations- und Peritonealdialyse-Behandlungen erfordern keine Prophylaxe

[d) Erwartete Bakteriämie durch (Viridans-) Streptokokken bzw. Enterokokken; 800 mg Teicoplanin i.v. oder 600 mg Clindamycin p.o. (nur bei Oropharynx-Eingriffen!) als Alternative; bei Patienten mit besonders hohem Risiko, dann zusätzlich 300 mg Clindamycin 6 h nach dem Eingriff

[e) Bei hospitalisierten Patienten eventuell zusätzlich 1,5 mg/kg Gentamycin i.v.

[f) Erwartete Bakteriämie durch Staphylokokken

[g) 800 mg Teicoplanin i.v. als Alternative

[h) Bei hospitalisierten Patienten evtl. in Kombination mit 1,5 mg/kg Gentamycin i.v.

2.7.5 Literatur

Bayer, S.A. et al.: Diagnosis and management of infective endocardis and its complications. Circulation 1998; 98:2936

Braunwald, E. (ed): Heart Disease. Fifth Ed. W. B. Saunders Company, Philadelphia-London 1997, S. 1077–1104

2.8 Arterielle Aneurysmata

Unterscheide:

- Aneurysma verum bei Arteriosklerose (heute selten Lues)
- Aneurysma dissecans
- Anuloaortale Ektasie (Sonderform des Aneurysma verum)

2.8.1 Arteriosklerotisches Aortenaneurysma

Abdominell (75 %)

- klinisch signifikant: > 4 cm,
- oft Zufallsbefund
- meistens infrarenal
  Komplikationen:
  - Embolisation
  - Ruptur: > 6 cm 50 % jährlich, 4–6 cm 15–20 % jährlich
  OP-Indikation: ≥ 6 cm oder bei Symptomen, sonst alle 6 Monate Sonokontrollen

Thorakal (25 %)

- Oft sehr lange asymptomatisch
- meist massive generalisierte Sklerose
- häufiger Verdrängungssymptome (Dyspnoe, Husten, Stridor, Aphonie, Dysphagie, Schmerzen)
- Ruptur häufiger bei > 7 cm und bei Symptomatik
- OP-Indikation prophylaktisch??? Beachte: Pat. häufig alt, massive Sklerose, hohes OP-Risiko bei großer, schwieriger OP (z. B. Tetraplegie 4 %)

Prinzipiell besteht heute die Möglichkeit, bei einer gedeckten Perforation einer sklerotischen Aorta einen gemantelten Stent (coated stent) durch einen erfahrenen interventionellen Radiologen einbringen zulassen. Bei uns gelang dieses kürzlich zweimal bei multimorbiden Patienten.

2.8.2 Aneurysma dissecans (Aortendissektion)

Pathophysiologie:

Media-Degeneration durch langjährigen Hypertonus oder Bindegewebserkrankung, Intimaeinriss mit Dissektion unter RR-Anstieg

Anamnese:

- Hypertonie
- Z.n. Herz-OP (Abklemmstelle)
- Bindegewebserkrankung (Marfan-, Ehlers-Danlos-Syndrom o.ä.)

Symptom:

Plötzlicher starker thorakaler Schmerz, dann abnehmend (zweizeitig) evtl. kalte Extremität

Befunde:

- Bei Vorstellung häufig nur mäßiger thorakaler Schmerz (zweizeitiges Ereignis)
- evtl. Pulsdifferenzen
- evtl. kalte Extremität (manchmal passager)
- evtl. Schock bei Perforation (z. B. Hämatothorax)
- evtl. Perikardtamponade mit Schock (s. o.)
- evtl. Aorteninsuffizienz

Diagnostik:

1. Echokardiographie, v. a. transösophageal (TEE; keine falsch negativen Ergebnisse!, schnell und vor Ort durchführbar; s. Abb. 39) TEE bei dringendem Verdacht in Narkose, Cave Hypertension mit Perforation oder Tamponade bei Untersuchung!
2. MR (100%iges Verfahren, aber Zeitverlust und Transport)
3. Angiographie (Treffsicherheit schlechter als bei TEE und MR, nicht ungefährlich)

Zusätzlich Sonographie der Karotiden, Bauchaorta und Femoralarterien

Unterteilung

- Aorta ascendens (= Stanford Typ A od. DeBakey I = Aorta ascendens + descendens; II = nur Aorta ascendens)
  Komplikationen:
  - Perikardtamponade
  - Ruptur
  Prognose ohne OP: Letal 25% in 24 h, > 50% in 1 w, > 75% in 1 m, > 90% in 1 Jahr
- Aorta descendens (= Stanford Typ B od. DeBakey III)
  Komplikationen:

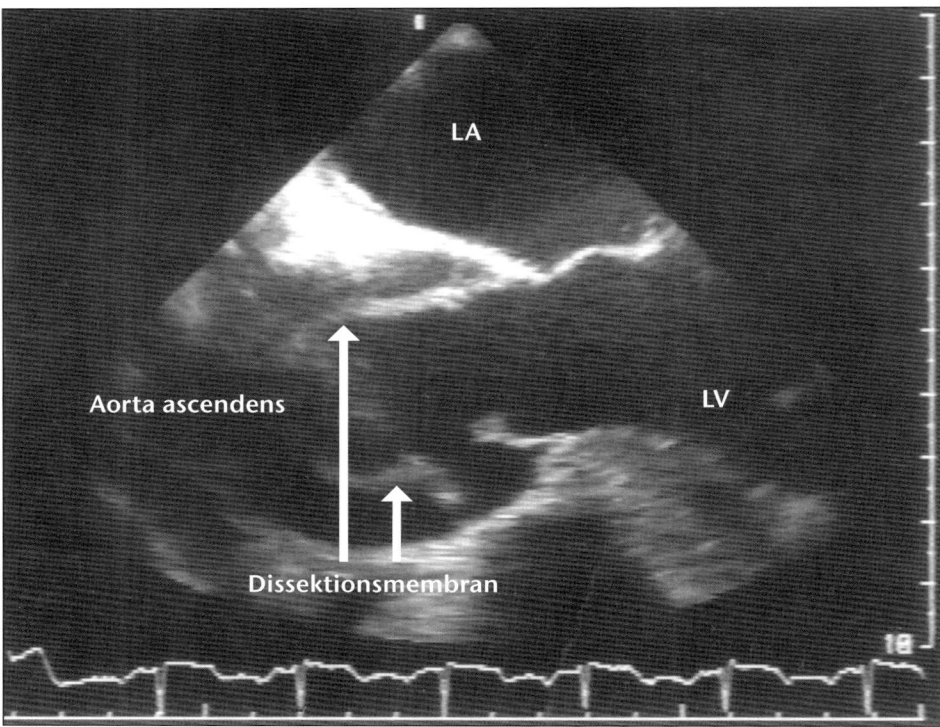

Abb. 39: TEE mit Longitudinalschnitt durch die Aorta ascendens bei einem Patienten mit akuter Typ A-Dissektion bei Z.n. aortokoronarer Bypass-OP drei Jahre zuvor.

Komplikationen:
- Organischämie
- Ruptur

Therapie:

> • RR-Senkung und Senkung der Druckanstiegsgeschwindigkeit (dP/dtmax) wegen Perforationsgefahr) durch Betablocker i.v. (Metoprolol nach Wirkung, Patienten haben oft eine ganz massive Hypertonie und benötigen manchmal mehr als 50 mg Metoprolol i.v., alternativ Propranolol), weiterhin s. Therapie bei hypertensiver Entgleisung
> • Analgesie mit Opioiden
> • Sedierung
> • ggf. Antagonisierung einer Antikoagulation
> • **OP bei Typ A < 2w schnellstmöglich – In jedem Fall Verlegung in Zentrum mit Herz-Thorax-OP**

OP-Indikationen:

- Akute **Typ A-Dissektion** < **2 w**, danach bringt OP keinen Vorteil mehr
- Typ-B-Dissektion nur bei:
  - Organkomplikation
  - Ruptur
  - Retrograder Ausdehnung in Aorta ascendens
  - Marfan-Syndrom

Konservatives Vorgehen bei:

- unkomplizierter Typ A-Dissektion > 2 Wochen
- unkomplizierter Typ B-Dissektion
- stabiler, isolierter Bogendissektion

OP-Prinzip:

Verschluss des Entry, dadurch Druckentlastung. Meistens Conduit-Prothese mit/ ohne künstlicher Aortenklappe

2.8.3 Anuloaortale Ektasie

Progrediente Dilatation der Aorta ascendens aufgrund einer Media-Degeneration mit zunehmender Aorteninsuffizienz (25 – 50 % Marfansyndrom, z.T. abortiv)

Komplikation:

- Ruptur
- Dissektion

OP-Indikation:

- Durchmesser > 5 – 6 cm

2.8.4 Literatur

Nienaber, C.A. et al.: The diagnosis of thoracic aortic dissection by noninvasive imaging procedures. N Engl J Med 1993; 328: 1

O'Gara, P.T. et al.: Acute aortic dissection and its variants: Toward a common diagnostic and therapeutic approach. Circulation 1995; 92: 1376

2.9 Phlebothrombose und Lungenembolie

Eine Phlebothrombose allein ist im allgemeinen kein intensivmedizinisches Krankheitsbild. Sie ist jedoch bei intensivmedizinisch betreuten Patienten durch die Immobilisation nicht selten. In den meisten Fällen ist das »typische« klinische Bild (livide geschwollenes, schmerzhaftes Bein) nicht vorhanden und wir müssen bei Patienten mit Verdacht auf eine Lungenembolie (LE) auch bei Fehlen der Klinik einer tiefen Beinvenenthrombose nach einer solchen suchen. Können wir umgekehrt die LE zweifelsfrei beweisen, muss von einer tiefen Venenthrombose ausgegangen werden und ein hundertprozentiger Nachweis erübrigt sich.

Hat man klinisch den Verdacht auf eine LE oder eine Phlebothrombose, so muss dieser mit allen Mittel bewiesen oder ausgeschlossen werden, da vom weiteren Vorgehen –Vollantikoagulation oder nicht – die Prognose des Patienten wesentlich abhängt!

2.9.1 Diagnostische Möglichkeiten

Klinik der LE:

atemabhängiger Thoraxschmerz, Dyspnoe, Tachykardie/absolute Arrhythmie, RR-Abfall bei großer LE

Labor:

BGA: p_aCO_2 niedrig, evtl. p_aO_2 niedrig (cave: normaler oder hoher p_aO_2 bei O_2-Gabe), LDH, D-Dimere erhöht (wenn D-Dimere negativ sind, ist eine LE nahezu ausgeschlossen, aber viele falsch positive Befunde).

EKG:

Zeichen der Rechtsherzbelastung (nur bei größerer Lungenembolie, s. u.), leider nicht sehr zuverlässig. Relativ typisch sind ein SI-QIII-Typ, ein inkompletter Rechtsschenkelblock und rechts-präkardiale T-Wellen-Negativierungen (s. Abb. 40).

Hämodynamik:

Hoher ZVD und Pulmonalarteriendruck, zentralvenöse Sättigung erniedrigt (< 60 %) nur bei großer LE mit Rechtsherzbelastung.

Bildgebende Verfahren:

- Echokardiographie (dilatierter rechter Ventrikel s. u., bei kleiner LE normal groß; selten Transit-Embolus zu sehen)

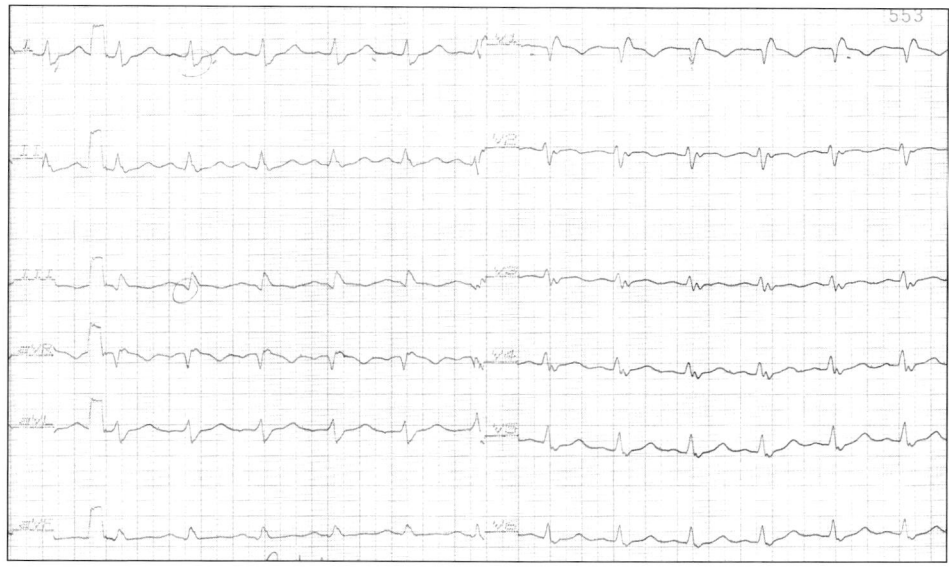

Abb. 40: Typisches EKG bei einer 30-jährigen Patientin mit fulminanter Lungenembolie 1 Tag nach Sektio.

- abdominelle Sonographie (Lebervenenstauung)
- Beinvenen-Sonographie (fehlende Komprimierbarkeit)
- Phlebographie
- Pulmonalisangiographie
- Perfusions -/Ventilationsszintigraphie der Lunge

Stufenschema der Anwendung bildgebender Verfahren

Die Lungenembolie wird klinisch diagnostiziert und erfordert zunächst keine bildgebenden Verfahren.

Konsequenz: therapeutische Heparinisierung, **bei Kreislaufinstabilität** Fibrinolyse (rtPA)

1. *Echokardiographie, abdominelle Sonographie*

   zum Nachweis einer Rechtsherzbelastung als indirektem Zeichen einer Lungenembolie

2. Beinvenen-Kompressions- und Duplex-Sonographie

Sensitivität:	bei optimaler Untersuchungstechnik 97% am Oberschenkel und 90% am Unterschenkel, Wahrscheinlichkeit einer residualen Beinvenenthrombose nach abgelaufener Lungenembolie: ca. 70%
im positiven Fall:	BV-Thrombose nachgewiesen, keine weitere Diagnostik
im negativen Fall:	Phlebographie nachschalten (»Goldstandard«)

3. Phlebographie

Vorteile gegenüber BV-Sonographie:	Bessere Beurteilung des Unterschenkels und der Beckenstrombahn; **aber:** Tiefes Beckenvenensystem (z. B. V. iliaca interna etc.) nicht sichtbar – dazu Spiral-CT des Beckens notwendig!
im positiven Fall:	BV-Thrombose nachgewiesen, keine weitere Diagnostik
im negativen Fall:	Diagnostik der Lungenembolie anstreben

4. Pulmonalis-Angiographie

Vorteil gegenüber Szintigraphie:	höhere Sensitivität, kann leicht in Ergänzung zur (negativen) Phlebographie durchgeführt werden. (Keine weitere Transportnotwendigkeit für Intensivpatienten)
im positiven Fall:	Lungenembolie nachgewiesen
im negativen Fall:	Lungenembolie ausgeschlossen oder bereits spontan lysiert

5. Szintigraphische Verfahren

Logistisches Problem: Transport von Intensivpatienten ungünstig, Gefahr der komplettierenden LE!

Szintigraphie dient zum Ausschluss einer LE bei unklaren Thoraxschmerzen. Ist die Szintigraphie negativ, ist eine LE ausgeschlossen. Bei positivem Ausfall gibt es dagegen ca. zu 30% falsch positive Befunde (also eher als Elektivmaßnahme nach Verlegung auf Allgemeinstation geeignet).

2.9.2 Therapie bei Phlebothrombose *(s. auch Kapitel Antikoagulation)*

• Vollantikoagulation am besten mit niedermolekularem Heparin (2 x tgl. 100 Anti-Xa-E pro kgKG s.c.) oder Heparin 10.000 I.E. i.v. + 30–40.000 I.E./Tag.

Merke: die meisten LE in der Klinik ereignen sich bei zu zögerlicher Antikoagulation in den ersten 24 Std. nach Klinikaufnahme!

- Sofortiger Beginn einer oralen Antikoagulation mit Phenprocoumon (Marcumar). Noch 2 Tage überlappend Voll-Heparin, wenn INR> 2 ist, da Vit. K-abhängige antikoagulatorische Prot. S und C kürzere Halbwertszeit haben.
- Immobilisation für 1 Woche (umstritten).

Eine Lysebehandlung bei Phlebothrombose wird bei uns praktisch nicht mehr durchgeführt, da die Blutungsrate zu hoch ist und der Kurz- und Langzeiterfolg (Eröffnungsrate und Verhinderung eines postthrombotischen Syndroms) nicht überzeugend ist.

2.9.3 Klinisch bedeutsame Stadien der Lungenembolie (LE)

Fulminante LE mit Schock (RR< 100 mmHg) – drohendes Rechtsherzversagen:
• Lysetherapie **sofort erforderlich** (ansonsten Letalität > 50 % in der 1. Stunde)! • **Alternative: Sofortige OP** (praktisch nie verfügbar!) • **Gleichzeitig entschlossene** Vollheparinisierung
Hämodynamisch bedeutsame, aber (noch) stabile LE (RR ≥ 100 mmHg, Tachykardie, Dyspnoe, pO$_2$ < 60 mmHg, rechter Ventrikel dilatiert):
• **Entschlossene** Vollheparinisierung • **Patient Intensivstations-pflichtig** • **Sofortige Lyse bei Verschlechterung, auch wenn noch ohne Schock!**
Kleine LE ohne Rechtsherzbelastungszeichen:
• **Vollheparinisierung** • **Patient kann auf Normalstation verlegt werden**

Pathogenese:

Nahezu immer Ursprung aus Poplitea-, OS- Beckenvenen (extrem selten US, Armvenen, V. cava, rechter Vorhof, Luft- und septische Embolien)

Kleine Embolie

führt zum peripheren Lungenarterienastverschluss – primär Pleuritis, Infarktpneumonie, evtl. Hämoptysen, Lungenabzess, Pleuraempyem – keine Rechtsherzbelastung! **Gefahr: Rezidiv** mit großer oder mehreren kleinen Embolien mit der Folge einer **vaskulären pulmonalen Hypertonie** (chronisches Cor pulmonale). Die Diagnostik einer kleinen LE ist schwierig und umfasst das gesamte Spektrum der Differentialdiagnose des Thoraxschmerzes.

Große Embolie

führt zum hauptstammnahen Verschluss mit:

- akuter Rechtsherzbelastung (akutes Cor pulmonale)
- vermindertem Rückstrom zum li. Ventrikel – Hypotonie – Schock
- Vergrößerung des funktionellen Totraums + Diffusionsstörung (zu schneller Fluss durch noch perfundierte Lungenareale) führen zu Hypoxämie
- zusätzlich evtl. reflektorische Vasokonstriktion mit Zunahme der pulmonalen Hypertonie
- zusätzlich evtl. reflektorische Bronchokonstriktion mit alveolärer Hypoxie

Gefahr:

Akutes Rechtsherzversagen. Ein normaler, nicht hypertrophierter rechter Ventrikel kann zumindest beim älteren Menschen allenfalls kurzfristig systolische Druckwerte von mehr als 50 mmHg aufbringen.

Symptome:

Plötzlicher Schock, Dyspnoe meist bei immobilisierten Patienten. Wegen der nur wenigen in Frage kommenden, schnell abzuklärenden Differentialdiagnosen ist die Diagnose einfach!

Diff.-Diagn:

V.a. Blutungsschock (Hb; Sono Abdomen; Echo s. u.), V.a. Lungenödem (Auskultation; Rö-Thorax), Perikardtamponade (Echo), Aortendissektion (Anamnese: Plötzlicher Schmerz; Echo mit TEE), Rechtsherzdekompensation bei chronischem Cor pulmonale (chronische Stauung, EKG).

Diagnostik:

Echokardiographie od. Sonographie des Herzens am besten im 4-Kammerblick (häufig unter Intensiv-Bedingungen von subxiphoidal am besten abzuleiten): Großer rechter Ventrikel bei meistens kleinem, »leerpumpendem« linken Ventrikel (re.>li. Ventrikel, s. Abb. 41). Bei kleinem rechten Ventrikel scheidet eine LE als Ursache eines Schocks aus (bei kleiner LE ist dagegen der rechte Ventrikel normal groß)! Ein großer rechter Ventrikel kommt auch beim chronisches Cor pulmonale vor. Weitere Echo-Sono-Zeichen: Im Doppler pulmonale Hypertonie, Lebervenenstauung.

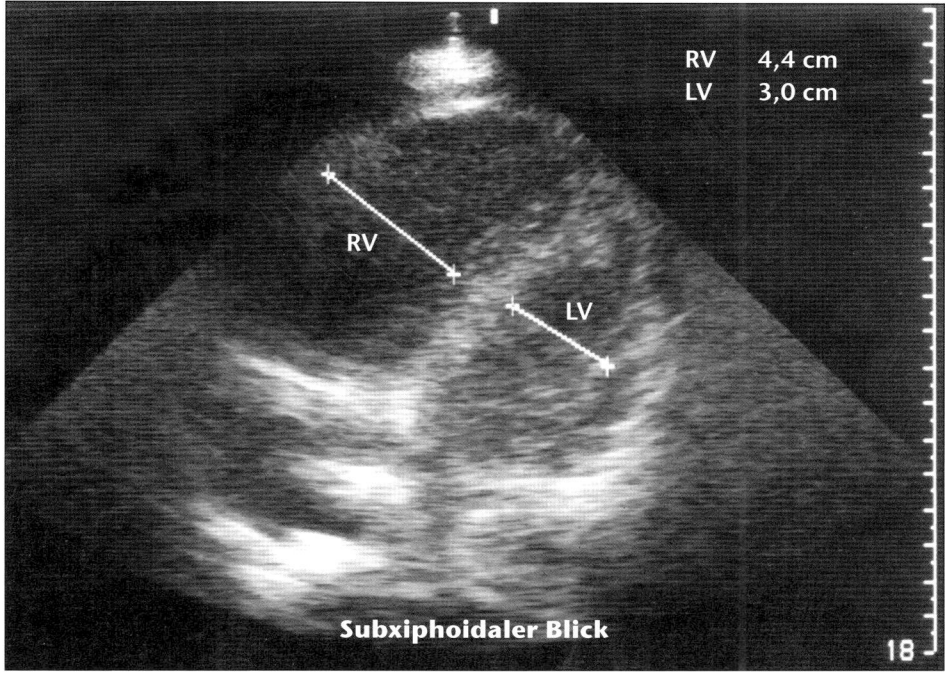

Abb. 41: Typisches Echokardiographiebild (von subxiphoidal) eines Patienten, der 10 Tage nach Kniege-lenks-OP bei plötzlichem Kreislaufstillstand reanimiert werden musste. Man erkennt das typische Bild bei fulminanter LE: Großer rechter Ventrikel bei kleinem »leerpumpendem« linken Ventrikel.

Goldene Regel:
Hat ein Patient im Schock einen großen rechten Ventrikel und lassen sich ein Lungenödem und eine Blutung ausschließen, so liegt eine Lungenembolie vor und jede weitere Diagnostik ist Zeitverschwendung und damit gefährlich. Das gilt insbesondere für zeitaufwendige Ferndiagnostik (Szintigraphie, Pulmonalisangiographie). Jeder Transport kann aufgrund komplettierender Embolien und wegen des damit verbundenen Zeitverlustes lebensgefährlich sein.

2.9.4 Therapie bei Lungenembolie

Seit dem Beginn der 70er-Jahre wurde eine Reihe von Studien durchgeführt, die die Fibrinolyse mit alleiniger Vollantikoagulation oder verschiedene Finbrinolyse-Regime miteinander verglichen. Daraus lassen sich folgende Schlussfolgerungen ziehen:

- Fibrinolyse bessert Hämodynamik und das Befinden des Patienten (z. B. Dyspnoe) wesentlich schneller als Vollantikogulation (Stunden vs. wenige Tage). Die Prognose quoad vitam ist jedoch gleich. Dabei waren nur wenig hämodynamisch instabile Patienten miteinbezogen, von denen man weiß, dass ihre Prognose ohne Lyse nach wenigen Stunden fatal ist. Patienten mit einer Rechtsherzbelastung ohne Schock wurden jedoch durchaus untersucht und profitierten nicht. Zusammengefasst sind also Patienten mit kleinen und mittelgroßen Embolien ohne Schock mit Vollantikoagulation zu behandeln, um die Risiken einer Lyse zu vermeiden. Nach einer neueren Registerauswertung wird dieses Procedere allerdings zugunsten der Lyse bei mittelgroßen Embolien in Frage gestellt. Unserer Meinung nach sollten diese Patienten vollantikoaguliert und auf der Intensivstation überwacht werden.
- Kurzzeitlysen wirken besser und schneller als Langzeitlysen bei tendenziell weniger Nebenwirkungen (s. Fibrinolytika). Dabei wirkt rt-PA (Actilyse®) deutlich schneller als z. B. Urokinase.
- Eine »Vor-Ort«-Lyse über den Pulmonaliskatheter bringt gegenüber peripher infundierten Fibrinolytika keine Vorteile.

Behandlung der Lungenembolie im einzelnen

Ziel der Behandlung: Vermeidung von weiteren Embolien durch sofortige massive Antikoagulation, Ruhigstellung, Thrombusfixierung. Bei Hypoxie O_2-Gabe, möglichst keine Intubation, da aufgrund der Sedierung (Narkose) eine weitere Kreislaufinstabilität zu fürchten ist. Bei Kreislaufinstabilität (RR < 100 mmHg) ist der rechte Ventrikel durch eine Kurzlyse zu entlasten. Kontraindikationen, z. B. kurz zurückliegende Operationen, gelten bei vitaler Bedrohung des Patienten nicht oder allenfalls eingeschränkt.

- Sofort 10.000 I.E. Heparin, 30–40.000 I.E./24 h. Einstellung der aPTT »von oben« auf Werte $\geq$ 80 s. Es ist besser, eine zu hohe Antikoagulation als eine zu niedrige mit der Gefahr einer tödlichen komplettierenden Lungenembolie in Kauf zu nehmen. Nach 1–2 Tagen Übergang auf niedermolekulares Heparin, z. B. 2 x 0,1 ml/10 kgKG Fraxiparin® multi; Heparinperfusor 3 Stunden nach erster Dosis abstellen.
- Immobilisation für eine Woche. Straffe Wickelung beider Beine bis zur Hüfte, auch wenn keine Thrombose nachgewiesen ist. Dadurch wird der Blutstrom beschleunigt und die Stase als Risikofaktor für eine Thrombose reduziert. Außerdem wird der Thrombus an die Wand »geheftet« (umstritten). Hochlagerung des thrombotischen Beines.
- Bei schwerer, hämodynamisch noch stabiler Lungenembolie (Stadium III, ZVD > 8 mmHg, RR $\geq$ 100 mmHg bei großem rechten Ventrikel) sollte präventiv ein arterieller Katheter zur invasiven Druckmessung gelegt werden.

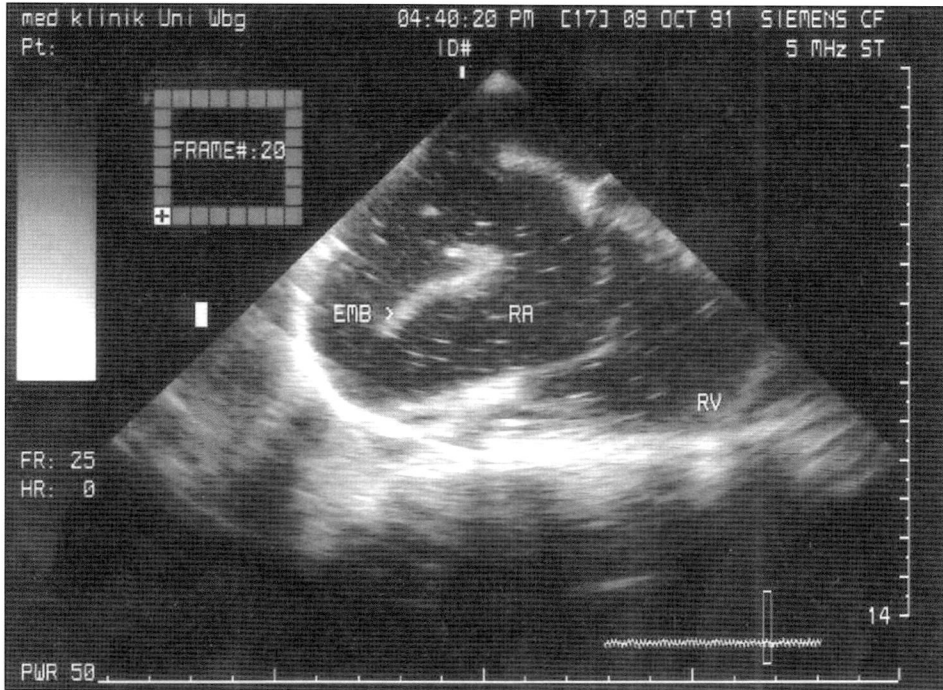

Abb. 42: Transitthrombus (»Typ A«-Embolus) im rechten Herzen bei einem 57-jährigem Patienten mit klinisch diagnostizierter Lungenembolie

- **Keine Nitrate!** Möglichst keine Diuretika (Vorlastsenkung des rechten Ventrikels führt evtl. zur hämodynamischen Dekompensation; cave auch arterielle Drucksenkung)!
- Patienten mit fulminanter LE sind wegen der Hypotonie meistens 12–24 Stunden anurisch! Bei erfolgreicher Behandlung setzt die Diurese danach wieder ein.
- Bei Kreislaufinstabilität (RR$_{syst}$ < 100 mmHg) mit Katecholaminpflichtigkeit Kurzlyse mit rtPA (Actilyse®) nach dem Doppelbolus-Schema (50 mg als Bolus, b. Bed. nach 30 Min. erneut 50 mg). Ein Swan-Ganz-Katheter ist nicht unbedingt notwendig, auf keinen Fall sollte man damit wertvolle Zeit vergeuden. Liegt ein Rechtsherzkatheter, ist zunächst nur der Druck im rechten Ventrikel und/oder in der A. pulmonalis zu messen. Weitere Messungen und Sättigungsbestimmungen sind vor Lyse nicht notwendig. Falls möglich, sollte der Pulmonalarterien-, bzw. rechtsventrikuläre Druck über die Spitze gemessen werden und das Thrombolytikum über den blauen, zur HZV-Messung gedachten Kanal 30 cm proximal der Spitze gegeben werden. In größeren Untersuchungen brachte die »Lyse vor Ort« allerdings keine signifikanten Vorteile. **Eine Lyse ist auch**

dann indiziert, wenn es unter <u>suffizienter</u> Antikoagulation zu einer klinischen Verschlechterung (z. B. der BGA) kommt.

- In seltenen Fällen sieht man im Echokardiogramm wurmförmige sog. Typ A-Emboli im rechten Herzen, die dort »hängengeblieben« sind (s. Abb. 42). Solche Patienten sind äußerst gefährdet, eine Lungenembolie mit Schock zu erleiden, da der Embolus (»Transitthrombus«) jederzeit weiterwandern kann und dies auch tun wird. Ein solcher Befund muss Anlass sein, eine sofortige Fibrinolyse mit einem Bolus von 50–100 mg rt-PA einzuleiten. Diese Therapie ist häufig erfolgreich. Wir haben es schon erlebt, dass der Embolus bereits 15 Minuten nach Gabe von 100 mg rt-PA verschwunden war. Allenfalls der seltene Fall des im offenen Foramen ovale steckengebliebenen Thransitthrombus lässt darüber nachdenken, den Herzchirurgen einzuschalten. Zwei unserer Patienten sind allerdings durch intraoperativ erlittene schwere Lungenembolien gestorben, so dass wir mit der OP-Indikation sehr zurückhaltend geworden sind.
- Ist eine Antikoagulation streng kontraindiziert oder kommt es trotz suffizienter Antikoagulation zu rezidivierenden Embolien ist die Indikation zur Implantation eines permanenten Cava-Filters zu prüfen.
- Im Falle einer eindeutigen Lungenembolie ist auch ohne pulmonale Infiltrate die prophylaktische Gabe von Antibiotika indiziert.
- Im Falle einer Reanimationspflichtigkeit ist eine ultrahohe Boluslyse von 100 mg rt-PA indiziert.
- Immobilisation 1 Woche, dann aufstehen.

2.9.5 Literatur

Goldhaber, S.Z. et al.: Acute pulmonary embolism treated with tissue plasminogen activator. Lancet 1986; 328: 886

Goldhaber, S.Z. et al.: Randomised controlled trial of recombinant tissue plasminogen activator versus urokinase in the treatment of acute pulmonary embolism. Lancet 1988; 332: 293

Goldhaber, S.Z. et al.: Recombinant tissue-type plasminogen activator versus a novel dosing regimen of urokinase in acute pulmonary embolism: a randomized controlled multicenter trial. J Am Coll Cardiol 1992; 20: 24

Konstantinides, S. et al.: Association between thrombolytic treatment and the prognosis of hemodynamically stable patients with major pulmonary embolism. Results of a multicenter registry. Circulation 1997; 96: 882

Seifried, E., Heinrich, F. (Hrsg.): Lungenembolie. Georg Thieme Verlag, Stuttgart–New York, 2000

The PIOPED Investigators: Value of the ventilation/perfusion scan in acute pulmonary embolism. Results of the Prospective Investigation Of Pulmonary Embolism Diagnosis (PIOPED). JAMA 1990; 263: 2753

The UKEP Study Research Group: The UKEP Study: Multicentre clinical trial on two local regimens of urokinase in massive pulmonary embolism. Eur Heart J 1987; 8: 2

The Urokinase Pulmonary Embolism Trial Study Group: Urokinase pulmonary embolism trial. Phase 1 results. A cooperative study. JAMA 1970; 214: 2163

The Urokinase Pulmonary Embolism Trial Study Group: Urokinase-streptokinase embolism trial. Phase 2 results. A cooperative study. JAMA 1974; 229: 1606

Tobicki, A. et al. for the task force of the european society of cardiology: Guidelines on diagnosis and management of acute pulmonary embolism. Eur Heart J 2000; 21: 1301

Verstraete, M. et al.: Intravenous and intrapulmonary recombinant tissue-type plasminogen activator in the treatment of acute massive pulmonary embolism. Circulation 1988; 77: 353

3 Hämatologie und Onkologie in der Intensivmedizin

3.1 Veränderungen des Blutbildes

3.1.1 Anämien

Als eines der häufigsten Symptome in der Medizin findet sich auch bei Intensivpatienten oft eine Anämie. Durch Anamnese, klinische Befunderhebung und wenige gezielte Laboruntersuchungen lässt sich die Anämie meist ohne aufwendige Untersuchungen einordnen und kann einer gezielten Therapie zugeführt werden.

Normalwerte des roten Blutbildes			
Parameter	Berechnung	Männer	Frauen
Hämoglobin		14–18 g/dl	12–16 g/dl
Erythrozyten		$4,5-6,0 \times 10^{12}/l$	$4,0-5,5 \times 10^{12}/l$
Hämatokrit		40–48%	38–44%
MCV	Hk/Erys x 10	82–96 fl	
MCH	Hb/Erys x 10	27–33 pg	
MCHC	Hb/HK x 100	31–35 g/dl	

Klassifikation der Anämien				
Art der Anämie	Blutbildbefund	Zusatzbefunde	Ursachen	Therapie
Normochrome-normocytäre Anämie	MCV 82–96 fl MCH 27–33 pg	Klinik	Akute Blutung	Blutstillung Ggf. EKs
		LDH, Bili, Retis ⇑ Haptoglobin ⇓	Hämolyse	Möglichst kausal
		Retis ⇓ Krea, BUN ⇑ (renale Anämie)	KM-Hemmung	z. B. Erythropoetin
Hypochrome-mikrocytäre Anämie	MCV < 82 fl MCH < 27 pg	Eisen, Ferritin ⇓	Chronische Blutung	Kausal Eisensubstitut.
		Eisen ⇓ Ferritin ⇑	Infektanämie	Nur kausal
		Geogr. Anamnese Eisen, Ferritin ⇔ Hb-E-phorese: HbA$_2$ ⇑	Thalassämie	Ggf. EKs
Hyperchrome-makrocytäre Anämie	MCV > 96 fl MCH > 33 pg	Eisen, LDH, Bili ⇑ Vit B$_{12}$ ⇓	Perniziosa	Vit B$_{12}$
		Evtl. Folsäure ⇓	Alkoholabusus, Mediamente (Chemotherapie, Antiepileptika)	Noxe meiden Ggf. Folsäure

3.1.1.1 Therapie der Anämien

Die Therapie der Anämie besteht in erster Linie in der kausalen oder symptomatischen Behandlung der Grundkrankheit; hierzu siehe die entsprechenden Lehrbücher der Inneren Medizin und Hämatologie, obige Tabelle soll einer ersten Orientierung dienen. Eine kritiklose Anwendung von Erythrozytenkonzentraten ist abzulehnen!

3.1.1.2 Indikation zur Erythrozytensubstitution

Neuere Daten (Hébert et al., NEJM 1999; 340: 409–417) zeigen, dass eine restriktive Indikationsstellung zur Transfusion (Erythrozytensubstitution erst bei einem Abfall des Hämoglobin unter 7 g/dl) einer liberaleren (Transfusion bereits bei Hämoglobin < 10 g/dl) mindestens ebenbürtig ist. Ausnahmen von dieser Regel:

- Patienten mit manifester KHK – hier sollte der Hb über 10 g/dl gehalten werden
- Bei akuten Blutungen – die Indikation zur Transfusion wird klinisch gestellt, da in der Akutphase der Blutung durch den Verlust von korpuskulären und plasmatischen Blutbestandteilen der Hb nicht das Ausmaß der Blutung anzeigt (erst später, nach Einstrom von Volumen aus dem extravasalen Raum [»Nachverdünnung«], lässt sich durch den Hb der Blutverlust abschätzen)
- Patienten mit chronischen Anämien sind oft an niedrigere Hb-Werte adaptiert und durch die Eisenüberladung durch wiederholte Bluttransfusionen mehr gefährdet, als durch den aktuellen Hämoglobin-Mangel. Auch hier sollte die Indikation zur Transfusion nur klinisch gestellt werden (Belastbarkeit, RR, Herzfrequenz) und keine »Laborkosmetik« betrieben werden

3.1.2 Thrombozytopenien

Definitionsgemäß liegt bei einer Thrombozytenzahl unter $150 \times 10^9/l$ eine Thrombozytopenie vor ($> 450 \times 10^9/l$ = Thrombozytose). Die seltenen angeborenen Krankheitsbilder mit Thrombozytopenie spielen in der Intensivmedizin eine untergeordnete Rolle und sollen hier nicht besprochen werden; die intensivmedizinisch relevanten Kranheitsbilder lassen sich (in der Reihenfolge ihrer Häufigkeit) in drei große Gruppen teilen:

1. Pseudothrombozytopenien
2. nichtimmunologische Thrombozytopenien
3. immunologische Thrombozytopenien

3.1.2.1 Pseudothrombozytopenie

Diese (häufige!) Form der Thrombozytopenie beruht auf Agglutinationsphänomenen der Thrombozyten bei Verwendung von EDTA als Antikoagulanz (normales rotes Blutbildröhrchen): die elektronischen Zählgeräte erfassen die korpuskulären Blutbestandteile auf Grund ihrer Größe – agglutinierte Thrombozyten werden daher nicht mehr als Thrombozyten, sondern als die größten Bestandteile des Blutes, nämlich als Granulozyten erfasst. Da das Ausmaß der Agglutination von der Dauer des Kontaktes mit dem Antikoagulanz abhängt, ergeben sich folgende typische Befunde: je länger das Blut von der Entnahme bis zur elektronischen Zählung unterwegs ist, desto geringer ist die Thrombozytenzahl und desto höher ist die Granulozytenzahl (Pseudobesserung des Befundes bei der Blutentnahme außerhalb der Routine, z. B. am Nachmittag). Durch Kontrolle mit einem alternativen Antikoagulanz (Citrat, grünes Gerinnungsröhrchen) oder durch manuelle Zählung wird dieses Phänomen aufgedeckt.

Vor jeder Diagnostik einer Thrombozytopenie muss eine Pseudothrombozytopenie durch Kontrolle im Citratblut ausgeschlossen werden!

Dem Labor muss der Verdacht mitgeteilt werden; ein kommentarlos eingesandtes Citratröhrchen kommt routinemäßig in die Zentrifuge, danach ist eine Thrombozytenzählung nicht mehr möglich – am besten persönlich unter Mitteilung des Verdachtes im Labor abgeben.

3.1.2.2 Nichtimmunologische Thrombozytopenien

Diese beruhen entweder auf einer verminderten Produktion im Knochenmark oder einem vermehrten Verbrauch von Thrombozyten in der Peripherie:

Produktionshemmung im Knochenmark	Gesteigerter peripherer Verbrauch
Erkrankungen der Hämatopoese	Verbrauchskoagulopathie
Aplastische Anämie	Infektionen
Maligne hämatolog. Erkrankungen	Thrombotische Mikroangiopathien
Vit. B_{12}-Mangel	Thrombotisch-thrombozytopenische
Medikamente (reine Thrombozytopenien)	Purpura (TTP, M. Moschcowitz)
Thiaziddiuretika	Hämolytisch-urämisches Syndrom
Östrogene	Kunstklappen
Medikamente (Störung der gesamten	Hämolysen
Hämatopoese, Auswahl)	Hämangiome, A-V-Aneurysmata
Antiphlogstika	Hypothermie
β-lactam-Antibiotika	Massentransfusionen
Carbimazol	
Metamizol (Novalgin®)	
Myelosupression	
Phenytoin	
Sulfonamide	
Steroide	
Trimetoprim	
Chronischer Alkoholabusus	

Grundprinzip der Therapie ist die Ausschaltung der auslösenden Noxe, bzw. Behandlung der Grundkrankheit; thrombotische Mikroangiopathien siehe dort.

3.1.2.3 Immunologische Thrombozytopenien

Gemeinsames Merkmal dieser Krankheitsbilder ist der autoimmunolgische periphere Verbrauch von Thrombozyten mit zumeist kompensatorisch gesteigerter Produktion im Knochenmark; der Nachweis von thrombozytären Antikörpern ist möglich, gelingt aber häufig nicht, was eine immunologisch-bedingte Thrombozytopenie nicht ausschließt.

Intensivmedizinisch relevant immunologisch-bedingte Thrombozytopenien				
Krankheit	Typische Befunde	Diagnostik	Therapie	Sonstiges
Chronische idiopathische thrombozytopenische Purpura	Erwachsene, m:w = 1:3, < 50 x 10⁹/l	Ausschlussdiagnostik, gel. postiver AK-Nachweis	Steroide Immunglobuline Splenektomie Anabolika Immunsuppression	
Heparin-induzierte Thrombozytopenie	Siehe dort			
Posttransfusionspurpura	< 10 x 10⁹/l ~ 1 Woche nach Transfusion	Antikörpersuche (zur kompatiblen Transfusion)	Immunglobuline Plasmapherese Transfusion von gewaschenen Erythrozyten	Spontane Normalisierung nach 1 Woche bis 1 Monat
Medikamentös induzierte Immunthrombozytopenien	Beginnend ~ 1 Woche nach Medikation	Anamnese	Steroide Immunglobuline Plasmapherese	
Beispiele		Digitalis, Heparin (s.o.), Furosemid, Spironolacton, Analgetika, Antibiotika, Antiepileptika u.v.a.		
Weitere immunologisch-bedingte Thrombozytopenien				
Krankheit	Typische Befunde	Diagnostik	Therapie	Sonstiges
Akute idiopathische thrombozytopenische Purpura	Kinder, meist eine Woche postinfektiös		Steroide Immunglobuline	Meist Spontanremission Letalität ~ 1%
Isoimmune neonatale Thrombozytopenie				

Die Therapie der autoimmunen Thrombozytopenien beruht, neben der Meidung der auslösenden Noxe, auf der Suppression der Antikörperbildung und/oder deren Elimination.

3.1.2.4 Therapie der Thrombozytopenien

- Substitution von Thrombozyten: die Indikation ist abhängig von Klinik und Grundkrankheit:
  - In der Regel ist eine Thrombozytensubstitution bei manifester thrombozytopenischer Blutung unabhängig von der Thrombozytenzahl angezeigt
  - Ohne manifeste Blutungsneigung sollte bei einer Thrombozytenzahl < 10 x 10^9/l (bei septischen Patienten bereits bei 20 x 10^9/l) substituiert werden
  - Ausnahme hiervon sind:
    - immunologische Thrombozytopenien
    - Verbrauchskoagulopathie,
    hier sollte unabhängig von der gemessenen Thrombozytenzahl nur bei manifester und bedrohlicher Blutung substituiert werden (da durch Substitution der pathophysiologische Prozess unterhalten wird)
  - Sind interventionelle/operative Eingriffe unaufschiebbar, sollten die Thrombozyten auf über 50 x 10^9/l angehoben werden durch:
    - Gabe von Thrombozytenkonzentraten
    - Bei immunologischen Thrombozytopenien zusätzlich durch hochdosierte Immunglobuline 0,4 g/kgKG/Tag i.v. für max. 5 Tage
- Therapie der Grundkrankheit
  - Chronische idiopathische Thrombozytopenie:
    - Prednison 1–2 mg/kgKG für 2–3 Wochen, bei Erfolg reduzieren unter BB-Kontrolle
    - Danazol® 400–600 mg/die für 1–2 Monate, bei Erfolg auf 50 mg/die reduzieren
    - Bei Erfolglosigkeit Splenektomie nach Ausschluss Nebenmilz und Impfung mit polyvalentem Pneumokokken-Impfstoff (möglichst 2 Wochen prä-OP, Auffrischungen alle 5 Jahre, zur Vermeidung des OPSI-Syndroms [overwhelming postsplenectomy infection, in 70% durch Strept. pneumoniae, Letalität 50%], das bei 6% aller Splenektomierten auftritt)

3.1.3 Leukopenien

Von klinisch-intensivmedizinischer Bedeutung ist vor allem die (absolute) Verminderung der neutrophilen Granulozyten (Neutropenie), deren untere Normgrenze bei 2,5 x 10^9/l liegt; eine Infektgefährdung ist unterhalb 0,5 x 10^9/l anzunehmen, ein hohes Infektrisiko besteht unterhalb 0,2 x 10^9/l. Die Neutropenie kann entweder isoliert oder im Rahmen einer allgemeinen Knochenmarkdepression (Panzytopenie) auftreten:

3.1.3.1 Ursachen der Neutropenie

isolierte Neutropenie	Panzytopenie

Medikamente
  Antiphlogstika
  Antibiotika
  Antiepileptika
  Carbimazol
  Metamizol (Novalgin®)
  Narkosemittel
  Neuroleptika
	hämatologische Systemerkrankungen
	  Leukämien
	  Lymphome
	  Myeloproliferative Erkrankungen
	  Aplastische Anämie
	  Paroxysmale nächtliche Hämoglobinurie

Autoimmunerkrankungen, z.B. Lupus erythematodes	Medikamente Chemotherapie

Infektionen
  (bakterielle) Sepsis
  Virusinfekte
	Knochenmarkinfiltration bei malignen Tumoren

Andere
  Zyklische Neutropenie
  Angeborene Neutropenie
	Splenomegalie

3.1.3.2 Therapie bei Leukopenie

Die Therapie der Leukopenie besteht einerseits in der Behandlung der Grundkrankheit, bzw. Meidung der auslösenden Medikamente, andererseits kann sie symptomatisch durch Gabe hämatopoetischer Wachstumsfaktoren erfolgen.

Bei medikamentös-induzierten Leuko-/Panzytopenien führt die Meidung des Medikamentes binnen 1–2 Wochen zur Erholung des Blutbildes, eine Therapie mit Wachstumsfaktoren ist zumeist nicht erforderlich. Bei der chemotherapie-induzierten Neutropenie, deren Dauer von Grundkrankheit und Therapieprotokoll abhängt (wenige Tage bis völliges Ausbleiben der Regeneration nach myeloablativer Therapie ohne oder mit erfolglosem Stammzellsupport), ist ein postiver Effekt auf die Dauer der Neutropenie und die Häufigkeit febriler Episoden für den Einsatz des Wachstumsfaktors G-CSF erwiesen.

3.1.3.3 Supportive Maßnahmen bei schwerer Neutropenie

Diese der Infektprophylaxe dienenden Maßnahmen werden (Ausnahme, die nur die spezialisierten Zentren betrifft: autologe und allogene Knochenmarktransplantation, allogene Stammzelltransplantation) uneinheitlich gehandhabt und reichen von Extremmaßnahmen wie Umkehrisolation mit Schleusen, Sterilisation von Nahrungsmitteln, Antibiotikaprophylaxe und Darmdekontamination bis zur (einzig gesicherten Empfehlung) obligatorischen Händedesinfektion vor Betreten des Patientenzimmers und vor Patientenkontakt.

3.2 Onkologische Notfälle

3.2.1 Obere Einflussstauung

Ursache: Tumoren des Mediastinums oder in die mediastinalen Lymphknoten metastasierender Tumor, häufig bei: Bronchial-Ca, seltener NHL, M. Hodgkin, Thymome, Keimzelltumore

Symptome: Behinderung des venösen Abflusses aus Kopf, Hals, Armen ⇒ Venenstauung, Gesichts- (seltener Arm-) Ödem, Zyanose, Tachypnoe.

Diagnostik: Rö-Thorax, Thorax-CT, Bronchoskopie, ggf. Mediastinoskopie; wenn möglich, histologische Diagnosesicherung vor Therapie

Therapie: Spezifische Chemotherapie, Radiatio. Unspezifisch Glucocorticoide (100 mg SDH), Diuretika, Heparin. Wechsel von Chemotherapie auf Radiatio, falls nach 3 Tagen kein Erfolg. Angioplastie und Stentimplantation.

3.2.2 Drohender Querschnitt durch Tumorkompression

Ursache: Akute Rückenmarkkompression durch epidurales oder intraspinales Tumorwachstum oder durch Wirbelkörperkompression, häufig bei: Mamma-Ca, Bronchial-Ca, NHL/Plasmocytome, Nieren-Ca

Symptome: Initial zunehmende Rückenschmerzen, evtl. radikuläre Komponente ⇒ Parästhesien, Sensibilitätsstörungen, schließlich motorische und autonome Dysfunktion ⇒ Paraplegie mit Stuhl- und Harninkontinenz

Diagnostik: Röntgen, CT, NMR, evtl. Myelo-CT. Differenzialdiagnose: Abszesse, Hämatome, Ischämie

Therapie: Operative Sanierung **sofort**! Bei Tumor-Rest post-OP: Radiatio. Alternativ primäre Radiatio, ggf. simultan Chemotherapie. Immer begleitend Glucocorticoide (3 x 8 mg Dexamethason)

Prognose: Abhängig von neurologischen Status bei Therapiebeginn

3.2.3 Tumorlysesyndrom

Ursache: Rascher Zellzerfall spontan oder unter Therapie, häufig bei: akuten Leukämien, hochmaligne NHL, Keimzelltumoren, kleinzelligem Bronchial-Ca

Folge: Hyperuricämie, Hyperkaliämie, Hyperphosphatämie, Hypokalzämie, Azidose ⇒ Nierenversagen, Verbrauchskoagulopathie

Symptome: Apathie, Verwirrtheit, Somnolenz. Oligurie. Herzrhythmusstörungen. Blutung

Diagnostik: Labor: Kalium, Calcium, Phosphat, Harnsäure, LDH, Kreatinin, Harnstoff, Gerinnung. Urin-pH. BGA

Prophylaxe und Therapie: Allopurinol 300 mg/die (ggf. Adaptation an Nierenfunktion), Urinalkalisierung mit Uralyt U® p.o. oder Natriumbicarbonat i.v. (Ziel pH > 7), Flüssigkeitsumsatz ca. 3,5 – 4 Liter/Tag

3.2.4 Hyperkalzämie

Ursache: vermehrte Knochenresorption, entweder durch Knochenmetastasen oder durch paraneoplastische Bildung von Parathormon oder parathormonähnlichen Substanzen, häufig bei: Mamma-Ca, Bronchial-Ca, Nieren-Ca, Prostata-Ca, Plasmocytom. Insgesamt bei bis zu 30 % aller Tumor-Patienten

Symptome: Müdigkeit, Muskelschwäche, Apathie, Stupor, depressive oder aggressive Verstimmung. Polyurie, Polydipsie, Exsikkose, Niereninsuffizienz. Bauchschmerzen durch Ulcera oder Pankreatitis. Herzrhythmusstörungen (QT verkürzt) insbesondere unter Digitalis.

Diagnosik: Serum-Ca-Spiegel unter Berücksichtigung des Gesamtprotein. Differenzialdiagnose: Hirnprozesse, Hyperparathyreoidismus, Vit-D-Intoxikation

Therapie: Flüssigkeitsersatz (meist 4 Liter und mehr am ersten Tag, ZVD-gesteuerte Substitution), calciuretische Diuretika (= Furosemid, 3 x 40 mg), Biphosphonate (Aredia® [Hemmung der Osteoklasten] einmalig 1 x 60 90 mg i.v., Effekt nach Tagen), Corticosteroide, Calcitonin (?), (Mithramycin). Gezielte Tumortherapie. Ggf. Dialyse gegen Ca^{++}-freies Dialysat

3.2.5 Zytostatika-Paravasate

Besonders gefährlich bei Anthracyclinen und Vinca-Alkaloiden, bei Cisplatin und Vepesid erst nach größeren Paravasaten. Schwerste Schäden durch Adriamycin.

Therapie: Aspiration aus noch liegender Venüle. Bei Anthracyclinen Eispackung für 24 Stunden, Verdünnung mit 5.000 E Heparin und 4 mg Dexamethason in 10–20 ml NaCl, evtl. 1,5 ml 50–100 % DMSO 4 x tägl. lokal für 2 Wochen; Kontaktaufnahme mit plastischer Chirurgie. Bei Vinca-Alkaloiden Wärmeapplikation und Injektion von 150 E Hyaluronidase in 3 ml NaCl in Paravasat-Gebiet. Bei Cisplatin oder Mitomycin Natriumthiosulfat 10 % 4 ml + 6 ml Aqua dest. in Paravasat. Indikation zur OP nach ca. 2 Wochen bzw. bei Auftreten von Blasen oder Ulcerationen.

3.2.6 Literatur

Armstrong, B.A., Perez, C.A. et al.: Role of irradiation in the management of superior vena cava syndrom. Int J Radiat Oncol Biol Phys 1987; 13: 531

Byrne, T.N.: Spinal cord compression from epidural metastases. N Engl J Med 1992; 327: 614

Dorr, R.T.: Antidotes to vesicant chemotherapy erxtravasations. Blood Reviews 1990; 4: 41

Kath, R., Höffken, K.: Onkologische Notfälle. Intensivmed 1997; 34: 480

Köhler, F., Romaniuk, P. et al.: Venöse Angioplastie und Wallstent-Implantation in der Notfalltherapie eines tumorbedingten Vena-cava-superior-Syndroms. Dtsch med Wschr 1995; 120: 1074

Kretschmer, S., Schneider, W.: Obere Einflussstauung als onkologischer Notfall. Dtsch Med Wschr 1992; 117: 1650

Lee, R.G., Bithel, T.C. et al. (eds.): Wintrobes Clinical Hematology. 10th Ed., Lea & Febiger, Malvern, 1998

Silverman, P., Distelhorst, C. W.: Metabolic emergencies in clinical oncology. Semin Oncol 1989; 16: 504

Thürlimann, B., Waldburger, R. et al.: Plicamycin and pamidronat in symptomatic tumor-related hypercalcemia: a prospective randomized crossover trial. Ann Oncol 1992; 3: 619

4 Erkrankungen der Niere in der Intensivmedizin

4.1 Akutes Nierenversagen

4.1.1 Definition und Pathophysiologie

Das akute Nierenversagen ist definiert als rasche Abnahme der Nierenfunktion, die über Stunden oder Tage anhält und prinzipiell reversibel ist. Folgen sind eine Retention harnpflichtiger Substanzen, eine Störung des Flüssigkeitshaushaltes und der Elektrolythomöostase.

Beim akuten Nierenversagen handelt es sich um ein häufiges Krankheitsbild, das bei 1 % aller Krankenhausaufnahmen besteht, bei 2 – 5 % aller Patienten während eines stationären Aufenthaltes und in bis zu 15 % nach Operationen an Herz-Lungen-Maschine auftritt. Dabei ist die Inzidenz altersabhängig und bei über 80jährigen mehr als 50 mal so hoch wie bei unter 50jährigen.

Man unterscheidet folgende Verlaufsformen:

- Oligurisches ANV = Urinproduktion < 400 ml/die
- Nichtoligurisches ANV = Urinproduktion normal
- hyperkataboles ANV = im Vergleich zum Kreatininanstieg inadäquat hoher Harnstoffanstieg, z. B. bei massivem Gewebszerfall

4.1.2 Ursachen

- Postrenales ANV : Nierenfunktionsabnahme durch Obstruktionen im renalen Ausflusstrakt bei intakten Glomeruli und Tubuluszellen ~ 10 % aller ANV
- Prärenales ANV: Funktionsstörung der Niere durch verminderte Perfusion, Ischämie; Übergang vom ischämischen prärenalen zum intrarenalen ANV fließend, ~ 20 % aller ANV
- Intrarenales ANV:
  - Akute Tubulusnekrose ischämisch/toxisch (~ 45 % aller ANV)
  - Akute Glomerulonephritis/Vaskulitis (4 %)
  - Akute interstitielle Nephritis (2 %)
  - Artheroembolisches ANV (1 %)
- Akutes Nierenversagen bei vorbestehender chronischer Niereninsuffizienz, meist akute Tubulusnekrose oder prärenal (~ 15 %)

4.1.3 Risikofaktoren

- Alter (s. o.), männliches Geschlecht
- Volumenmangel

- Nephrotoxische Medikamente (z. B. Aminoglycoside, nichtsteroidale Antirheumatika, ACE-Hemmer, Kontrastmittel, Ciclosporin A, Tacrolimus)
- Sepsis

Bei Intensivpatienten besteht meist eine Kombination mehrerer dieser Risikofaktoren; da es keine erwiesene wirksame Therapie eines einmal eingetretenen ANV gibt (!), sei an dieser Stelle mit Nachdruck auf die Bedeutung der Prophylaxe des ANV = kritische Abwägung beim Einsatz nephrotoxischer Substanzen hingewiesen (muss z. B. der 70jährige exsikkierte Patient mit einer Pneumonie wirklich mit einem Aminoglycosid behandelt werden und die vorbestehende Therapie mit Diclofenac fortgeführt werden?).

Der Verlauf des akuten Nierenversagens ist durch drei typische Phasen nach der initialen Schädigung der Niere gekennzeichnet: an die zumeist oligurische Phase, die bis zu 6 Wochen anhalten kann (oder in eine terminale Niereninsuffizienz mündet), schließt sich eine polyurische Phase von bis zu 2 Wochen mit Tagesdiuresen bis zu 10 Litern an (cave: Wasser und Elektrolytverlust); die endgültige Regeneration (dritte Phase) mit Wiederherstellung der vollen renalen Leistung kann mehrere Monate dauern.

Die Prognose des ANV ist abhängig von der Reversibilität der auslösenden Grundkrankheit, von vorbestehenden und begleitenden Erkrankungen mit Einfluss auf die Nierenfunktion und von den Komplikationen, die im Rahmen von ANV und Grundkrankheit auftreten. Die Letalität wird mit 10–30 % angegeben und ist am höchsten bei beatmeten Patienten mit einem Nierenversagen im Rahmen einer septischen Multiorgandysfunktion (bis zu 90 %); Todesursache ist dabei zumeist nicht das Nierenversagen selbst. Überlebt der Patient das ANV, so wird in ~ 50 % eine vollständige Erholung der Nierenfunktion zu erwarten sein, 10–15 % bleiben dialysepflichtig, bei den Übrigen bleibt eine mäßige Einschränkung der Nierenfunktion bestehen.

4.1.4 Diagnostik

- Anamnese
  - Vorbestehende Nierenerkrankung, disponierende Erkrankungen (Diabetes mellitus, Hypertonie)
  - Krankheitsverlauf, Flüssigkeitsverlust
  - Nephrotoxische Medikamente, Kontrastmitteluntersuchungen
- Klinische Befunde
  - Ödeme, Anasarka; Exsikkose
  - Lungenstauung, Herzgeräusche, Arrythmie
  - Pathologischer Tastbefund (Harnblase, Zystennieren), Schmerzauslösung
  - HNO-ärztliche Spiegeluntersuchung (bei V. a. M. Wegener)

- Laboruntersuchungen
  - Serum
    - Differentialblutbild: Fragmentozyten, Leukozytose, Linksverschiebung, Anämie
    - Harnpflichtige Substanzen, Elektrolyte
    - BSG, CRP
    - CK, LDH, Hämolyseparameter (z. B. Haptoglobin)
    - Parameter der Lebersynthese und –integrität, Hepatitisserologie
    - Bei entsprechendem Verdacht immunologische Untersuchungen (ANA, ANCA, AK gegen Basalmembran und DNS, Komplementfaktoren, Kryoglobuline) und mikrobiologisch/virologische Untersuchungen (z. B. Hanta-Virus)
  - Blutgasanalyse
    - Säure-Basen-Status, Anionenlücke
  - Urin
    - Status, Sediment, Natriumausscheidung (schnelle Orientierung zur Frage hepatorenales Syndrom [Urin-Na^+ ≤ 10 mmol/l] durch Na^+-Bestimmung am Schnellanaysator; nur sinnvoll **vor** der Gabe von **Natriu**retika wie Furosemid)
    - Sammelurin ⇒ Kreatininclearence
- Technische Untersuchungen
  - Sonographie
    - Ausschluss eines Harnabflusshindernisses (⇒ postrenales ANV)
    - Nierengröße, Parenchymbreite (kleine Nieren bei vorbestehender Niereninsuffizienz, große Nieren bei akutem Nierenversagen)
    - Begleitbefunde, z. B. Leberzirrhose, Aortenaneurysma
    - Ggf. Farbdoppler ⇒ Nierenarterienstenose/-embolie
    - Echokardiographie ⇒ urämische Perikarditis, Klappenvegetationen
  - Röntgen
    - Thorax ⇒ Stauung (häufig ausgeprägte interstitielle Stauung ohne pathologischen Auskultationsbefund!), Infiltrate (M. Wegener, Goodpasture-Syndrom)
    - Ggf. Spezialuntersuchungen, z. B. Angiographie bei embolischen ANV (Indikation siehe dort)

Das Ausmaß und die Frequenz der Laboruntersuchungen müssen sich an den Zielen der Diagnostik orientieren:

- Aufdeckung behandelbarer Ursachen des ANV (postrenale Obstruktion, praerenales ANV bei Volumenmangel; rapid-progressive Glomerulonephritis bei Goodpasture-Syndrom, M. Wegener, systemischer Lupus erythematodes u. a.), damit unter Umständen Vermeidung einer terminalen Niereninsuffizienz bei rechtzeitiger Therapie!

- Prognosestellung (z.B. praktisch infauste Prognose bei hepatorenalem Syndrom ⇒ Entscheidung zur Dialyse nur bei Aussicht auf Lebertransplantation)
- Festlegung des Zeitpunktes zur Einleitung eines Nierenersatzverfahrens

4.1.5 Allgemeine Therapie

Die Therapie des akuten Nierenversagens ist symptomatisch, eine spezifische Therapie ist nicht etabliert. In der Frühphase des ANV lässt sich bei einem Teil der Patienten ein oligurisches ANV medikamentös in ein nichtoligurisches ANV (bessere Prognose!) überführen mit:

- Furosemid 80–125–250 mg Bolus, gefolgt von einer Dauerinfusion mit maximal 20 mg/Stunde (höhere Dosen sind nicht effektiver, Nebenwirkungen nehmen zu) ±
- Mannitol 12,5–25 g über 1–3 Stunden

Bleiben diese Versuche ohne den gewünschten Effekt (= adäquate Stundendiurese), müssen diese Medikamente umgehend abgesetzt werden, da es unter Mannitol bei Ausbleiben der Diurese zur Hypervolämie/Lungenödem kommen kann und die Furosemid-NW (Hörschäden) zunehmen.

Medikamentöse Therapien, die theoretisch sinnvoll erscheinen oder im Tierexperiment wirksam sind, für die aber kein Nutzen beim Menschen belegt werden konnte oder die sich in klinischen Studien als eher schädlich erwiesen haben, sollten nicht eingesetzt werden. Dies sind:

- Dopamin
- Atriales natriuretisches Peptid
- Therapie mit Wachstumsfaktoren
- Kalziumantagonisten (möglicherweise effektiv bei ANV nach Nierentransplantation)

In der Regel ist somit die rein symptomatische Therapie der Entgleisungen in Flüssigkeits-, Säure-Basen- und Elektrolythaushalt überbrückend bis zum Wiedereinsetzen des Nierenfunktion erforderlich. Die konservativen Therapiemaßnahmen, die im folgenden dargestellt sind, dienen in der Regel nur dem Zeitgewinn bis zum Beginn eines extrakorporalen Nierenersatzverfahrens und sollten nicht bis zum Letzten ausgereizt werden!

Problem	Konservative Therapie
Hypervolämie, Lungenödem	Nitrate (Vorlast ⇓), Opiate (pulmonalart. Druck ⇓)
Metabolische Azidose	Natriumbikarbonat

Hyperkaliämie*)	Insulin + Glukose:
	    500 ml Glc 20 % +
	    50 IE Insulin in 1 Stunde
	Natriumbikarbonat:
	    50 ml in 5 Minuten, unter BGA- und
	    K⁺-Kontrollen nach 5 Minuten
	    wiederholen
	β-Mimetika:
	    10–20 mg Salbutamol in 10 Minuten
	    vernebelt oder
	    Berotec DA® 2 Hub alle 5 Minuten
	Austauschharze:
	    Oral: 3 x tgl. 15–25 g mit Sorbitol 1:1
	    Als Einlauf: 50 g in 200 ml Lösung

Urämiesymptome	Keine sinnvolle
*) Eine Hyperkaliämie > 6,5 mmol/l bei Nierenversagen ist ein Notfall, der umgehend einer Dialyse-therapie bedarf! Die konservativen Maßnahmen dürfen den Beginn einer solchen Therapie keines-falls verzögern!	

4.1.6 Ernährung

Der Einsatz spezieller »Nephro«-Lösungen mit hohem Anteil essentieller Amino-säuren ist geeignet, den Stickstoffanfall zu reduzieren. Dies macht jedoch nur dann Sinn, solange keine extrakorporale Elimination erfolgt. Wird der Patient dialysiert, sollte vielmehr auf eine hochkalorische Ernährung (jedoch keine Hyperalimenta-tion) zur Durchbrechung der Katabolie geachtet werden; die parenterale Ernäh-rung des dialysierten Patienten unterscheidet sich daher nicht von der anderer Intensivpatienten. Ausnahme: die Dosierung von Vit. C-Präparaten muss wegen Kummulation und konsekutiver Oxalatbildung reduziert werden (z. B. 1 x/Woche 1 Amp. Cebion®).

4.1.7 Prophylaxe des Kontrastmittel-induzierten Nierenversagens

Aus dem oben gesagten ergibt sich die Notwendigkeit, alle Möglichkeiten der Pro-phylaxe des akuten Nierenversagens auszuschöpfen. Nachdem der positive Effekt einer Hydratation des Patienten mit eingeschränkter Nierenfunktion begleitend zur Kontrastmittelgabe bereits bekannt war, konnten Tepel et al. im vergangenen Jahr den positiven Effekt einer medikamentösen Begleittherapie mit Acetylcystein aufzeigen. Patienten mit eingeschränkter Nierenfunktion (Kreatinin außerhalb Normbereich oder bekannte eingeschränkte Kreatinin-Clearence), sollten – be-gleitend zu einer Hydratation mit isotoner Kochsalzlösung – am Tag der Kontrast-mittelgabe und am Vortag je 2 x 600 mg Acetylcystein p.o. erhalten.

4.1.8 Indikation zur Dialyse

- Absolute Indikationen zur Dialysebehandlung sind:
- Anurie + Hypervolämie
- Hyperkaliämie > 6,5 mmol/l
- Azidose (pH < 7,20)
- Urämiesymptome (Perikarditis, Enzephalopathie, Blutungsneigung)

Die Dialyse sollte unabhängig von den oben genannten Symptomen bei einem Serum-Kreatinin ≥ 10 mg/dl und/oder Harnstoff-N (BUN) ≥ 100 mg/dl (Umrechnungsfaktor: Harnstoff = BUN x 2,14) begonnen werden. Ob internistische Patienten von einem früheren Dialysebeginn profitieren, wie dies für Traumapatienten gezeigt werden konnte (Gettings et al. Intensive Care Med 1999), ist nicht belegt.

Relative Indikationen zur Dialysebehandlung:

- Therapieresistente Hypo- oder Hypernatriämie
- Hyperurikämie > 12 mg/dl
- Zur Ermöglichung einer ausreichenden Alimentation bei Katabolie
- Therapieresistente arterielle Hypertonie

4.2 Spezielle Krankheitsbilder

4.2.1 Nierenarterienembolie

Auslösend sind zumeist kardiale Thrombenquellen (absolute Arrhytmie!), seltener arterio-arterielle Embolien. Klinisch steht der Flankenschmerz im Vordergrund, bei beidseitiger Nierenarterienembolie kommt es zum anurischen akuten Nierenversagen. Neben den Veränderungen im Rahmen der Nierenfunktionseinschränkung führt laborchemisch die ausgeprägte LDH-Erhöhung bei nur moderat erhöhter GOT. Die Diagnose wird durch Klinik, Labor und farbdopplersonographische Untersuchung der Nieren gestellt. Bei Nierenversagen infolge beidseitiger Nierenarterienembolie (oder einseitiger bei Einnierigkeit), bei dem noch Aussicht auf eine erfolgreiche Revaskularisation besteht, sollte die Diagnose angiographisch gesichert werden, in gleicher Sitzung kann dann ein Katheter zur lokalen Lysetherapie gelegt werden. Entgegen der Lehrbuchmeinung (Lysetherapie nur innerhalb 1,5 bis 3 Stunden: Kuhlmann, Walb, Luft, 3. Auflage 1999) haben wir Lysetherapien mit Erfolg noch 3 Tage nach Schmerzereignis und Versiegen der Diurese durchgeführt; nach bis zu 6-wöchiger Nierenersatztherapie kam es zu einer ausreichenden Nierenfunktion. Wir empfehlen deshalb folgendes Vorgehen bei Nierenarterienembolie:

Anamnese + Klinik + Labor ⇒ Verdacht auf Nierenarterienembolie

- Keine oder moderate Einschränkung der Nierenfunktion
  - Diagnosesicherung:
    - Farbdopplersonographie, Verzicht auf Angiographie (Kontrastmittelbelastung ⇒ Nephrotoxizität!)
  - Therapie:
    - Vollantikoagulation mit Heparin, baldmöglichst Beginn einer oralen Antikoagulation mit Marcumar®, Dauer abhängig vom Fortbestehen des Risikos für erneute thromboembolische Ereignisse
- Hochgradige Einschränkung der Nierenfunktion, Dialysepflichtigkeit
  - Diagnosesicherung:
    - Angiographie, Positionierung eines Katheters zur lokalen Lyse
  - Therapie:
    - Vollantikoagulation mit Heparin, Beginn einer oralen Antikoagulation mit Marcumar® nach Abschluss der Lysetherapie und Entfernen der arteriellen Schleuse
    - Lokale Katheterlyse, beginnend mit 30–60.000 E Urokinase/Stunde
    - Tägliche angiographische Befundkontrolle
    - Ggf. Steigerung der Urokinasedosis
    - Fortführung der Lysetherapie bis ausreichende Nierenperfusion wiederhergestellt
    - Begleitende (initial zumeist tägliche) Hämodialyse

4.2.2 Rhabdomyolyse

Rhabdomyolysen können durch äußere (Trauma, Extrembelastung, Druck auf abhängige Muskelgruppen bei Koma und längerer Liegezeit, thermische Einwirkungen) oder innere (Infektionen, Hypokaliämie, Hypophosphatämie) Einwirkungen oder durch externe Noxen (Alkohol, Opiate, Kokain, Psychostimulanzien, Lipidsenker, Impfungen) ausgelöst werden. Das beim Muskelzerfall freigesetzte Myoglobin wird renal eliminiert, für die zum Nierenversagen führende Tubulusschädigung ist jedoch vor allem freies komplexbildendes Eisen verantwortlich.

Klinisch finden sich mehr oder weniger starke Schmerzen der betroffenen Muskelgruppen und gelegentlich eine rotbraune Verfärbung des Urins durch Myoglobin; klinische Verlaufsuntersuchungen sind zur rechtzeitigen Diagnose eines Kompartmentsyndromes (Ursache oder Folge der Rhabdomyolyse) wichtig. Laborchemisch stehen eine deutliche Erhöhung der CK im Serum und der Nachweis von Myoglobin im Urin im Vordergrund, weiter finden sich erhöhte Werte für LDH, oft auch Kalium und Phosphat (das durch den Muskelzerfall freigesetzte Phosphat kann die auslösende Hypophosphatämie unter Umständen verdecken).

Das Risiko, in Folge einer Rhabdomyolyse ein akutes Nierenversagen zu entwickeln, ist bei gleichzeitigem Volumenmangel (der oft ebenfalls durch die auslösende Erkrankung bedingt ist) erhöht; bei niedrigem Urin-pH nimmt die Dissoziation des tubulustoxischen Eisenanteils des Myoglobins zu. Hieraus leitet sich die Therapie ab:

- ZVD-gesteuerte Volumensubstitution in den hochnormalen Bereich
- Flüssigkeitsumsatz von ~ 5 Liter/Tag mit Elektrolytlösung ± Furosemid
- Harnalkalisierung, Ziel-pH $\geq$ 7 durch
  - Natriumbikarbonat i.v. oder
  - Uralyt-U® p.o.

Bei unzureichender Diurese trotz Optimierung des Volumenhaushaltes und Ansteigen der Retentionswerte ist die Einleitung einer Dialysetherapie indiziert, die oft jedoch schon früher durch bedrohliche Hyperkaliämien erforderlich wird. Kann der Krankheitsauslöser ausgeschaltet werden, ist die Prognose des Nierenversagens gut.

4.2.3 Hämolytisch-urämisches Syndrom und thrombotisch-thrombozytopenische Purpura

Wahrscheinlich handelt es sich bei diesen Syndromen um zwei Varianten einer Erkrankung, weshalb diese gemeinsam besprochen werden. Im Zentrum des pathophysiologischen Geschehens steht eine Endothelschädigung, in deren Gefolge es zu einer vermehrten Thrombozytenaggregation mit Bildung von Thromben in der Organendstrombahn kommt. Im klinischen Verlauf ist beiden Erkrankungen die renale Manifestation (akutes Nierenversagen) bei Thrombozytopenie, Hämolyse und dem chrakteristischen Nachweis von Fragmentozyten im Blutbild gemeinsam; typisch für die TTP ist eine zusätzliche zerebrale Manifestation. Auslöser des HUS sind typischerweise Infektionen mit enterohämorrhagischen Escherichia coli (EHEC, meist der Serogruppe O157:H7 ⇒ »enteropathisches HUS«) oder durch neuraminidase-bildende Bakterien (Haemophilus influenzae, Pneumokokken ⇒ »nichtenteropathisches HUS«). Zahlreiche andere Faktoren können diese Syndrome auslösen (Malignome oder deren Therapie [Mitomycin!], Autoimmunerkrankungen, hormonelle Veränderungen u. a.), oft bleibt die Ursache ungeklärt. Differentialdiagnostisch müssen andere Ursachen des Nierenversagen und der Thrombopenie ausgeschlossen werden (siehe jeweils dort). Die Therapie besteht einerseits in der Behandlung einer Grundkrankheit und supportiven Maßnahmen wie Nierenersatztherapie, andererseits in der hochdosierten Gabe von Steroiden bei blanden Verlaufsformen ohne zerebrale Beteiligung und nur mäßiger Thrombopenie (> 50.000/µl) und moderater Einschränkung der Nierenfunktion, z. B. Methylprednisolon 2 mg/kgKG/die; bei schwereren Verlaufsformen muss zusätzlich eine tägliche Plasmaseparation mit Austausch gegen Frischplasmen erfolgen. Bei Versagen dieser Therapie kommen Vinca-Alkaloide oder hochdosierte Immunglobulingaben zum Einsatz. Unter dieser Therapie kann die Letalität von 90 % (unbehandelt) auf ~ 30 % gesenkt werden.

4.2.4 Hepatorenales Syndrom

Das hepatorenale Syndrom (HRS) ist gekennzeichnet durch eine Reduktion der GFR bei Minderung der arteriellen Nierenperfusion und Überwiegen vasokonstriktiver Hormone (z. B. Noradrenalin, RAAS, Endothelin) infolge chronischer Lebererkrankungen, fortgeschrittener Leberinsuffizienz und portaler Hypertension. Neuerdings wird ein Typ I mit rascher Progredienz (Verdoppelung des Kreatinin > 2,5 mg/dl oder Halbierung der Kreatinin-Clearance < 20 ml/Min. innerhalb 2 Wochen) von einem Typ II mit weniger rapiden Verlauf unterschieden.

Neben chronischer hepatischer Insuffizienz (am häufigsten bei aethyltoxischer Leberzirrhose), können auch akute Erkrankungen der Leber durch ein hepatorenales Syndrom kompliziert werden, so entwickeln 30–75 % aller Patienten mit akutem Leberversagen ein hepatorenales Syndrom, die Letalität beträgt dabei 90–97 %.

Diagnostisch entscheidend ist der Ausschluss anderer Ursachen des Nierenversagens, da diese oft einer effektiven Therapie zugänglich sind. Zumeist sind dies ein prärenales Nierenversagen, vor allem nach forcierter Therapie eines Aszites und medikamentös-toxische ANV. Zur Diagnosestellung ist die Bestimmung des Urin-Na$^+$ hilfreich, das bei einem hepato-renalen Syndrom typischerweise mit < 10 mmol/l erniedrigt ist (auf die Einschränkung durch Gabe von Diuretika wurde bereits hingewiesen). Diese Faktoren sind zusammengefasst in den Diagnosekriterien des »Internationalen Ascitesclub« (Arroyo et al., Hepatology 1996; 23: 164).

Die darin aufgeführten Hauptkriterien müssen alle, die Zusatzkriterien können erfüllt sein:

Hauptkriterien

- Chronisches oder akutes fortgeschrittenes Leberversagen und portale Hyper-
  tension
- Niedrige GFR, Serumkreatinin > 1,5 mg/dl, Krea-Clearence < 40 ml/Min.
- Ausschluss von:
  - Volumenmangel
  - Bakteriellen Infektionen
  - Behandlung mit nephrotoxischen Substanzen
  - Größeren gastrointestinalen Flüssigkeitsverlusten
  - Gewichtsverlust > 500 g/Tag bei Patienten mit Aszites (ausgenommen Para-
    zentese) und von > 1.000 g/Tag bei Aszites und peripheren Ödemen
- Keine deutliche Verbesserung der Nierenfunktion (Serumkreatininabfall auf
  unter 1,5 mg/dl oder Anstieg der Krea-Clearence auf über 40 ml/min) nach Be-
  enden der diuretischen Therapie und Plasmaexpansion mit 1,5 Liter NaCl 0,9 %
- Proteinurie < 500 mg/dl und sonographischer Ausschluss eines Nierenstaus
  oder -parechymschadens

Zusatzkriterien

- Urinvolumen < 500 ml/Tag
- Urin-Na^+ < 10 mmol/l
- Urinosmolalität > Plasmaosmolalität
- Weniger als 50 Erythrozyten/Blickfeld im Urin
- Serum-Na^+ < 130 mmol/l

Therapeutisch steht als einzig kurative Maßnahme die Lebertransplantation zur
Verfügung. Die postoperative Letalität von transplantierten Patienten mit HRS ist
höher; eingeschränkt wird diese therapeutische Option nicht nur durch den Or-
ganmangel, sondern auch von Grund- und Begleitkrankheiten, die den Patienten
oft von einer Transplantation ausschließen.

Medikamentöse Therapieversuche mit Vasopressin- und Somatostatinanaloga
haben keine überzeugende Wirkung, nach Beendigung der Therapie kommt es zudem zu einer raschen Verschlechterung der gelegentlich passager verbesserten
Nierenfunktion. Möglicherweise führt die hochdosierte Gabe von N-Acetylcystein
zu besseren Ergebnissen (Holt et al., Lancet 1999; 353: 294–295).

Bei Patienten mit einem Serumbilirubin < 5 mg/dl bzw. weniger als 11 Child-
Pugh-Punkten kann die Anlage eines transjugulären intrahepatischen portosystemischen Stent-Shuntes (TIPS) in 80 % zu einer Verbesserung der Nierenfunktion

führen; zu einer endgültigen Beurteilung des Stellenwertes dieses Verfahrens in der Behandlung des HRS ist die Zahl der so behandelten Patienten derzeit jedoch noch zu gering.

Einen völlig neuen Ansatz stellt die Elimination albumingebundener Toxine durch das Molecular Adsorbents Recirculating System (MARS) dar, das an unserer Klinik (und an 15 weiteren Zentren in Deutschland) seit Anfang dieses Jahres eingesetzt wird. Die Elimination der Toxine führt in vielen Fällen nicht nur während dieser Therapie, sondern auch in der Folgezeit nach deren Beendigung zu einer Verbesserung der Leberfunktion und Wiedereinsetzen der Diurese – als Mechanismus hierfür wird eine Aufhebung der Regenerationshemmung der Leber durch noch unbekannte Toxine postuliert. In der Regel sind hierzu 5 MARS-Dialysen an 5 aufeinanderfolgenden Tagen ausreichend, die entweder diskontinuierlich durch Reihenschaltung mit einem Dialysegerät oder kontinuierlich mittels eines CVVH-Gerätes durchgeführt werden können.

4.3 Literatur

Arroyo, V., Gines, A.L. et al.: Definition and diagnostic criteria of refractory ascites and hepatorenal syndrom in cirrhosis. Hepatology 1996; 23: 164

Australian and New Zealand Intensive Care Society (ANZICS) Clinical Trails Group: Low-dose dopamine in patients with early renal dysfunction: a placebo-controlled randomised trial. Lancet 2000; 356: 2139

Bellomo, R., Ronco, C.: Indications and criteria for initiating renal replacement therapy in the intensive care unit. Kidney Int 1998; 53 (Suppl. 66): S-106

Conger, J.: Prophylaxis and treatment of acute renal failure by vasoactive agents: The facts and the myths. Kidney Int 1998; 53 (Suppl. 64): S-23

Druml, W.: Stoffwechsel und künstliche Ernäährung bei akutem Nierenversagen. Intensivmed 1997; 34: 388

Eckardt, K.U.: Renal failure in liver disease. Intensive Care Med 1999; 25: 5

Erley, C.M., Duda, S.H.: Kontrastmittelnephropathie – Pathogenese und Prävention. Akt Radiol 1997; 7: 189

Gettings, L.G., Reynolds, H.N., Scalea, T.: Outcome in post-traumatic acute renal failure when continuous renal replacment therapy is applied early vs. late. Intensive Care Med 1999; 25: 805

Mitzner, S.R. Stange, J. et al.: Improvement of hepatorenal syndrom with extracorporeal albumin dialysis MARS: results of a prospective, randomised, controlled clinical trial. Liver Transplantation 2000; 6: 277

Remuzzi, G., Ruggenenti, P.: The hemolytic uremic syndrom. Kidney Int 1995; 48: 2

Tepel, M., van der Giet, M., Schwarzfeld, C., Laufer, U., Liermann, D., Zidek, W.: Prevention of radiographic-contrast-agent-induced reductions in renal function by acetylcystein. N Engl J Med 2000; 343: 180

Thadhani, R., Pascual, M., Bonventre, J.V.: Acute renal failure. N Engl J Med 1996;
    334: 1448

Zarger, R.A.: Rhabdomyolysis and myohemoglobinuric acute renal failure. Kidney
    Int 1996; 49: 314

Zeier, M., Ritz, E.: Hantavirus-induziertes akutes Nierenversagen. Internist 1996;
    37: 1092

5 Akute obstruktive Atemwegserkrankungen

Zu unterscheiden sind die akute Dyspnoe bei vorbestehender chronischer obstruktiver Atemwegserkrankung (COPD, COLD) und der akute Anfall bei Asthma bronchiale. Schwerste Form der akuten Dyspnoe bei beiden Erkrankungen ist der **Status asthmaticus,** der definitionsgemäß dann vorliegt, wenn ein Atemnotanfall trotz Ausschöpfen aller medikamentösen Therapie über Stunden anhält. Während bei Patienten mit COPD zumeist Infekte Auslöser des akuten Anfalls sind, so liegt dem Status beim Asthmatiker eine Exposition gegenüber einem bekannten (oder bisher unbekanntem) Allergen, eine inadäquate Therapieanpassung oder eine medikamentöse Anfallsauslösung (z. B. Acetylsalicylsäure) vor.

5.1 Diagnostik

Differentialdiagnsotisch müssen Pneumothorax, Lungenödem und mechanische Atemwegsverlegung, z. B. durch Fremdkörper ausgeschlossen werden. Hierzu dienen Anamnese, klinische Untersuchung, Röntgen-Thorax, EKG, Labor (Infarktenzyme? Blutbild – Leukozytose bei Infektexazerbation? Kalium – Hypokaliämie durch exzessiven Einsatz von β-Mimetika ± Steroidtherapie).

Klinische Befunde: Dyspnoeischer Patient, ggf. zyanotisch, Orthopnoe, Einsatz der Atemhilfsmuskulatur; Tachykardie, oft Distanz-Atemgeräusch, auskultatorisch trockene RGs oder »silent lung«.

Blutgasanalyse: Zur angemessenen Wertung der Befunde der BGA ist die Unterscheidung zwischen akutem Asthmaanfall bei Asthma bronchiale einerseits und Exazerbation einer COPD essentiell: Während der Patient mit langjähriger COPD im kompensierten Stadium außerhalb der akuten Exazerbation typischerweise eine respiratorische Globalinsuffizienz mit Hypoxie (p_aO_2 < altersgemäßer Norm) und Hyperkapnie ($p_aCO_2 \Uparrow$) zeigt und diese Befunde bei Exazerbation eskalieren, wird der Asthmapatient außerhalb des akuten Anfalls durchaus normale Blutgase aufweisen. Daher ist bei Asthmapatienten (und nur bei diesen!) eine Schweregradeinteilung des Anfalls anhand der BGA sinnvoll (siehe unten).

Schweregrad des Asthmaanfalls (gilt nur für Patienten mit Asthma bronchiale!):

Schweregrad	BGA	pH	trockene RGs	Bewusstsein
I	p_aO_2 normal, $p_aCO_2 \Downarrow$	normal	+	o. B.
II	$p_aO_2 \Downarrow$, p_aCO_2 normal	normal	++	agitiert
III	$p_aO_2 \Downarrow\Downarrow$, $p_aCO_2 \Uparrow$	< 7,35	+++	verwirrt
IV	p_aO_2 < 40, p_aCO_2 > 50	< 7,25	oft $\varnothing$	komatös

5.2 Therapie

- Lagerung des Patienten in halbsitzender oder sitzender Position
- Gabe von Sauerstoff über Nasensonde 2–4–8 Liter/Minute – Cave: Patienten mit COPD, die an Hyperkapnie adaptiert ihren Atemantrieb über Hypoxie aufrechterhalten! Keine Kopftieflagerung zur evtl. erforderlichen ZVK-Anlage, Röntgenaufnahme in sitzender Position!
- Ausreichende Flüssigkeitssubstitution ist die Basis für eine mucolytische Behandlung mit Ambroxol (3 x 2 Ampullen Mucosolvan®/die).
- Bei Infektexacerbation Antibiose dem erwarteten Keimspektrum entsprechend, z. B. Unacid® (Ampicillin/Sulbactam) 3 x 3 g.
- Inhalative β-Mimetika sind von den Patienten in aller Regel bereits vor Aufnahme exzessiv benutzt worden und sind in dieser Situation nicht mehr hilfreich. Die subcutane Gabe von ½–1 Ampulle Bricanyl® (Terbutalin) s.c. bis zu 4 x tgl. ist vorzuziehen; schwersten Formen des therapieresistenten Status asthmaticus vorbehalten ist die intravenöse Gabe von β-Mimetika.
- Parenterale, nicht inhalative Gabe von Steroiden, z. B. Prednison 250 mg i.v., Fortführung z. B. mit 4–6 x tgl. 50–100 mg nach Auskultation/Klinik (keine Dosisreduktion unter Bedingungen der Intensivtherapie, dies ist Aufgabe der anschließenden Behandlung auf der Normalstation). Bei fortgeführter Therapie mit β-Mimetika ist die Gabe des Steroids 30 Minuten vor der Applikation des β-Mimetikum sinnvoll (β-permissiver Effekt der Steroide).
- Eine vorbestehende Theophyllintherapie sollte parenteral fortgeführt werden, Dosis sehr variabel, Raucher bedürfen einer deutlich höheren Dosis, Spiegelkontrollen erforderlich. Beginn der Dauerinfusion mit 600 mg/die, Adaptation nach Spiegel. Wenn keine Vorbehandlung: Initiale Gabe von 400 mg Theophyllin als Kurzinfusion über 15–30 Minuten.
- Während früher die Sedierung insbesondere von Patienten mit exazerbierter COPD mit größter Zurückhaltung betrieben wurde, hat sich bei uns der niedrig dosierte Einsatz langwirksamer Morphinpräparate in den letzten Monaten bewährt. Durch die Gabe von 0,5–1 mg Hydromorphon (¼–½ Ampulle Dilaudid®) oder 0,625–1,25 mg Levomethadon (¼–½ Ampulle L-Polamidon®) s.c. oder i.v. ist nach unseren Erfahrungen eine angemessene Sedierung ohne negative Beeinflussung des Atemantriebs zu erreichen, positiver Nebeneffekt ist die Senkung des pulmonalarteriellen Drucks.

5.3 Entscheidung zur Intubation/Beatmung

- Allgemein: Zeichen einer drohenden Dekompensation der respiratorischen Situation mit drohender Beatmungspflichtigkeit sind zunehmende Desorientiertheit/Eintrübung des Patienten, Anstieg der Atemfrequenz > 35/Min., der

Herzfrequenz > 140/Min., Ansteigender p_aCO_2, Auskultationsbefund der sogenannten silent lung.

- Akuter Anfall bei Asthma bronchiale: Entscheidung anhand obiger Schweregradeinteilung – Stadium III mit fehlender Besserung unter Therapie und Stadium IV indizieren die Intubation/Beatmung.
- Exazerbierte COPD: hier sollten alle anderen Maßnahmen ausgeschöpft sein,
bevor man sich zur Intubation entschließt; insbesondere ist ein Versuch mit
Masken-CPAP/nichtinvasiver Beatmung (mit sogenanntem BIPAP-Gerät, geht
aber auch mit jedem Beatmungsgerät mit CPAP-Modus; Voraussetzung: Vorhandensein einer passenden Maske!) unter oben beschriebener Sedierung stets
gerechtfertigt und ist oft erfolgreich.
- Bei einem Endstadium einer chronischen Atemwegserkrankung verbietet sich
eine Intubation und Beatmung natürlich aus ethischen Gründen.

5.3.1 Intubation

Fällt die Entscheidung zur Intubation, sollte bedacht werden, dass diese Patienten
eine maximal stimulierte endogene Katecholaminausschüttung in Kombination
mit relativer Hypovolämie und Therapie mit β-Mimetika haben. Hieraus kann unter der Narkoseeinleitung ein erheblicher Blutdruckabfall resultieren, so dass entsprechende Vorbereitungen getroffen werden sollten (z. B. aufgezogener und an-
geschlossener Arterenol®-Perfusor). Gerade bei dieser Patientengruppe sollte der
größtmögliche Tubus zur Reduktion des Atemwegswiderstandes gewählt werden,
d. h. nicht kleiner als 8,5 mm.

5.3.2 Beatmung

Bei der Beatmung sollte der Behinderung der Expiration Rechnung getragen werden, indem ein I:E-Verhältnis von 1:3 gewählt wird, die druckkontrollierte Beatmung wird zur Reduktion der Spitzendrücke bevorzugt. Bei Patienten mit Asthma
bronchiale sollte auf einen PEEP ganz verzichtet werden, exazerbierte COPD-Pati-
enten profitieren möglicherweise aufgrund ihres instabilen Bronchialsystems von
einem geringen PEEP von 2 – 4 cm H_2O. Das Ziel der Beatmung sollte sich an dem
Ausgangszustand des Patienten vor der akuten Erkrankung orientieren: bei Patienten mit exazerbierter COPD streben wir entsprechend der vorbestehenden respiratorischen Globalinsuffizienz einen p_aO_2 von ca. 60 mmHg bei einem p_aCO_2 von
60 mmHg an; bei Asthmapatienten ohne Einschränkung der Ventilation im Intervall hingegen sollten der p_aO_2 im alterentsprechendem Normbereich sein, eine
Hyperkapnie wird allenfalls zur Vermeidung hoher Spitzendrücke toleriert (Prinzip der permissiven Hyperkapnie). Zur Sedierung setzen wir die Kombination aus
einem hochpotenten Neuroleptikum und einem Opiat ein; dem theoretischen
Vorteil der antiobstruktiven Begleitwirkung bei der Ketanestsedierung steht der

Nachteil der unerwünschten Steigerung des pulmonalarteriellen Widerstandes gegenüber.

5.4 Literatur

American Thoracic Society: Standards for the diagnosis and care of patients with chronic obstructive pulmonary disease. Am J Respir Crit Care Med 1995; 152: S77

Hill, N.S.: Current concepts in mechanical ventilation for chronic obstructive pulmonary disease. Sem Resp Crit Care Med 1999; 20: 375

Laggner, A.N., Müllner, M.: Status asthmaticus. Intensivmed 2000; 37: 293

Schäfer, H., Ewig, S., Gillisen, A.: Therapie der schweren Exazerbation bei chronisch obstruktiver Lungenerkrankung (COPD). Intensivmed 2000; 37: 176

Vitacca, M., Clini, E. et al.: Acute exacerbation in patients with COPD: predictors of need for mechanical ventilation. Eur Respir J 1996; 9: 1487

Wettengel, R., Böhning, W. et al.: Empfehlungen der Deutschen Atemwegsliga zur Behandlung von Patienten mit chronisch obstruktiver Bronchitis und Lungenemphysem. Med Klin 1995; 90: 3

Wettengel, R., Berdel, D. et al.: Asthmatherapie bei Kindern und Erwachsenen. Empfehlungen der Deutschen Atemwegsliga. Med Klin 1998; 93: 639

6 Sepsis, ARDS

6.1 Sepsis

6.1.1 Definition

Die Sepsis ist seit Jahrzehnten Gegenstand intensiver Forschung, als deren Ergebnis ein Wandel in der Definition des Begriffes resultierte. Hatte Schottmüller die Sepsis 1914 als dann vorliegend definiert, wenn innerhalb des Körpers ein Herd gebildet wird, von dem kontinuierlich oder periodisch pathogene Bakterien in den Blutkreislauf gelangen, und zwar derart, dass durch diese Invasion subjektive und objektive Krankheitserscheinungen ausgelöst werden, so definierte Siegel 1987 die Sepsis als eine Erkrankung, der eine Antwort des Organismus auf eine Invasion infektiöser Organismen zugrunde liegt. Im Mittelpunkt des septischen Geschehens steht für uns heute also die Reaktion des Organismus auf verschiedene, nicht nur bakterielle, Einflüsse. Die Kenntnisse über diese Reaktion sind in den letzten Jahren exponentiell gewachsen, mit den hierüber veröffentlichen Publikationen lassen sich ganze Bibliotheken füllen. Fasst man dieses Wissen unter dem Gesichtspunkt der Relevanz im klinischen Alltag zusammen, verbleiben einige wenige Grundsätze in der Therapie der Sepsis, von denen für die allerwenigsten durch Studien ein Nutzen gesichert ist (und von denen die wichtigsten schon Schottmüller bekannt waren).

Sepsis (Kriterien I und II müssen erfüllt sein)
I. Infektiöse Ätiologie der Inflammation
II. SIRS (schwere inflammatorische Reaktion des Organismus) mind. 2 der folgenden: • Fieber > 38° C oder Hypothermie < 36° C • Tachykardie > 90/Min. • Tachypnoe > 20/Min. oder p_aCO_2 < 32 mmHg • Leukozytose > 12.000/µl oder Leukopenie < 4.000/µl oder > 10 % unreife Formen der Granulopoese im Differentialblutbild
III. Zeichen der systemischen Immunreaktion fernab des Infektionsherdes (min. 1 Krit.) • Septische Enzephalopathie • Arterielle Hypotension = RR_{sys} < 90 mmHg (mind. 1 Stunde) oder Abfall > 40 mmHg • Thrombopenie < 100.000/µl oder Abfall > 30 % (nach Ausschluss einer anderen Ursache, z. B. Blutung) • Arterielle Hypoxämie = p_aO_2 < 75 mmHg unter Raumluft oder p_aO_2/F_iO_2 < 250 mmHg (ohne vorbestehende kardale oder pulmonale Erkrankung) • Renale Dysfunktion = Urinausscheidung < 0,5 ml/kgKG/h über mehr als 2 Stunden oder Abfall der Krea-Clearance • Metabolische Azidose = BE < −5 oder Lactat ⇑
Schwere Sepsis
• Sepsis + Organdysfunktion (= I. + II. + III.)
Septischer Schock
• Kriterien I. + II. + RR_{sys} < 90 mmHg für mind. 2 Stunden ohne Ansprechen auf Volumengabe, Einsatz von α-Mimetika erforderlich, um Mitteldruck ≥ 60 mmHg zu halten

Aktuell werden die Begriffe Sepsis, schwere Sepsis und septischer Schock nach klinischen Kriterien definiert, die die Konsensuskonferenz der Society of Critical Care Medicine und des American College of Chest Physicians 1992 zusammengefasst hat.

Hierbei muss kritisch angemerkt werden, dass nach diesen Kriterien (I. + 2 aus II.) eine Sepsis viel zu häufig diagnostiziert werden würde. Wie in Deutschland allgemein üblich, stellen wir daher die Diagnose einer Sepsis dann, wenn Zeichen der Organdysfunktion hinzutreten (also entsprechend der »schweren Sepsis« nach den Konsensus-Kriterien):

Sepsis = (vermutete) Infektion + Zeichen der systemischen Inflammation + Zeichen der Dysfunktion von Organen fern des auslösenden Infektherdes

Die Sepsis ist ein relativ häufiges Geschehen, so werden für die USA ca. 300.000 Fälle/Jahr angegeben, diese Zahl dürfte auf deutsche Verhältnisse übertragbar sein. Auch wenn Daten für Deutschland fehlen, so kann man doch von einer geschätzten Inzidenz von 1% aller Normalstationpatienten und 10% (mit steigender Tendenz) aller Intensivstationpatienten rechnen. Erworben ist die Sepsis etwa je zur Hälfte ambulant und während eines Krankenhausaufenthaltes. Die schwerste Verlaufsform, der septische Schock, tritt bei etwa 40% der Fälle auf.

6.1.2 Pathophysiologie

Ausgangspunkt des septischen Geschehens ist **die Einschwemmung von Bakterien oder Bakterienbestandteilen** (v. a. Endotoxin gramnegativer Bakterien), zumeist ausgehend vom Gastrointestinal- und Urogenitaltrakt (jeweils ca. $\frac{1}{3}$ der Fälle), seltener den Atemwegen (ca. $\frac{1}{8}$ der Fälle) und anderen Infektionsherden. Ist die Sepsis ambulant erworben, so sind E. coli, Staphylokokken, Streptokokken, Enterokokken und Pneumokokken die häufigsten Erreger; bei nosokomialen Septikämien findet sich ein recht typisches Keimspektrum für jedes individuelle Krankenhaus. Allerdings muss durchaus nicht immer ein infektiöses Krankheitsbild Auslöser sein, typisch ist ebenso das Auftreten einer Sepsis nach einem Schock, z. B. bei Polytrauma, aber auch nach einem ausgedehntem Myokardinfarkt und Reanimation. Hier nimmt man heute an, dass es durch eine Störung der intestinalen Mikrozirkulation zu einer Translokation von Bakterien aus dem Darmlumen kommt. Als Reaktion auf diese Einschwemmung von Bakterien/Toxinen kommt es zu **einer Aktivierung zahlreicher körpereigener Mediatoren** auf die hier, da – trotz aller Versuche, therapeutisch in diese Kaskade einzugreifen – unerheblich für die Therapie, nicht näher eingegangen werden soll. Aus dieser Aktivierung resultiert eine **inadäquate Gewebsperfusion durch Störung der Mikrozirkulation** mit vor allem postkapillärer Vasokonstriktion, die einen Poolingeffekt mit Anstieg des mikrovaskulären Drucks und eine Zunahme des pulmonalen Shunt flow bedingt. Gleichzeitig werden **diffuse inflammatorische Prozesse in allen Organen** aktiviert, so dass durch die Steigerung der Gefäßpermeabilität zusammen mit der zuvor beschriebenen Störung der Endstrombahn das typische Bild des **capillary leakage** resultiert. Die hämodynamischen Auswirkungen werden nach Siegel in vier Stadien eingeteilt:

Stadien der Hämodynamik bei Sepsis

Stadium I	Sympathikotone Reaktion	Anstieg von Herzfrequenz und Herzzeitvolumen bei erniedrigtem peripheren, Widerstand. RR noch normal
Stadium II	Septischer Schock hyperdyname Phase	Zunahme von Herzfrequenz, HZV (Cardiac index > 3,5 l/min/m²), weitere Abnahme des peripheren, Widerstandes, Capillary leakage – Ödembildung, Störung der O_2-Ausschöpfung in der gestörten, Mikrozirkulation – Anstieg der gemischt-venösen, Sauerstoffsättigung, beginnender Lactatanstieg
Stadium III	Septischer Schock (hyperdyname Phase)	Blutdruckabfall, weitere Zunahme der Sauerstoff-schuld, zunehmende metabolische Acidose
Stadium IV	Septischer Schock (hypodyname Phase)	Abfall des HZV, Anstieg des peripheren Widerstandes, in aller Regel präfinales Stadium

Prädisponierende Faktoren

eine Sepsis zu erleiden sind verschiedene Grundkrankheiten, insbesondere Diabetes mellitus, Leberzirrhose, Malignome, aber auch Immunsuppression, Malnutrition, hohes Alter und – die Ursache hierfür ist unklar – männliches Geschlecht. Ein Sonderfall ist die Overwhelming Post-Splenectomy Infection (OPSI) nach Splenektomie.

6.1.3 Typische klinische Befunde

sind die Merkmale der SIRS und der Organdysfunktion ähnlich den oben genannten Konsensuskonferenz-Kriterien:

* Fieber über 38,5° oder Hypothermie < 35,0°
* Tachykardie > 100/Min.
* Hyperventilation mit Atemfrequenz > 20/Min. und/oder Hypokapnie
* Hypotension: Systolischer Blutdruck anhaltend < 90mmHg
* Bewusstseinsstörungen
* Oligurie, Anurie

Laborbefunde bei Sepsis

Im Grunde gibt es keine typische Laborkonstellation der Sepsis. Die erhobenen Laborbefunde sind einerseits Ausdruck der systemischen Inflammation

- Leukozytose > 12.000/µl, Leukopenie < 4.000/µl, Linksverschiebung im Differentialblutbild
- Abfall des anorganischen Phosphat (typisch für gramnegative Sepsis),

andererseits bedingt durch die Folge der Dysfunktion einzelner Organsysteme

- Disseminierte intravasale Gerinnung
  $\Rightarrow$ Quick ⇓, AT III ⇓, Fibrinogen ⇓, PTT ⇑, Fibrinspaltprodukte, Thrombopenie < 100.000/µl
- Akutes Nierenversagen
  $\Rightarrow$ Kreatinin ⇑, Harnstoff-N ⇑, Harnsäure ⇑
- Störung der Mikrozirkulation:
  $\Rightarrow$ Lactat ⇑, BGA: metabolische Azidose, p_aO_2 ⇓
- Multiorganversagen
  $\Rightarrow$ Lebertransaminasen ⇑, Bilirubin ⇑, Pankreasenzyme ⇑ u. a.

6.1.4 Diagnostik

Oberstes Ziel in der Diagnostik der Sepsis ist die Identifizierung des auslösenden Fokus, da nur die Fokussanierung eine Aussicht auf Heilung bietet.

Fokussuche:

Urogenitaltrakt	Sonographie, Urinbefund
Gallenwege	Sonographie, Cholestasewerte
Atemwege	Röntgen, Trachealsekret
Endokarditis	Echokardiographie transthorakal/transoesophageal, Suche nach septischen Metastasen, Osler-Knötchen
ZNS	Liquor
Fremdmaterial	Alle intravasalen Katheter entfernen $\Rightarrow$ Mikrobiologie
Weichteile/Wunden	Inspektion, ggf. Abstrich

Erregersuche

Blutkulturen aerobe/anaerob, Urin, Sputum, Rachenabstrich, Bronchialsekret, ggf. Punktate von Pleura, Aszites, Liquor, (Perikard), Abszess (mit einer mit 5 ml Kochsalzlösung gefüllten 10 ml-Spritze, wenn erforderlich unter sonographischer Sicht, vermuteten Abszess punktieren, Kochsalzlösung einspritzen, Abszessinhalt aspirieren), ggf. Wundabstriche, Fremdmaterial wie Katheter komplett entfernen und in Mikrobiologie einsenden, ggf. Stuhl auf pathogene Keime und Clostridium-difficile-Toxin

6.1.5 Therapie

Grundlage jeder Therapie der Sepsis ist die chirurgische oder antibiotische Fokussanierung!

Jede weitere Therapie muss scheitern, wenn ein chirurgisch zu sanierender Fokus nicht entfernt wird!

6.1.5.1 Allgemeine Therapie

Hochkalorische Ernährung, jedoch keine Hyperalimentation, möglichst frühzeitige enterale Ernährung. Die enterale Ernährung mit speziellen Zusammensetzungen (Arginin, Omega-3-Fettsäuren, Ribonucleotide) mit immunmodulierendem Effekt (»Immunonutrition«) scheint vorteilhaft bezüglich Letalität und Dauer der Intensivtherapie, eigene Erfahrungen fehlen derzeit noch.

6.1.5.2 Antibiotische Therapie

ohne Erregerverdacht	1. Cefotaxim (Claforan®) + Aminoglykosid (Gernebcin®) 2. Acylaminopenicillin (Pipril®) + Sulbactam (Combactam®) 3. bei schwerer Verlauf: Imipenem (Zienam®) + Vancomycin
bei Gefäßkatheter	1. Acylaminopenicillin (Pipril®) + Sulbactam (Combactam®) 2. Cefotaxim (Claforan®) + Aminoglykosid (Gernebcin®) 3. Vancomycin **immer:** Katheterwechsel, Blutkultur
bei Immunsuppression	Imipenem (Zienam®) + Vancomycin
Urosepsis	1. Cefotaxim (Claforan®) + Tobramycin (Gernebcin®) 2. Ciprofloxacin (Ciprobay®) 3. Acylaminopenicillin (Pipril®) + Sulbactam (Combactam®)
Pseudomembranöse Colitis	Vancomycin (4 x 250 mg p. o.) oder Metronidazol (Clont®) i. v.
Peritonitis	1. Mezlocillin (Baypen®) + Sulbactam (Combactam®) + Tobramycin (Gernebcin®) 2. Imipenem (Zienam®) + Tobramycin (Gernebcin®)
Endokarditis	siehe entsprechendes Kapitel

Antibiotische Therapie bei Pneumonie

a) akut	
bei Verdacht auf Pneumokokken:	1. Penicillin G (+ Aminoglykosid) 2. Cephalosporin II, z. B. Cefotiam (Spizef®)
Bei Verdacht auf Staphylokokken:	Ampicillin/Sulbactam (Unacid®) + Gentamycin (Refobacin®)
Sonstige (insbes. ambulant erworbene Pneumonien ohne Anhalt für Erreger!):	leicht bis mittelschwere Pneumonie: Ampicillin/Sulbactam (Unacid®) schwere Pneumonie, evtl. mit Begleiterkrankungen: Acylaminopenicillin (Pipril®) + Sulbactam (Combactam®) bei Verdacht auf Legionellen zusätzlich Makrolid (Erythromycin)
b) Immunsupprimiert:	Imipenem (Zienam®) + Tobramycin (Gernebcin®)
c) Aspiration:	Acylaminopenicillin (Pipril®) + Sulbactam (Combactam®) Schwere Aspiration: Imipenem (Zienam®) + Tobramycin (Gernebcin®)
d) Nosokomial:	1. Ceftazidim (Fortum®) + Tobramycin (Gernebcin®) 2. Acylaminopenicillin (Pipril®) + Sulbactam (Combactam®) + Tobramycin (Gernebcin®) 3. Imipenem (Zienam®) + Tobramycin (Gernebcin®)
e) Pilze:	Amphotericin B ± Flucytosin (Ancotil®), bei Candida: Fluconazol (Diflucan®)
f) Pneumocystis:	Cotrimoxazol (Bactrim®)-Hochdosistherapie

6.1.5.3 Volumen- und Katecholamintherapie

Theoretische Grundlage: Wie weiter oben dargelegt, stehen wir bei der Sepsis einer Kombination aus erniedrigtem peripheren Widerstand mit Pooling-Effekt, hyperdynamer Kreislaufsituation und capillary-leakage, später erhöhtem peripheren Widerstand und hypodynamer Kreislaufsituation gegenüber. Es bedarf zur Einschätzung von Volumen- und Kreislaufsituation daher ab Stadium II nach Siegel (siehe oben) des Monitoring mittels Pulmonaliskatheter.

In der frühen Phase wird die Gabe von kolloidaler Lösung nach ZVD (Ziel: 8–10 mmHg) ausreichend sein, sofern sich keine Zeichen der pulmonalvenösen Stauung finden, ggf. Arterenol nach (blutig gemessenem) Blutdruck (Ziel: Mitteldruck > 60 mmHg und Stundendiurese ≥ 1 ml/kgKG/h). Spätestens wenn dieses Therapiekonzept nicht mehr durchführbar ist, muss die weitere Therapie anhand der nur durch den Pulmonaliskatheter zu ermittelnden Parameter Herzzeitvolumen, gemischt-venöse Sättigung und Wedge-Druck gesteuert werden:

Bei normalem oder erhöhten Herzzeitvolumen wird die Gabe von kolloidalen Lösungen optimiert, indem durch Füllung mit Plasmaexpandern (HAES, Albuminlösung) ein Wedge-Druck von 16–20 mmHg eingestellt wird (Einrechnung eines eventuellen PEEP bei beatmeten Patienten: Gemessener Wedge-Druck minus

PEEP/3 = tatsächlicher Wedge-Druck, wobei hierbei der Einfluss des PEEP eher überschätzt wird) und der arterielle Mitteldruck durch angepasste Gabe von Arterenol gehalten. Gleichzeitig wird – insbesondere bei der aufgrund der oben skizzierten Pathophysiologie zu erwartenden Ödembildung, vor allem der Lunge – eine »kristalline Minusbilanz« (nach Thorax-Röntgenbild festgelegt) durch Diuretikagabe oder bei Nierenversagen durch Ultrafiltration angestrebt.

Sinkt im weiteren Verlauf das Herzzeitvolumen (hypodyname Phase des septischen Schocks) muss die Katecholamintherapie nun vor allem einen positiv-inotropen Effekt haben, der α-mimetische Effekt des Arterenol verliert aufgrund des jetzt meist wieder steigenden peripheren Gefäßwiderstandes seine therapeutische Wirksamkeit. Katecholamin der Wahl in dieser Situation ist Dobutamin, nur bei nicht ausreichendem Effekt wird man schließlich Adrenalin als Dauerinfusion zum Einsatz bringen; in dieser Situation muss bei nun extrem schlechter Prognose die Indikation zur Fortführung der Therapie neu überdacht werden.

6.1.5.4 Therapie der Sepsisfolgen

Akutes Nierenversagen: Nierenersatztherapie, meist mittels kontinuierlicher venovenöser Hämofiltration, da kreislaufneutraler; die postulierte Elimination von »Sepsis-Toxinen« ist bis heute nicht gesichert.

Gerinnungsstörungen (DIC, Lebersynthesestörung): die Substitution von AT-III in ausreichender Dosierung (d. h. Normwerte > 70 % anstreben) verkürzt die Dauer der DIC. Die auf drei kleinen Studien beruhende Annahme eines Überlebensvorteils konnte jedoch in einer großen multizentrischen Studie nicht bestätigt werden. Unser Vorgehen beinhaltet derzeit noch die niedrig-dosierte Heparingabe (10.000 E/24Std.), solange keine manifeste Blutung vorliegt (allerdings verdichtet sich die Datenlage, dass die routinemäßige Heparingabe eher nachteilig ist), Gabe von FFP zum Halten einer ausreichenden plasmatischen Gerinnung (gleichzeitig – siehe oben – koloidales Volumen), Substitution von AT-III und mit großer Zurückhaltung die Gabe von Thrombozytenkonzentraten (unabhängig von Thrombozytenzahl nur bei Blutungen und vor blutungsträchtigen diagnostischen oder therapeutischen Eingriffen).

6.1.6 Prognose

Die Prognose der Sepsis ist auch unter optimalen intensivmedizinischen Bedingungen ernst: eine Sepsis mit Organdysfunktion hat auch heute noch eine Letalität von 50 %; bei einem septischen Schock liegt die Letalität noch höher und ist mit ca. 80 % realistisch einzuordnen.

In Anbetracht dieser unbefriedigenden Prognose sind in den letzten Jahrzehnten zahlreiche Versuche unternommen worden, die therapeutischen Optionen bei septischen Patienten zu erweitern. Trotz erfolgversprechender tierexperimenteller

Daten blieben im klinischen Einsatz alle Versuche, in die Mediatorkaskade einzugreifen ohne Erfolg. Nach kasuistischen Berichten über den positiven Effekt einer Wiederherstellung der Gerinnungshomöostase durch den Einsatz von aktivierten Protein C, wurden im Frühjahr 2001 die Ergebnisse einer großen Studie zum Einsatz dieses physiologischen antikoagulatorischen Proteins veröffentlicht. Es konnte ein statistisch signifikanter Überlebensvorteil für die so behandelten Patienten nachgewiesen werden, der so überzeugend war, dass diese Studie vorzeitig beendet werden musste (Überleben bei schwerer Sepsis (s. o.) 75,3 % in der Behandlungsgruppe gegenüber 69,2 % in der Placebogruppe). Die Zulassung für diese Substanz steht noch aus.

6.1.7 Literatur

Adrie, C., Pinsky, M.R.: The inflammatory balance in human sepsis. Intensive Care Med 2000; 26: 364

American College of Chest Physicians/Society of Critical Care Medicine Consensus Conference: Definitions for sepsis and organ failure and guidelines for the use of innovative therapies in sepsis. Crit Care Med 1992; 20: 864

Beale, R.J., Bryg, D.J., Bihari, D.J.: Immunonutrition in the critically ill: a systematic review of clinical outcome. Crit Care Med 1999; 27: 2799

Bernard, G.R., Vincent, J.-L. et al.: Efficacy and safety of recombinant human activated Protein C for severe sepsis. N Engl J Med 2001; 344: 699

Bochud, P.-Y., Glauser, M.P., Calandra, T.: Antibiotics in sepsis. Intensive Care Med 2001; 27: S33

Bone, R.C., Fisher, C.J.: Sepsis syndrome: a valid clinical entity. Crit Care Med 1989; 17: 389

Bone, R.C., Grodzin, C.J., Balk, R.A.: Sepsis: a new hypothesis for pathogenesis of disease process. Chest 1997; 112: 235

Galban, C., Montejo, J.C. et al.: An immune-enhancing enteral diet reduces mortality rate and episodes of bacteremia in septic intensive care unit patients. Crit Care Med 2000; 28: 643

Grocott-Mason, R.M., Shah, A.M.: Cardiac dysfunction in sepsis: new theories and clinical implcations. Intensive Care Med 1998; 24: 286

Kox, W.J., Volk, T., Kox, S.N., Volk, H.-D.: Immunomodulatory therapies in sepsis. Intensive Care Med 2000; 26: S 124

Marshall, J.C.: Clinical trials of mediator-directed therapy in sepsis: what have we learned? Intensive Care Med 2000; 26: S 75

Reyes, W. J., Brimioulle, S., Vincent, J.-L.: Septic shock without documented infection: an uncommon entity with a high mortality. Intensive Care Med 1999; 25: 1267

Riess, H.: Antithrombin in severe sepsis. »New« indication of an »old« drug. Intensive Care Med 2000; 26: 657

Rogiers, P., Zang, H., Nagler, J., Vincent, J.-L.: Hemoflitration bei Sepsis und septischem Schock: Standortbestimmung. Intensivmed 1998; 35: 228

Seeger, W., Lasch, H.G.: Pathophysiologie der Sepsis. Internistische Welt 1988; 10: 260

6.2 ARDS

6.2.1 Definition

Das ARDS ist eine Gasaustauschstörung der Lunge, bedingt durch eine direkte oder indirekte Schädigung des Organs. Direkte Schädigungen können Pneumonien, Aspiration, Inhalation toxischer Gase, aber auch zu hohe Sauerstoffkonzentrationen (> 50 %) bei der Beatmung sein; indirekte Schädigungen umfassen unter anderem die Beteiligung der Lunge am pathophysiologischen Geschehen im Rahmen einer Sepsis (s. o.), Verbauchskoagulopathie und Massentransfusionen (»Transfusionslunge«). Im Gefolge dieser Schädigungen kommt es zu einer vermehrten pulmonalen Flüssigkeitseinlagerung (capillary leakage) und Störung der pulmonalen Vasomotorik, sowie Abnahme der Compliance.

Definitionsgemäß liegt ein ARDS vor, wenn nach Ausschluss einer kardialen Ursache (»nichtkardiales Lungenödem«) bilaterale Lungeninfiltrate akut auftreten und der Quotient aus arteriellem Sauerstoffpartialdruck und F_iO_2 < 200 mmHg ist; ist dieser Quotient < 300 mmHg, jedoch > 200 mmHg, wird das Bild als »acut lung injury«, ALI, bezeichnet. Eine erhebliche Einschränkung erfährt diese Definition durch den Umstand, dass die Anwendung von PEEP, mit dem eine Verbesserung der Oxygenierung erreicht wird, nicht in diese mit eingeht. Dies macht den Vergleich von Studien, die sich zumeist dieser Definition bedienen, praktisch unmöglich.

6.2.2 Pathophysiologie

In der **Akutphase des ARDS** bis 24 Stunden kommt es im Gefolge der auslösenden Schädigung zu Perfusionsstörung und Hyperämie der Lunge mit Ablagerung von Fibrin- und Thrombobzytenthromben in der Lungenstrombahn. Als Folge der Degranulation von Granulozyten setzt ein Abbau von Struktureiweißen ein, freigesetzte Leukotriene erhöhen die Permeabilität der Basalmembran, woraus ein zunächst interstitielles, später alveoläres Ödem resultiert.

In der **zweiten, der exsudativen Phase** (1. Woche) führen Defekte der Basalmembran und der Pneumocyten II zu einer verminderten Surfactant-Produktion; durch Ablagerung von Fibrinpolymeren und Zellresten bilden sich hyaline Membranen auf den Alveolarwänden; es kommt zu einer weiteren deutlichen Zunahme der intrapulmonalen Blut- und Flüssigkeitsmenge.

Gelingt es jetzt nicht, Grundkrankheit und deren pulmonalen Folgen zu beherrschen, schließt sich die **dritte, proliferative Phase** an, in der es in den folgenden Monaten durch fehlerhafte Regeneration zu einer Fibrosierung der Lunge kommt.

6.2.3 Therapie des ARDS

Grundlage der Therapie ist auch hier die **Behandlung der Grundkrankheit**. Der Zunahme der pulmonalen Flüssigkeitsmenge wird durch konsequente **kristalline Minusbilanzierung** (erforderlichenfalls unter Substitution kolloidaler Lösungen und Adaptation an Röntgenbild und mittels Pulmonalarterienkatheter gewonnenen Parameter der Hämodynamik – siehe Kapitel Sepsis) begegnet.

Ziel der **Beatmungstherapie** ist die Verbesserung der Oxygenation, Minimierung des Barotraumas bei reduzierter Lungencompliance und die Rekrutierung atelektatischer Lungenbezirke. Hierzu stehen der Einsatz von PEEP (Rekrutierung atelektatischer Areale) und die druckkontrollierte Beatmung (Reduktion des Spitzendruckes, Vermeidung des Kollapses einmal eröffneter Alveolen, da der die Alveolen öffnende Inspirationsdruck schon zu Beginn und während der gesamten Inspirationsdauer wirkt; gleichzeitig wird hierdurch und durch die Reduktion von Scherkräften dem weiteren Surfactantverlust entgegengewirkt) zur Verfügung. Jüngst konnte ein Vorteil bezüglich Überleben und Beatmungsdauer für die Beatmung mit geringeren als den konventionellen Atemzugvolumina aufgezeigt werden. Danch sollte das Atemzugvolumen bei Patienten mit ARDS ungefähr 6 ml/kgKG, nicht wie sonst üblich 10–15 ml/kgKG betragen. Der für den Patienten ideale PEEP ist dann gefunden, wenn bei geringstmöglichen Spitzendrücken die bestmögliche Oxygenation erreicht ist und muss individuell ermittelt (und stets aufs Neue überprüft) werden. Zur Minimerung des Barotraumas kann die bewusste Inkaufnahme erhöhter p_aCO_2-Werte zur Reduktion der Beatmungsdrücke (»permissive Hyperkapnie«) erforderlich werden. Die intermittierende Bauchlagerung des Patienten bewirkt die Rekrutierung der bevorzugt basal/dorsal gelegenen atelektatischen Areale und führt so in den meisten (nicht allen, ausprobieren) Fällen zu einer Verbesserung von Oxygenation und Atemmechanik.

Typische Fehler in der Behandlung des ARDS sind die Beatmung mit zu hohen Spitzendrücken, ein zu niedriger PEEP, keine oder zu späte Lagerungstherapie und die nicht der klinischen Situation angepasste Bronchialtoilette (zu häufig, nach starrem Schema), die jedes Mal zu einem Verlust des PEEP führt.

Die **Prognose** des ARDS ist mit einer hohen Letalität, die mit 40–75 % angegeben wird, behaftet. Todesursache ist nur selten das eigentliche Lungenversgen (14 %), meist führen Sepsis und Multiorganversagen zum Tod des Patienten; so lassen sich Letalitätsraten von bis zu 90 % bei Patienten mit ARDS und Sepsis erklären. Übersteht der Patient das ARDS, kann es auch bei bereits eingetretener Fibrosierung (Stadium III) über Monate bis Jahre (vorwiegend jedoch innerhalb der ersten 3 Monate nach Extubation) zu einer weitgehenden Normalsierung der Lungenfunktion kommen.

Auf **alternative Beatmungsformen**, wie die NO-Inhalation, die in aktuellen Studien keinen Überlebensvorteil gebracht hat und die Flüssigkeitsbeatmung (die erste multizentrische Studie hierzu musste wegen erhöhter Letalität in der so be-

handelten Gruppe abgebrochen werden), soll an dieser Stelle ebenso wenig ein-
gangen werden wie auf die extrakorporeale Membranoxygenierung, für die nur in
einer einzigen Studie einen Überlebensvorteil gegenüber einem historischen Kol-
lektiv (nicht jedoch gegenüber der Kontrollgruppe!) gezeigt werden konnte oder
die unerschwingliche lokale Surfactant-Applikation. Hingegen ist die nicht durch
Studien belegte, jedoch vom theoretischen Ansatz her sinnvolle Steigerung der endogenen Surfactant-Produktion durch eine hochdosierte Ambroxol-Gabe (Muco-
solvan® 3 x 1 g/die) auf Grund des günstigen Nebenwirkungsprofils bei uns bereits
bei beginnendem ARDS Standardtherapie.

6.2.4 Literatur

Artigas, A. Lemaire, F., Suter, P.M., Zapol, W.M. (eds.) : Adult Respiratory Distress
    Syndrom. Churchill Livingston, London, 1992
Artigas, A., Bernard, B. et al.: The American-European consensus conference on
    ARDS, part 2. Am J Respir Crit Care Med 1998; 157: 1332
Bernard, G.R., Artigas, A. et al. and the Consensus Committee. The American-
    European Consensus Conference on ARDS. Am J Respir Crit Care Med 1994;
    149: 818
Dellinger, R.P., Zimmermann, J.L. et al.: Placebo and inhaled nitric oxide mortality
    the same in ARDS clinical trial. Crit Care Med 1998; 26: 619
Günther, A., Siebert, C.: Surfactant alterations in severe pneumonia, ARDS and car-
    diogenic lung edema. Am J Respir Crit Care Med 1996; 153: 176
Kollef, M., Schuster, D.: The acute respiratory distress syndrome. N Engl J Med
    1995; 332: 27
Langer, M., Mascheroni, D. et al.: The prone position in ARDS patients. Chest 1988;
    94: 103
Lee, W.L., Detsky, A.S., Stewart, T.E.: Lung-protective mechanical ventilation stra-
    tegies in ARDS. Intensive Care Med 2000; 26: 1151
Ludin, S., Mang, H. et al.: Inhalation of nitric oxide in acute lung injury: results of
    a European multicentre study. Intensive Care Med 1999; 25: 911
Morris, A.H., Wallace, C.J. et al.: Randomized clinical trial of pressure-controled
    inverse ratio ventilation and extracorporeal CO_2 removal for adult respiratory
    distress syndrome. Am J Respir Crit Care Med 1994; 149: 295
Pappert, D.: Lagerungstherapie. Intensivmed 2000; 37: 318
Schuller, D., Schuster, D.: Fluid management in acute respiratory distress syn-
    drome. Curr Opin Crit Care 1996; 2: 1
The Acute Respiratory Distress Syndrome Network: Ventilation with lower tidal
    volumes as compared with traditional tidal volumes for acute lung injury and
    the acute respiratory distress syndrome. N Engl J Med 2000; 342: 1301

Walmrath, D., Günther, A. et al.: Brochoscopic surfactant administration in patients with severe adult respiratory distress syndrome and sepsis. Am J Respir Crit Care Med 1996; 154: 57

Walmrath, D., Grimminger, F., Seeger, W.: Therapie des ARDS. Intensivmed 1999; 36: 104

Winsel, K.: Antioxidative und entzündungshemmende Eigenschaften von Ambroxol. Pneumologie 1992; 46: 461

7 Akute Erkrankungen des Gastrointestinaltraktes

7.1 Gastrointestinale Blutung

7.1.1 Allgemeines

7.1.1.1 Hämodynamische Stabilisierung

- Venenzugänge: 1 ZVK + 1 Braunüle 16G i.d.R. ausreichend; bei schwerem Krankheitsbild alternativ Shaldonkatheter (strenge Indikationsstellung)
- HAES oder PPL (teuer!) bis zur Verfügbarkeit von EKs
- EKs: Transfusionsziel Hb 10 g/100 ml
- FFP: bei Massivtransfusion (> 5–6 EK i.d.R. erforderlich, auch bei eingeschränkter Gerinnung infolge Leberzirrhose)
- **keine endoskopischen Maßnahmen vor hämodynamischer Stabilisierung!**

7.1.1.2 Magenspülung

- i. d. R. entbehrlich;
- nur noch in Ausnahmefällen (nach Endoskopieversuch bei eingeschränkter Sicht, Spülung mit »dickem« rotem Magenschlauch)

7.1.1.3 Notfallgastroskopie

- Während ca. einstündiger Vorlaufzeit hämodynamische Stabilisierung des Patienten.
- Indikation zur Notfallgastroskopie: eher großzügig zu stellen!
- formale (»harte«)Indikation: massive stattgehabte oder fortbestehende Blutung (initialer Hb-Wert < 8 g%, pos. Schockindex, Blutstühle, Erbrechen von frischem Blut)
- erweiterte Indikationsstellung (Fragen: OP-Indikation? Überwachungsbedarf auf Intensivstation? Verlegbarkeit? Diagnosebedarf dringlich bei Pat. > 70. J. und Vorliegen von kardialen/pulmonalen/renalen Vorerkrankungen)
- Aspirationsschutz: stabile Seitenlage, Schutzintubation bei Bewusstseinstrübung
- Kontrolluntersuchungen:
  - bei Fibrinklebung/Clipping von Ulcera: Nachschau nach klin. Notwendigkeit, »programmierte« Kontrollen ohne nachweisbaren Vorteil
  - bei Varizensklerosierung nach 3–4 Tagen (bei klinisch fehlenden Blutungszeichen)
  - bei Varizenbanding nach 1 Woche (Gefahr des Abstreifens der Ligaturbänder)

Magensonde

- in Einzelfällen sinnvoll, nicht bei Läsionen im Ösophagus/Kardiabereich

Nahrungskarenz:

- grundsätzlich einzuhalten, Trinken von Tee i. d. R. möglich (klare Flüssigkeiten endoskopisch absaugbar)

7.1.2 Ulkusblutung

- Verteilung der Blutungslokalisationen
  - 90% obere GI-Blutung (proximal der flexura duodenojejunalis)
  - 10% untere GI-Blutung (distal der flexura duodenojejunalis, 1% Jejunum/ Ileum, 9% Kolon)
- Blutungscharakteristik
  - massive Blutung 20%
  - spontaner Blutungsstillstand 80–85%
  - Rezidivblutung 20–25% (bei Krankenhauseintritt ist die Blutung meist spontan zum Stillstand gekommen; Ziel der Endoskopie ist die Verhinderung der Rezidivblutung)
- Letalität
  - Gesamt 10%
  - massive Blutung 20%
  - Rezidivblutung 30–40%
  - Prognostisch ungünstige Faktoren:
    - Hoher Blutverlust
    - Anhaltende oder kurzfristig rezidivierende Blutung
    - Ulkuslokalisation (kleine Magenkurvatur, Bulbushinterwand)
    - Begleiterkrankungen und hohes Alter (> 70 J.)
- Endoskopischer Ulkusaspekt (Forrest-Klassifikation)
  - Aktive Blutung
    - Ia: spritzende Blutung
    - IIa: Sickerblutung
  - Blutungsstigmata bei sistierender Blutung:
    - IIa: sichtbarer Gefäßstumpf
    - IIb: festhaftendes Koagel im Ulkusgrund
    - IIc: hämatinbelegter Ulkusgrund
  - Keine Blutungszeichen
    - III: Ulkus ohne Zeichen der stattgehabten Blutung

Intensivmedizinischer Überwachungsbedarf: Forrest I bis IIa (IIb muss reklassifiziert werden bei Kontroll-Endoskopie)

- Endoskopische Blutstillung (Optionen: Hämoclip, Elektro-/Photokoagulation, Injektions-verfahren [Adrenalin, Fibrin, Polidocanol, Alkohol, NaCl])

> **Praxis der Blutstillung:** Adrenalin 1:10.000 bis zur Hämostase, anschließend Hämoclip oder Fibrinkleber

Indikation: Aktive Blutung oder vorhandene Blutungsstigmata (Forrest Ia+b, IIa+b)
- Operation
  - Primär bei massiver Blutung aus Aa. gastroduodenalis und gastrica sinistra und fehlender endoskopischer Übersicht
  - Sekundär bei tiefem Ulkus der Bulbushinterwand und komplizierenden Begleiterkrankungen, chirurgisches Konsil
- Medikamente (alleinige Therapie oder ergänzend zur endoskop. Intervention)
  - Protonenpumpenhemmer
  - HP-Eradikation (Urease-Schnelltest nach PE)
  - Verzicht auf NSAID

7.1.3 Varizenblutung

> **Cave:** Bei GI-Blutung und vorbestehender Leberzirrhose kann nicht automatisch vom Vorliegen einer Varizenblutung ausgegangen werden

- Besonderheiten der Primärversorgung
  - FFP bei Quickwert < 60
  - Beginn einer Therapie mit Somatostatin noch in der Notaufnahme, vor der Endoskopie (initialer Bolus von 250 µg i.v., anschließend 6 mg/24 h i.v.). Effekt: Erleichterung der endoskop. Varizentherapie, Absenkung von Rezidivblutungen und Letalität
  - bei Aszites diagnostische Punktion (Ausschluss einer spontanen bakteriellen Peritonitis), bei erhöhter Leukozyten-/Granulozytenzahl frühzeitig Antibiotikum (z. B. Cefotaxim)
  - Prophylaxe der hepatischen Enzephalopathie mit Laktulose, bei klinischen Enzephalopathiezeichen zusätzlich Neomycin
  - keine Betablocker in der Blutungssituation (später geeignet zur Rezidivprophylaxe)
- Endoskopie
  - aktive Blutung: Bandligaturen als Primärmaßnahme, bei schlechter Sicht Sklerosierung mit Polidocanol
  - Zeichen der stattgehabten Blutung (z. B. white nipple sign): Bandligaturen
- persistierende Blutung
  - Einlage einer Linton-Nachlas-Sonde (Regelfall, Blutung aus der Kardia) oder Sengstaken-Sonde (Sonderfall: Blutung aus dem mittleren Ösophagus)

- Positionierung unter Durchleuchtung, Linton-Sonde: Füllung des Ballons mit 500–600 ml Luft, Zug von 1 kg anwenden; Sengstaken-Sonde: Ösophagus-Ballon auf 50 mmHg insufflieren/stündliche Druckkontrolle)
- nach spätestens 12 h: Sonde entfernen (cave: Druckulzera im Ösophagus) in Endoskopiebereitschaft, weitere Blutstillung endoskopisch
- bei rezidivierenden Blutungen trotz adäquater Maßnahmen: TIPSS-Indikation prüfen!

7.1.4 Untere gastrointestinale Blutung

Blutungsquelle distal des Treitz'schen Bandes

- Symptomatik
  - Teerstuhl: Lokalisation der Blutungsquelle von Ösophagus bis proximales Kolon, meist aber im oberen GI-Trakt
  - Hämatochezie: häufigstes Symptom der unteren GI-Blutung (wichtige Ausnahme: bei massivem Blutverlust aus oberem GI-Trakt wegen stark beschleunigter Passage kein Teerstuhl, sondern auch Hämatochezie)
- Diagnostik
  - Gastroskopie: erste diagnostische Maßnahme bei Teerstuhl sowie Hämatochezie mit massivem Blutverlust (Anämie, hämorrhagischer Schock)

Akut lebensbedrohliche Blutungen mit raschem Interventionsbedarf sind fast immer im oberen GI-Trakt lokalisiert, eine obere GI-Blutung muss daher vor weiteren Maßnahmen sicher ausgeschlossen sein.

- Koloskopie: Methode der Wahl, Identifizierung der Blutungsquelle in ca. 70%; erste diagnostische Maßnahme bei richtungsweisender Anamnese (z. B. Z. n. Polypektomie, chronisch entzündlicher Darmerkrankung) oder mäßigem Blutverlust, sonst der Gastroskopie nachgeschaltet. Durchführung in der Regel semielektiv, d. h. nach orthograder Darmlavage (Golytely)
- Angiographie: Bei aktueller Blutung mit signifikantem Blutverlust (> 1 ml/ Min.) kann Lokalisation und evtl. Art der Blutungsquelle (Divertikel, Gefäßanomalie, Tumor) festgestellt werden. Auch im blutungsfreien Intervall insbesondere Darstellung von Gefäßanomalien und Tumoren möglich. Bei negativer Angiographie evtl. Versuch der Blutungsprovokation durch lokale Lyse, alternativ Wiederholungsuntersuchung bei Blutungsrezidiv.
- Weitere Untersuchungen (i. d. R. nur elektiv bei hämodynamisch stabilem Patient):
  - Push-Enteroskopie: Länge 2,50 m, Suche nach Blutungsquelle im oberen Jejunum (Gerät seit 6/2000 an der Univ. Würzburg verfügbar)
  - Bloodpoolszintigraphie: Höhere Sensitiviät als Angiographie (erforderliche Blutungsintensität nur 0,1–0,4 ml/Min.), nur bei aktiver Blutung

(d. h. bei signifikantem Hb-Abfall) sinnvoll. Nachteile sind wahrscheinlich die Ungenauigkeit der Lokalisation der Blutungsquelle und der Zeit-
aufwand.

* Szintigraphie mit ^{99m}Tc Pertechnetat: Bei Verdacht auf Blutung aus
Meckel-Divertikel
* Enteroklysma nach Sellink: Nachweis einer Blutungsquelle im Dünn-
darm. Ggf. auch Darstellung des Duodenums nach Zurückziehen der
Sonde anstreben, geringe Sensitivität (diagnostischer Gewinn bei 3 – 5 %
der Dünndarmblutungen)

7.1.5 Literatur

American Gastroenterological Association Medical Position Statement: Evalua-
tion and management of occult and obscure gastrointestinal bleeding. Gastroenterology 2000; 118: 197

Ell C., Hagenmüller F., Schmitt W., et al.: Multizentrische prospektive Untersuchung zum aktuellen Stand der Therapie der Ulcusblutung in Deutschland.
Dtsch Med Wschr 1995; 120: 3

Laine L., Cook D.: Endoscopic ligation compared with sclerotherapy for treatment
of esophageal variceal bleeding. A metaanalysis. Ann Intern Med 1995; 123: 280

Rössle M.: Der transjuguläre intrahepatische portosystemische Shunt (TIPS) – Indikationen und Ergebnisse. Z Gastroenterol 1997; 35: 505

7.2 Akutes Leberversagen

7.2.1 Definition und Ätiologie

Definitionsgemäß bedeutet ein akutes Leberversagen den Ausfall der Leberfunktion beim zuvor Gesunden (Leberzerfallkoma); hiervon abzutrennen ist der Funktionsausfall der vorerkrankten Leber (Leberausfallkoma oder akutes auf chronisches Versagen). Ätiologisch liegen dem akuten Leberversagen im eigentlichen Sinne zugrunde:

- fulminante Verläufe akuter Virushepatitiden,
- toxische Schädigungen der Leber (Paracetamol, Amanitin, Tetrachlorkohlenstoff, Halothan),
- idiosynkratische Reaktionen auf Medikamente (z. B. Tuberkulostatika, Antiepileptika u.v. a.),
- das schwangerschaftsassoziierte akute Leberversagen,
- seltene Erkrankungen, wie das Budd-Chiari-Syndrom oder der akute M. Wilson

7.2.2 Klinik

Klinisch und laborchemisch besteht eine Insuffizienz der Lebersynthese (Gerinnungsstörung) und der Entgiftungsfunktion (Bilirubin ⇑) mit hepatischer Enzephalopathie.

Der Ausfall der Leberfunktion führt zu folgenden **Komplikationen**, die häufig zum Tode des Patienten führen und mit die Prognose bestimmen:

- Hirnödem (in 75–80%)
- Blutungen (v. a. intrazerebral)
- Nierenversagen (in 30–75%)
- Hypoglykämie
- Infektionen
- ARDS (in bis zu 30%)

Eine kausale Therapie existiert einzig im Fall des schwagerschaftsassoziierten akuten Leberversagens (umgehende Schnittentbindung), in allen anderen Fällen ist die Intensivtherapie auf die Vermeidung bzw. Behandlung der Komplikationen gerichtet. Ziel ist es, die akute Krankheitsphase bis zur spontanen Regeneration des Organs oder zur Transplantation zu überbrücken.

7.2.3 Diagnostik

Aufgabe der laborchemischen und apparativen **Diagnostik** ist daher neben der ätiologischen Einordnung die rechtzeitige Erfassung von Komplikationen:

- *Labor* (initial, Wiederholung nach Klinik, Verlauf, Ätiologie)
  - Glukose, Elektrolyte, GOT/GPT, GGT, alk. Phosphatase, Bilirubin, Albumin, Kreatinin/BUN, Amylase/Lipase, Hämolyse-Parameter,
  - Blutgasanalyse,
  - Urinstatus und -elektrolyte,
  - Blutalkohol, CDT, Drogenscreening,
  - Quick, PTT, Gerinnungsfaktoren, ATIII,
  - Diff.-BB, Blutgruppe,
  - Coeruloplasmin/Kupfer im Serum/Urin
  - 20 ml Serum, Urin asservieren (für eventuelle spätere Bestimmungen)

- *Mikrobiologie/Serologie*
  - Hepatitis-Serologien A-E (D nur bei HB_sAg+), HIV-Serologie,
  - Blut-/Sputum-, Urin-/Stuhlkulturen: nach Klinik,
  - Trachealsekret: laufend

- *Apparativ*
  - Röntgen-Thorax,
  - EKG,
  - Sono-Abdomen,
  - ZVD,
  - bei Bewusstseinsstörung Schädel-CT, EEG,
  - epidurale Sonde zur kontinuierlichen Hirndruckmessung. Diese ist besonders bei Patienten mit rasch progredienter Enzephalopathie, die beatmet werden müssen (durch Sedierung verfälschte Klinik!) zu fordern. Es lässt sich – neben der Mesung des eigentlichen Hirndruckes – dann der zerbrale Perfusionsdruck errechnen (= arterieller Mitteldruck – intrakranieller Druck), der 50 mmHg nicht unterschreiten sollte. Die Komplikationsrate der epiduralen Sonde beträgt 3,8 %; letale Blutung treten in 1 % auf, weshalb die Implantation nicht bei Thrombozyten < 50.000/µl und Quick < 50 % ohne vorherige Substitution erfolgen sollte.

7.2.4 Therapie

Die symptomatische Therapie dient dem Ausgleich der metabolischen/hämostaseoligischen Entgleisung und zielt auf die typischen Organkomplikationen:

- *Allgemeine Therapie*
  - Monitoring der Vitalfunktionen, insbesondere des mentalen Status
  - Homöostase (Elektrolyte, Glukose, pH)
  - parenterale Ernährung: Glukose (mind. 300 g/d), Aminosäurelösungen mit erhöhtem Anteil verzweigtkettiger Aminosäuren 1–1,2 g/kgKG, entgegen früherer Meinung ist die Gabe von Fetten nicht kontraindiziert

- Substitution wasser- und fettlöslicher Vitamine, Spurenelemente
- Protonenpumpenhemmer

- *Hepatische Enzephalopathie*
  - Orale Nahrungskarenz
  - Darmsterilisation (Neomycin 3 x 2 g, Lactulose nach Stuhlfrequenz [angestrebt 3 x täglich weicher Stuhlgang], initial als Einlauf)
  - Flumazenil: der Effekt dieses Benzodiazepinantagonisten ist nur kurzzeitig, die Dauerinfusion bringt keinen Vorteil

- *Hirnödem*
  - Oberkörperhochlagerung 15° bis 30°
  - Vermeidung drucksteigernder Faktoren wie hoher PEEP, Jugularvenenkompression, Fieber, Hypertonie, Hyperkapnie, Erbrechen und Überwässerung
  - Moderate (!) Hyperventilation (p_aCO_2 30–35 mmHg) hat einen nur kurzzeitigen Effekt
  - Bei intakter Nierenfunktion ist die osmotische Hirnödemtherapie mit Mannit (0,3–0,4 g/kgKG) am wirksamsten. Als ultima ratio kann diese Therapie auch im Nierenversagen eingesetzt werden, wobei dann allerdings innerhalb von 15 Minuten nach Mannitgabe die 3fache Volumenmenge mittels Ultrafiltration eliminiert werden muss (riskant!)

- *Nierenversagen*
  - Vermeiden nephrotoxischer Medikamente
  - Nach Optimierung des Flüssigkeitshaushaltes (ZVD!) probatorisch Furosemid in Höchstdosierung 125 mg/die kontinuierlich (höhere Dosen sind ineffektiv)
  - Frühzeitig Einsatz eines Nierenersatzverfahrens, d. h. nicht erst bei Erreichen der üblichen Dialysekriterien, um Überwässerung und Hirnödem vorzubeugen

- *Gerinnungsstörung* neben einer verminderten Synthese liegt dieser auch ein vermehrter Verbrauch von Gerinnungsfaktoren zugrunde. Zur Differenzierung Synthesestörung/Verbrauch (z. B. bei massiven Blutungen) bietet sich die Bestimmung von Faktor VIII an, da dieser als einziger nicht in der Leber synthetisiert wird. Erinnert sei an dieser Stelle ebenfalls daran, dass Faktor XIII (fibrinstabilisierender Faktor) mit keinem Globaltest erfasst wird. Neben der Störung der plasmatischen Gerinnung liegt bei den meisten Patienten auch eine quantitative und qualitative Störung der thrombozytären Gerinnung vor.

  - Solange keine manifeste Blutungsneigung: low-dose Heparin, 10.000 E/die
  - Gefrorene Frischplasmen (Ziel: Quick, Faktor II, V > 20 %)
  - AT III-Substitution bei AT III < 50 %
  - Thrombozytensubstitution nur bei manifester Hämorrhagie

7.2.5 Prognose

Die **Prognose** des akuten Leberversagens ist neben der Ätiologie abhängig von individuellen Gegebenheiten (Alter) und dem Krankheitsverlauf: Komplikationen und Dynamik des Leberversagens; so ist die Prognose des fulminanten Verlaufs mit Auftreten einer Enzephalopathie binnen 7 Tagen nach Ikterus besser als bei dem subakuten Leberversagen, bei der sich die Symptome über mehrere Wochen entwickeln. Diese prognostischen Faktoren finden Eingang in den Kings College Kriterien zur Lebertransplantation:

Kings College Kriterien für die **Indikation zur Lebertransplantation**	Kontraindikationen gegen eine **Lebertransplantation**

Patienten werden mit an Sicherheit grenzender Wahrscheinlichkeit eine Transplantation benötigen, wenn folgende Befunde erhoben werden:
• Prothrombinzeit > 100 sec
  (Quick < 7%, INR > 6,7)
Oder **mindestens drei** der folgenden Zeichen:
• Ungünstige Ätiologie:
• kryptogene Hepatitis
• Halothan-Hepatitis
• Medikamententoxizität
• Ikterus mehr als 7 Tage vor Encephalopathie
• Alter < 10 oder > 40 Jahre
• Prothrombinzeit > 50 sec
  (Quick < 15%, INR > 4)
• Serum Bilirubin > 17,5 mg/dl
 	
Spezialkriterien für die Paracetamolintoxikation:
• Arterieller pH < 7,3
oder **alle drei** folgenden:
• Prothrombinzeit > 100 sec
  (Quick < 7%, INR > 6,7)
• Kreatinin > 3,4 mg/dl
• Encephalopathie Grad 3 oder 4
	• schwerer irreversibler Hirnschaden
	• akutes Lungenversagen (ARDS)
	• fortgesetzter Alkohol-, Drogenkonsum
	• cerebraler Perfusionsdruck länger als 2 Stunden < 40 mmHg
	• anhaltend erhöhter intrazerebraler Druck > 50 mmHg
	• septischer Schock
	• maligne Grundkrankheit/AIDS
	• ausgedehnte Thrombosierung der Pfortader oder der Mesenterialvenen
	• Besserung der Leberfunktion
	• schwere hämorrhagische Pankreatitis

Die Fünfjahresüberlebensrate der Ltx bei akutem Leberversagen liegt bei 60% und damit unter der bei elektiver Transplantation. Kann das Leberversagen ohne Transplantation überwunden werden, kommt es in aller Regel zur vollständigen Genesung.

7.2.6 Literatur

Lee, W.M.: Management of acute liver failure. Semin Liver Dis 1996; 16: 369
Williams, R.: Classification, etiology, and considerations of outcome in acute liver failure. Semin Liver Dis 1996; 16: 343

7.3 Spontane bakterielle Peritonitis (SBP)

Bei jeder klinischen Verschlechterung (z. B. Bewusstseinsstörung, Rückgang der Diurese) eines Patienten mit Aszites sollte eine spontane bakterielle Peritonitis differentialdiagnostisch erwogen werden, auch wenn keinerlei abdominelle Symptome fassbar sind (in bis zu 40% asymptomatische Verläufe). Die SBP kann dabei bei vorbestehendem, aber auch bei der Erstmanifestation eines Aszites auftreten. Typischerweise handelt es sich dabei um Patienten mit einer Leberzirrhose und portalem Aszites (insbesondere bei eiweißarmen Aszites < 1 g/l), bei Aszites anderer Genese ist die SBP eine Rarität. Ein Risikofaktor für die Entstehung ist die vorangegangene (Notfall-)sklerotherapie.

Ätiologisch finden oft inapperente Bakteriämien ihren Weg über die hepatische Lymphe in den Aszites; abhängig von der Abwehrlage des Patienten kommt es dann zur SBP mit kulturellem Keimnachweis oder zum neutrozytischen Aszites (bei besserer Immunabwehr Leukozytose ohne Keimnachweis, prognostisch ebenso ungünstig) oder – bei guter Abwehrlage – bleibt die Infektion des Aszitesflüssigkeit aus.

Diagnostisch entscheidend ist die Aszitespunktion bei jedem neu aufgetretenem Aszites oder bei jeder unklaren klinischen Verschlechterung eines Patienten mit Aszites. Die Bestimmung der Leukozyten (normales Blutbildröhrchen, dem Labor die Herkunft der Flüssigkeit mitteilen) ist der entscheidende Parameter, da die gleichzeitig zu beimpfenden Kulturflaschen in nur ca. 70% ein positives Ergebnis nach etwa 3 Tagen liefern. Bei 250 und mehr Granulozyten pro µl ist die Diagnose gesichert, bei 200–250/µl muss der Befund binnen 24 Stunden kontrolliert werden.

Bei positivem Granulozytenbefund wird eine empirische **antibiotische Therapie** eingeleitet, ohne das Ergebnis der Kultur abzuwarten. Durch Studien gesichert ist die Wirksamkeit einer 5-tägigen Therapie mit 3 x 2 g Cefotaxim (Claforan®) (evtl. + 3 x 500 mg Metronidazol (Clont®), in 1–10% Anaerobier). Nach 2 Tagen sollte eine erneute Aszitespunktion erfolgen; findet sich weiterhin eine Leukozytose (prognostisch ungünstiges Zeichen), sollten andere Ursachen der Peritonitis ausgeschlossen werden, bzw. die Antibiose an den kulturellen Befund adaptiert werden. Eine anschließende Sekundärprophylaxe mit Norfloxacin (400 mg/die) erscheint sinnvoll, da damit die Rezidivrate von 68% auf 20% gesenkt werden konnte.

Prognostisch ist eine SBP ungünstig, das Einjahresüberleben bei Patienten mit Lebercirrhose beträgt nach einer SBP nur 30%.

7.3.1 Literatur

Arroyo, V., Navasa, M., Rimola, A.: Spontaneuos bacterial peritonitis in liver cirrhosis: Treatment and prophylaxis. Infection 1994; 22 (Supl. 3): 167

Gines, P., Rimola, A. et al.: Norfloxacin prevents spontaneuos bacterial peritonitis recurrence in cirrhosis. Hepatology 1990; 12: 716

Rimola, A., Salmerón, J.M. et al.: Two different dosages of Cefotaxime in treatment of spontaneous bacterial peritonitis in cirrhosis: Results of a prospective, randomised, multicenter study. Hepatology 1995; 21: 674

Rimola, A., Navasa, M.: Infections in liver disease. In: Bircher, J., Benhamou, J.-P., McIntyre, N, Rizetto, M., Rodés, J. (eds.) Oxford textbook of clinical hepatology. Oxford University Press Oxford-New York-Tokyo, 1999

Schölmerich, J., Glück, T.: Spontane bakterielle Peritonitis. Internist 1998; 39: 263

7.4 Akute Pankreatitis

7.4.1 Ätiologie und Klassifikation

Die Einteilung der akuten Pankreatitiden erfolgt nach ätiologischen und morphologischen Kriterien:

- Ätiologie
  - Biliär (40–60%)
  - Alkoholinduziert (20–40%)
  - Seltene Ursachen (bis zu 20%)
    - Medikamente (z.B. Furosemid), Hypertriglyceridämie, Infekte, Hyperparathyreoidismus
    - Traumatisch
    - Schock, Sepsis (Pankreas als Schockorgan)
- Morphologie
  - Ödematöse Pankreatitis (80–90%, praktisch nie letale Verläufe!)
  - Hämorrhagisch-nekrotisierende Pankreatitis (10–20%, Letalität bis zu 50%)

7.4.2 Klinik und Diagnose

Die **Diagnose** wird aus Klink und Labor gestellt:

- Klinik (oft unspezifisch, hoher Anteil erst postmortal gestellter Diagnosen)
  - Oberbauchschmerzen
  - Übelkeit, Erbrechen
  - Abdominelle Abwehrspannung
- Labor
  - Amylaseerhöhung
  - Spezifischer: Lipaseerhöhung

Differentialdiagnostisch müssen abgegrenzt werden:

- Ulzera des oberen GI-Traktes
- Gallenkolik
- (Hinterwand-) Infarkt, Aortendissektion/ruptur
- mesenteriale Perfusionsstörungen (Thrombose, Infarkt)
- Infektionen (Gastroenteritis), Intoxikationen (Thallium), akute Porphyrie

Apparative Untersuchungsmethoden dienen der Differentialdiagnostik, der Verlaufskontrolle, der Diagnostik von typischen Komplikationen und Prognoseeinschätzung:

- Rö-Thorax: Zwechfellhochstand? Atelektasen? Pleuraerguss? ARDS?
- Rö-Abdomen: DD des akuten Abdomens

- Sonographie. Diese steht wegen ihrer universellen Verfügbarkeit und fehlenden Invasivität an erster Stelle, allerdings wird die Beurteilbarkeit durch einen meist erheblichen Meteorismus eingeschränkt:
  - Pankreasschwellung? Nekroseareale? Pseudozyten?
  - Flüssigkeit in der Bursa omentalis? Aszites? perirenale Flüssigkeit? Pleuraerguss?
  - Cholezystolithiasis? aufgestaute Gallenwege? (biliäre Pankreatitis?)
- Kontrast-CT: zur Unterscheidung zwischen ödematöser und nekrotisierender Pankreatitis und damit zur Prognoseabschätzung. Leider hat sich die CT als wenig aussagekräftig für einen schweren Verlauf erwiesen, auch konnte intraoperativ in bis zu 50 % der Fälle, in der in der CT keine Nekrose gesehen worden war, eine solche gefunden werden. Diese Untersuchung wird daher nicht routinemäßig eingesetzt, sondern initial nur bei klinisch schwerem Verlauf oder unter Therapie bei klinischer Verschlechterung, bzw. Auftreten von Komplikationen.
- ERCP: Die Notwendigkeit einer sofortigen ERCP bei V. a. biliäre Pankreatitis wird in der Literatur kontrovers beurteilt. Unsere Indikationsstellung ist wie folgt:
  - V. a. Gallengangskonkrement mit sonographisch erweiterten Gallenwegen
  - V. a. Gallengangskonkrement mit begleitender Cholangitis
  - V. a. Gallengangskonkrement bei Progredienz des Krankheitsbildes.
  In allen anderen Fällen sollte erst nach Abklingen der akuten Symptomatik eine elektive ERCP erfolgen.

7.4.3 Komplikationen und prognostische Parameter

Wie bereits oben dargestellt, hängt die **Prognose** der Erkrankung in erster Linie von der Morphologie ab. Da sich die zur Verfügung stehenden apparativen Untersuchungsmethoden als zu wenig verlässlich in der Prädiktion schwerer und prognostisch ungünstiger Verläufe erwiesen haben, sind viele Versuche unternommen worden, vorwiegend laborchemisch bestimmte Prognoseparameter und -scores zu definieren (am bekanntesten die Ranson-Kriterien). Alle diese Scores sind jedoch der Kombination aus mehrmals täglicher klinischer Untersuchung und Bildgebung nicht überlegen, weshalb an dieser Stelle auf deren Abdruck verzichtet wird. Als einzelne Laborwerte mit prognostischer Bedeutung sei das CRP hervorgehoben (allerdings erst ab dem 3. Krankheitstag, da erst dann dessen Synthese seinen Gipfel erreicht) und die Verlaufsbeobachtung des Ca^{++}, dessen Abfall im Verlauf prognostisch ungünstig einzuschätzen ist. Prognostischen Einfluss haben jedoch auch im Verlauf auftretende Komplikationen, die die Indikation zur Überwachung/Therapie auf der Intensivstation begründen. **Typische Komplikationen** der schweren Pankreatitis sind:

- Nierenversagen (bis zu 20 %)
- ARDS (bis zu 30 %)

- Paralytischer Ileus (in unterschiedlicher Ausprägung bei fast allen Patienten)
- Schock (bis zu 50%! Daher Intensivüberwachung bei schweren Verlaufsformen!)
- Bewusstseinsstörung (Encephalopathia pancreatica, bei bis zu 15% der Patienten)

7.4.4 Therapie

Eine kausale **Therapie** der akuten Pankreatitis existiert nicht, daher dienen die therapeutischen Bemühungen der Behebung der auslösenden Ursache und der Behandlung von Symptomen und Komplikationen der Erkrankung:

- Nahrungskarenz
  - Orale Nahrungskarenz ist bislang der einzige wirksame Ansatz bei akuter Pankreatitis.
  - Neuerdings wurde die intrajejunale Ernährung mit Sondenkost bei akuter Pankreatitis geringeren Schweregrades in einigen Studien positiv bewertet; dieses Konzept soll in einer Studie an unserem Haus evaluiert werden.
  - Der Effekt einer Dauerableitung des Magensekretes mittels Magensonde ist nicht in Studien belegt, daher sollte eine Magensonde nur bei paralytischem Ileus zur Vermeidung von Erbrechen gelegt werden.
  - Abgesehen von blanden Verläufen sollte die Indikation zu einer Therapie mit Protonenpumpeninhibitoren bei der akuten Pankreatitis großzügig gestellt werden, z. B. Omeprazol (Antra®) 120 mg/die.
- Flüssigkeitsersatz, parenterale Ernährung
  - Abgesehen von extrem blanden Verläufen ist i. d. R. ein ZVK erforderlich (am besten mehrlumig). Wichtig ist die Messung des ZVD zur Abschätzung des Volumendefizits, welches bei der akuten Pankreatitis mehrere Liter (in Einzelfällen bis zu 15 Liter!) betragen kann und meist unterschätzt wird.
  - Die parenterale Ernährung unterscheidet sich nicht von der Ernährung bei anderen Erkrankungen, allerdings ist die Glukosezufuhr häufig wegen einer peripheren Insulinresistenz limitiert; die parenterale Fettgabe ist hinsichtlich der Pankreatitis unbedenklich.
  - Elektrolytimbalanzen von Kalium, Phosphat und Calcium müssen ausgeglichen werden (bei Serum-Calcium < 1,7 mmol/l Zufuhr von Ca-Gluconat 20% 6 Amp/6 h).
- Analgesie
  - Es sollten keine Analgetika zum Einsatz kommen, die die Magen-Darm-Atonie verstärken oder zu Spasmen der Papille führen. Zum Einsatz kommen:
  - Tramadol (Tramal®) 300 mg/die als Dauerinfusion
  - Procain 2 g/die ebenfalls als Dauerinfusion
  - Bedarfsweise 50–100 mg Pethidin (Dolantin®)

- Kalzitonin wirkt bei akuter Pankreatitis unabhängig von seiner Hormoneigenschaft analgetisch
- Antibiose
  - Die prophylaktische Antibiose ist indiziert bei biliärer Genese der Pankreatitis und bei Nachweis von Pankreasnekrosen. Da eine ausreichende Gewebskonzentration im Pankreas entscheidend ist, sollten Antibiotika mit guter Pankreasgängikeit eingesetzt werden:
    $\Rightarrow$ Ciprofloxacin (Ciprobay®)
    $\Rightarrow$ Imipenem (Zienam®)
  - Bei Keimnachweis durch Punktion von Aszites, Pseudocysten, Abszessen oder Nekrosen Antibiose nach Antibiogramm

Die **Indikation zur Operation** wird zunehmend restriktiv gestellt, grundsätzlich ist die akute Pankreatitis eine konservativ behandelbare Krankheit. Die Stellung der OP-Indikation zum richtigen Zeitpunkt ist problematisch und sollte im interdisziplinären Gespräch mit dem Chirurgen erfolgen (ggf. mehrmals tägliche Konsile). Indikationen für die Nekrosektomie mit programmierter Abdominallavage sind:

- konservativ nicht beherrschbare Erkrankung mit drohendem Multiorganversagen
- Nachweis von ausgedehnten Nekroseareale in der CT und klinischer Verschlechterung trotz maximaler konservativer Therapie. Bei Diskrepanz zwischen Klinik und CT-Befund führt die Klinik!

7.4.5 Literatur

Powel, J.J., Miles, R., Siriwardena, A.K.: Antibiotic prophylaxis in the initial management of severe acute pancreatitis. Br J Surg 1998; 85: 582

Schölmerich, J.: Aktuelle Diagnostik der akuten Pankreatitis. Z Gastroenterol 1997; 35(S1): 63

Schölmerich, J.: Akute Pankreatitis nach Schock, Ischämie, Reperfusion, Trauma und Sepsis. Internist 1998; 39: 453

Steinberg, W.M., Scott, T.: Acute Pankreatitis. N Engl J Med 1994; 330: 1198

Wyncoll, D.L.: The management of severe acute necrotising pancreatitis: an evidence-based review of the literature. Intensive Care Med 1999; 25: 146

8 Akute Erkrankungen des Nervensystems, Koma

8.1 Alkoholkrankheit

8.1.1 Alkoholentzugssyndrom

Das Alkoholentzugssyndrom ist nach der WHO (1955) definiert als Krankheitserscheinungen, die bei Unterbrechung oder abrupter Verminderung der Alkoholzufuhr auftreten. Für die Therapieentscheidung ist die Einteilung in drei Schweregrade hilfreich, wobei nur 15 % der Alkoholiker den dritten Schweregrad, das Vollbild des Delirium tremens, erleiden.

Stadium des Alkoholentzugssyndroms	Symptome
Vegetativer Entzug	Tachykardie, Schwitzen, innere Unruhe, Schlaflosigkeit, Inappetenz, Übelkeit, Tremor
Praedelirium tremens	Zunehmende Unruhe und Tremor, beginnende Halluzinationen, Krampfanfälle
Delirium tremens	Desorientiertheit zu Ort, Zeit und Situation (zu Person meist erhalten), Halluzinationen (meist optisch), Suggestibilität, psychomotorische Unruhe, Stimmungsschwankungen (ängstlich-gereizt/situationsinadäquat euphorisch), erhebliche vegetative Störungen mit Tachykardie, Hypertonie und Fieber, grobschlägiger Tremor, generalisierte Krampfanfälle

Therapie

Das Modell der Imbalance von Neurotransmittern bei chronischem Alkoholkonsum begründen die aktuell praktizierte Therapie:

GABAerge Substanzen wie Benzodiazepine (Valium®, Tranxilium® u. a.) und Chlomethiazol (Distraneurin®) wirken der reduzierten GABAergen Hemmung ($\Rightarrow$ Agitiertheit, Krampfanfälle) entgegen;

β-**Blocker** (z. B. Beloc®) und α2-**Agonisten** (Clonidin = Catapressan®, Paracefan®) kommen zur Therapie des gesteigerten Sympathotonus zum Einsatz;

hochpotente **Neuroleptika** wie Haloperidol (Haldol®) als anti-dopaminerge Substanz sind Mittel der Wahl bei psychotischen Symptomen, die durch eine sekundäre up-regulation von Dopaminrezeptoren im Entzug verursacht werden.

8.1.1.1 Vegetativer Entzug

Leichtere Entzugserscheinungen bedürfen gelegentlich keiner medikamentösen Therapie oder lassen sich durch die kurzfristige Gabe von Sedativa vom Typ der GABAergen Substanzen beherrschen, wobei wir den Benzodiazepinen wegen des geringeren Suchtpotentials und der höheren therapeutischen Breite den Vorzug geben: Diazepam 3 x 5 mg bis 6 x 20 mg nach Klinik. Eine Überlegenheit eines bestimmten Benzodiazepins in der Entzugsbehandlung ist nicht erwiesen, es sollte daher dasjenige Präparat zum Einsatz kommen, mit dem die meisten Erfahrungen innerhalb der Klinik vorliegen. Adjuvant sind oft niedrig dosierte β-Blocker zur Beherrschung der vegetativen Symptome hilfreich, z. B. Metoprolol 1 x 1 Tbl. Beloc-Zok® mite. Die Behandlung kann auf Normalstation erfolgen, weshalb auf den parenteralen Einsatz von Clonidin in diesem Stadium bei Patienten, die nicht wegen anderer Erkrankungen ohnehin intensivpflichtig sind, verzichtet werden sollte; ansonsten kann alternativ Clonidin in Delirdosierung (bis zu 2 Ampullen = 300 µg/Stunde als Dauerinfusion) gegeben werden.

In dieser Frühphase des Alkoholentzuges (und **nur** in dieser) kann die Ausbildung des Vollbildes des Delirs durch Gabe von Alkohol (empfohlen: 25 % der regelmäßig zugeführten Menge) oft verhindert werden. Dieses Vorgehen kann indiziert sein bei Patienten, die wegen anderer Erkrankungen behandelt werden und zu einem Alkoholentzug nicht bereit sind: Es sind die Einwendungen gegen eine Alkoholausgabe im Krankenhaus abzuwägen gegen die Letalität eines Delirs unter optimaler Intensivtherapie von 1 % (unbehandelt 20 %); zu beantworten bleibt die Frage, ob ein Alkoholentzug gegen den erklärten Willen des Patienten mit der Folge eines Delirs und dessen potentiellen Komplikationen, strafrechtlich immer gedeckt ist. **Wichtig:** Ein bereits ausgebrochenes Delir kann durch Alkohol nicht mehr beeinflusst werden!

8.1.1.2 Praedelirium tremens

Die in diesem Stadium nun stets erforderlich medikamentöse Therapie gleicht der des vegetativen Entzuges, allerdings kann, wenn eine Weiterbehandlung auf Normalstation dadurch möglich erscheint, jetzt auch Clomethiazol (Distraneurin®) **oral** zum Einsatz kommen: 4 – 8 x 2 Kapseln à 192 mg unter klinischer Beobachtung. Bei produktiv-psychotischer Symptomatik wird die Therapie um die orale oder parenterale Gabe von Haloperidol 4 – 6 x 5 – 10 mg p. o. oder i. v. (z. B. Haldol®-Janssen Tropfen: 1 ml = 20 Tropfen = 2 mg oder Ampullen à 1 ml = 5 mg).

8.1.1.3 Delirium tremens

Das Vollbild des Alkoholentzugdelirs ist ein stets intensivmedizinisch zu behandelndes Krankheitsbild mit hoher Letalität ohne adäquate Therapie (siehe oben). Wir bevorzugen in der Behandlung die hochdosierte parenterale Gabe von Clonidin, wobei Dosierungen bis zu 300 µg/Stunde häufig erforderlich werden; die oft empfohlene initiale Bolusgabe von 600 µg wird bei uns nicht praktiziert. Zusätzlich kommen Haloperidol bei produktiv-psychotischen Symptomen (siehe oben) und Benzodiazepine bei Krampfanfällen zum Einsatz.

Neben allgemein-intensivmedizinischen Maßnahmen, medikamentöser Ulcus-Prophylaxe und Ausgleich von Elektrolyt-Imbalancen (**cave:** zu schneller Ausgleich einer Hyponatriämie mit der Gefahr einer zentralen pontinen Myelinolyse, Serum-Na$^+$ um nicht mehr als 10mmol/l pro Tag anheben), sollte wegen des bei Alkoholikern häufigen Mangels und der Gefahr einer Wernicke-Enzephalopathie (siehe unten) stets Vitamin B$_1$ substituiert werden (100 mg/die).

8.1.2 Wernicke-Enzephalopathie

Infolge des (zumeist) alkoholbedingten Mangels an Vitamin B$_1$ kann es zu einer Wernicke-Enzephalopathie kommen, die frühzeitig zu erkennen und umgehend zu behandeln entscheidend ist. Klassisch ist die Trias aus Psychosyndrom (meist Antriebsminderung, Konzentrations- und Gedächtnisstörungen), Augenbewegungsstörung (Augenmuskellähmung mit Doppelbildern, Nystagmus, selten Störungen der Pupillomotorik) und Ataxie. Nicht immer findet sich jedoch das Vollbild mit klassischer Trias und gerade bei Intensivpatienten sind die Symptome wegen der Grundkrankheit oder therapiebedingt larviert. Da eine frühzeitig einsetzende Therapie die Voraussetzung für eine Restitution ist, sollte in diesen Fällen bei entsprechender Anamnese umgehend mit der Therapie mit Vitamin B$_1$ begonnen werden, eine Besserung der Bewusstseinslage und der Augenbewegungsstörung binnen Stunden beweist dann die Diagnose.

Die Therapie besteht in der Gabe von zunächst täglich 300 mg Vitamin B$_1$ für ca. 1 Woche, anschließend oder nach klinischer Besserung wird die Therapie mit 100 mg täglich fortgesetzt.

Vor der Substitutionstherapie sollte die Gabe von Glukoselösungen unterbleiben, da es durch den Mangel an dem Koenzym Thiamin zu einer Störung der aeroben Glykolyse mit vermehrter Lactatbildung kommt, die als zentrales pathogenetisches Geschehen angesehen wird.

Unbehandelt verläuft die Wernicke-Enzephalopathie stets tödlich, unter adäquater Therapie bilden sich die Augenmuskellähmungen zumeist zurück, eine Ataxie bleibt in der Hälfte der Fälle bestehen, die Letalität liegt bei 15–20%. Bei 80% kommt es zur Entwicklung eines Korsakoff-Syndroms (siehe unten).

8.1.3 Korsakoff-Syndrom

Die Leitsymptome des Korsakoff-Syndroms sind Merkschwäche, Desorientiertheit und Konfabulationen (amnestisches Syndrom). Dieses organische Psychosyndrom kann unter Alkoholkarenz eine Besserung erfahren, mündet zumeist jedoch in eine Demenz mit der Notwendigkeit zur dauerhaften Unterbringung.

8.1.4 Literatur

Feuerlein, W.: Alkoholismus – Missbrauch und Abhängigkeit. 4. Aufl., Thieme-Verlag Stuttgart – New York, 1989

Litten, R.Z., Allen, J., Fertig, J.: Pharmacotherapies for alcohol problems: A review of research with focus on developments since 1991. Alcohol Clin Exp Res 1996; 20: 859

Marinella, M.A.: Pharmacologic treatment of alcohol withdrawal. JAMA 1997; 278: 1317

Mendelson, J.H., Mello, N.K. (eds.): Medical Diagnosis and Treatment of Alcoholism. McGraw-Hill New York, 1992

Sehnert, W., Brecht, H.M., Nowak, F.G.: Hochdosierte i.v. Clonidintherapie im Vergleich zu i.v. Clomethiazol bei der Behandlung des schweren Alkoholentzugs (Delirium tremens). Intensivmed 1998; 35: 270

8.2 Koma

8.2.1 Bewusstseinsstörungen

Störungen des Bewusstseins können unterteilt werden in die qualitativen oder psychiatrischen Bewusstseinsstörungen wie Verwirrtheit oder Stupor, auf die hier nicht näher eingegangen werden soll, und die quantitativen Bewusstseinsstörungen Somnolenz – Sopor – Koma.

8.2.1.1 Stadien der quantitativen Bewusstseinsstörung

Somnolenz	Schläfriger Patient, der spontan oder auf Aufforderung die Augen öffnet, einfache Aufforderungen können befolgt werden
Sopor	Nur durch erhebliche Reize kann der Patient kurzzeitig erweckt werden
Koma	Patient nicht mehr erweckbar
• Stadium I	Gezielte Abwehrbewegung auf Schmerzreize, keine Pupillenstörung, Bulbi konjugiert, Okulozephaler Reflex positiv
• Stadium II	Ungezielte Abwehrbewegungen
• Stadium III	Auf Reize inkonstant ungezielte Bewegungen, evtl. Beuge- und Streck-synergismen, Okulozephaler Reflex pathologisch, Pupillen/Lichtreaktion variabel
• Stadium IV	Keine Schmerzreaktion, Pupillen weit und reaktionslos, Ausfall zephaler Reflexe

8.2.1.2 Ursachen der Bewusstlosigkeit und typische Befunde

Primär infratentorielle Läsion	Akuter Komabeginn, bilaterale Ausfälle, primäre Hirnnerven-läsionen, Strecksynergismen, Myoklonien, Kreislaufregula-tionsstörungen
Supratentorielle Läsionen/ Einklemmung	Oft halbseitiger, subakuter Beginn, kraniocaudales Fort-schreiten der Symptome, fokale/sekundär generalisierte Anfälle
Metabolisches Koma	Langsame Entwicklung des Komas, vorangehende Verwirrt-heit, bilaterale motorische Reiz- und Ausfallserscheinungen, keine Hirnnervensymptome
Koma nach Hypoxämie	Akuter Beginn, symmetrische, meist schlaffe motorische Störungen, kraniocaudale Verschlechterung
Postparoxysmale Bewusstseinsstörung	Zungenbiss, Einnässen, Einkoten, motorische Unruhe, evtl. Fortbestehende fokale Anfälle, evtl. postparoxysmale Parese
Psychogene Bewusstseinsstörung	Augenlider/Mund oft aktiv geschlossen, zusätzlicher Augen-schluss nach Berühren der Wimpern, Okulozephaler Reflex unterdrückt, keine pathologischen Reflexe, Wechsel von Apnoe und Hyperventilation

8.2.2 Coma diabeticum

Trotz aller Fortschritte in der Intensivmedizin wird die Letalität des diabetischen Koma auch heute noch in der Literatur zwischen 5 und 20% angegeben. Entscheidend für die Prognose ist die frühzeitige Diagnosestellung und Therapieeinleitung. Zu unterscheiden sind das **ketoazidotische Koma** (~ 75%, vorwiegend Typ-I-Diabetiker: absoluter Insulinmangel – Hyperglykämie/Exsikkose + Aufhebung der insulinären Hemmung der Lipolyse = Entstehung von Ketonkörpern – Azidose) und das **hyperosmolare, nichtketoazidotische Koma** (~ 25%, vorwiegend ältere Typ-II-Diabetiker: Rest-Insulinproduktion reicht zur Hemmung der Lipolyse aus = keine Ketoazidose, gelegentlich jedoch sekundäre Azidose bei Gewebshypoxie oder Lactatazidose bei Nierenversagen).

8.2.2.1 Ketoazidotisches Koma

In ~ 25% Erstmanifestation eines zuvor nicht bekannten Diabetes. Leitsymptome Polyurie, Polydipsie, Gewichtsverlust, Leistungsknick, Exsikkose, Azidoseatmung (Kussmaul), Azetongeruch (kann nicht jeder wahrnehmen), Hypotonie/Tachykardie. Gelegentlich können abdominelle Beschwerden und Erbrechen im Vordergrund stehen (diabetische Pseudoperitonitis).

8.2.2.2 Hyperosmolares Koma

Schleichender Beginn, meist ausgelöst durch Infekte oder Diät/Behandlungsfehler oder durch schwere Allgemeinerkrankungen; in ~ 20% Erstmanifestation eines zuvor nicht bekannten Diabetes. Blutglukoseentgleisung und Flüssigkeitsdefizit sind meist ausgeprägter als beim ketoazidotischen Koma; eine Azidose entsteht (s. o.) nur sekundär – Leitsymptom = Exsikkose.

8.2.2.3 Vorgehen bei Aufnahme auf der Intensivstation:

Monitorüberwachung, Blasenkatheter, ZVK, EKG, Röntgen-Thorax. Blutentnahme: Glukose, Elektrolyte inklusive Phosphat, Kreatinin/Harnstoff, Amylase/Lipase, Serum-Osmolalität. Blutkulturen (Infekte häufiger Auslöser). Arterielle Blutgasanalyse. Urin-Teststreifen (Glukose, Ketonkörper) und Urin-Kultur.

8.2.2.4 Therapie (Prinzip der langsamen Rekompensation):

1. RR-Stabilisierung:
   HAES 6% oder Humanalbumin 5% bei ZVD < 4 cm H_2O bzw. bei RR < 90 mmHg systolisch

2. Flüssigkeitszufuhr:

Infusionslösung:	NaCl 0,9% bei Serum-Na < 155 mval/h; Xylit 5%: NaCl = 1:1 bei Na > 155 mval/l G 5% bei BZ < 250 mg/dl (Vermeidung einer Hypoglykämie)
Menge:	nach ZVD (angestrebt: 10–12 cm H$_2$O = hochnormal)
Bilanz:	+ 4.000/+ 6.000 ml am ersten Tag; 3.000–4.000 ml in den ersten 6 h

3. Azidosekorrektur:
   - nur bei pH < 7,1, meist nur initial erforderlich
   - Na-Bikarbonat in mval: negativer BE x kgKG x 0,3 über 1–2 h

4. Insulinzufuhr:
   - kontinuierlich, keine Bolusgaben;
   - Initialdosis: 4–6 I.E./h
   - Steigerung: auf max. 8–10 I.E./h bei weiterem BZ-Anstieg;
   - angestrebter BZ-Abfall: 50 mg/dl pro h (meist erfolgt der BZ-Abfall zu schnell)

5. Kalium-Ausgleich:
   Substitution bereits bei Normokaliämie!!!. Dosis:

K > 5,5 mval/l:	abwarten (Kontrolle in 1 Stunde)
K 4–5,5 mval/l:	KCl 10–20 mval/h
K < 4,0 mval/l:	KCl 20–30 mval/h

   gleichzeitig: PO$_4$-Ausgleich: 3–10 mval/h;

6. Weitere therapeutische Gesichtspunkte:

Infektionen:	Fokussuche, Antibiose (wenn auch Infekte zu den häufigsten Auslösern gehören, geben wir ohne Fokusnachweis keine Antibiose, aber: Möglichkeit der Komaauslösung durch Sepsis stets differentialdiagnostisch in Betracht ziehen)
Thrombose:	Prophylaxe mit niedermolekularem Heparin
Hirnödem:	Cave rasche BZ-Senkung
Akutes Nierenversagen:	Flüssigkeitszufuhr, (Lasix)
Rhabdomyolyse:	ausreichende Diurese; Uralyt U Æ Urin-pH 7
ARDS/Lungenödem:	evtl. Beatmung; unter diesen Umständen negative Bilanz!

7. Kontrollen:

Stündlich in den ersten 12 h:	BZ, Na/K; venöse BGA (pH, HCO$_3$, BE)
3 x täglich (Zentrallabor)	PO$_4$, Kreatinin/BUN, CK, BB, Gerinnung

8.2.3 Coma hepaticum

Bei progredientem Ausfall der hepatischen Entgiftungsfunktion und zunehmenden portosystemischen Shuntvolumen im Rahmen einer vorbestehenden, sich
verschlechternden chronischen Lebererkrankung (»Leberausfallkoma«) oder einer
akuten Störung der Leberfunktion (»Leberzerfallkoma«, siehe Beitrag »Akutes
Leberversagen«) kommt es zur Ausbildung eines Coma hepaticum. Auslösende
Faktoren (insbesondere bei vorbesthender Leberfunktionsstörung) sind neben
gastrointestinalen Blutungen und nutritiven Eiweißexzessen (vermehrter Anfall
von Ammoniak) häufig Infekte (z. B. spontane bakterielle Peritonitis) und Medikamente (vor allem Diuretika, Benzodiazepine und andere Sedativa).

8.2.3.1 Stadien

Stadium I	Prodromalstadium: Konzentrationsschwäche, zunehmende Verlangsamung bis zur Schläfrigkeit, diskreter Flapping tremor
Stadium II	Drohendes Koma: Symptome stärker ausgeprägt, deutlicher Flapping tremor, deutlich veränderte Schriftprobe, EEG-Veränderungen
Stadium III	Stupor: Patient schläft, ist jedoch erweckbar. Flapping tremor noch vorhanden. Foetor hepaticus
Stadium IV	Koma: Patient nicht erweckbar, kein Flapping tremor mehr, ungezielte Reaktion nur auf stärkste (Schmerz-)reize.

Laborchemisch findet sich, neben anderen unspezifischen Befunden, ein erhöhtes
Ammoniak.

8.2.3.2 Therapie

Grundprinzipien der Therapie sind:

Beseitigung auslösender Ursachen = Absetzen auslösender Medikamente, Behandlung von Infekten, Blutungsstillung bei gastrointestinalen Blutungen (vermehrter intestinaler Eiweißanfall).

Verminderung toxischer Eiweißmetaboliten = ausreichende Kalorienzufuhr
(2.000 kcal/die) durch parenterale Gabe von hochprozentiger Glukoselösung, Ei-
weißreduktion (je nach Schweregrad < 50 g/die bis zur völligen Eiweißrestriktion
in der parenteralen Ernährung).

Hemmung der intestinalen Ammoniakbildung = Lactulose/Lactiol 6 x 20 ml
p.o. an die Stuhlfrequenz adaptiert, im Koma Einläufe mit 20%iger Lactulose-
lösung (Milchsäurebildung durch Darmflora aus dem nichtresorbierbaren Gal-
Fru-Disaccharid = Abfall des intestinalen pH, wodurch das Gleichgewicht zwischen resorbierbaren NH_3 und schlecht resorbierbaren NH_4^+ zugunsten letzt-
genanntem verschoben wird + Hemmung der bakteriellen Urease) + nicht
resorbierbare Antibiotika, z. B. Neomycin 3 x 2 g zur Unterdrückung der intestina-

len ammoniakbildenden Bakterien (maximal 10 Tage, da durch minimale Resorption um 2% die typischen Aminoglycosid-Nebenwirkungen auftreten können: Oto- und Nephrotoxizität).

L-Ornithin-L-Aspartat: unter der Vorstellung, durch Gabe von Metaboliten des Harnstoffzyklus in der Leber dessen Entgiftungsfunktion zu steigern, erfolgt die Gabe des Dipeptids Ornithinaspartat (Hepa-Merz®). Entscheidend für die Wirksamkeit (Besserung der hepatischen Encephalopathie, Senkung des Ammoniakspiegels), die mittlerweile nachgewiesen werden konnte, ist die ausreichende Dosierung (20 g = 4 Ampullen) und parenterale Applikation (Infusion über 4 Stunden 1 x/Tag). Kontraindikation: Niereninsuffizienz mit einem Kreatinin > 3 mg/dl.

8.2.4 Literatur

Biniek, R., Schwarz, S., Hamann, G.F.: Differentialdiagnose von Koma und Bewusstseinsstörungen. In: Schwab-Krieger-Müllges-Hamann-Hacke (Hrsg.) Neurologische Intensivmedizin, Springer, 1999, S. 44

Ellis, A., Wendon, J.: Circulatory, respiratory, cerebral and reanl derangements in acute liver failure: pathophysiolgy and management. Semin Liver Dis 1996; 16: 379

Ferenci, P.: Therapie der akuten und chronischen hepatischen Enzephalopathie bei Patienten mit Leberzirrhose. Z Gastroenterol 1998; 36: 909

Kircheis, G., Nilius, R. et al: Therapeutic efficacy of L-Ornithin-L-Aspartate infusions in patients with cirrhosis and hepatic encephalopathy: results of a placebo-controlled, double-blind study. Hepatology 1997; 25: 1351

Lee, W.M.: Management of acute liver failure. Semin Liver Dis 1996; 16: 369

Mehnert, H., Standl, E., Usadel, K.H. (Hrsg.): Diabetologie in Klinik und Praxis. Thieme-Verlag Stuttgart – New York, 1998

Young, G.B., Ropper, A.H., Bolton, C.F.: Coma and impaired consciousness. McGraw-Hill, New York, 1998

8.3 Diagnostik und Behandlung des Schlaganfalls

8.3.1 Allgemeines

Die klinische Verdachtsdiagnose eines Insults stellt man bei perakutem Auftreten eines neurologischen Defizits, das einer umschriebenen Hirnregion zuzuordnen ist. Eine erste Abgrenzung gegenüber denkbaren Differentialdiagnosen (z.B. eingebluteter Hirntumor, Migraine accompagnée) geschieht durch wenige gezielte Fragen: wirklich akut? vorausgehende flüchtige neurologische Defizite? vaskuläre Risikofaktoren, emboligene Herzerkrankung? Auch bereits in Hinblick auf das weitere Vorgehen sollte vom Erstversorger nach gravierenden Vor- und Begleiterkrankungen sowie nach der Medikation gefragt werden.

8.3.2 Ätiologie

Ursächlich sind in 85% thrombembolische intrakranielle Gefäßverschlüsse (→ ischämischer Insult). Als Emboliequelle kommen in weit über 95% Herz und hirnversorgende Arterien in Frage. Lokale intrakranielle Thrombosen sind selten mit Ausnahme der mikroangiopathischen Verschlüsse (RF: Alter, Hypertonie, Diabetes). In 15% ist eine primäre Blutung Insultursache. Eine klinisch sichere Unterscheidung Ischämie/Blutung gibt es nicht. Ein sofortiges Craniales CT ist unabdingbar für eine gezielte Behandlung. Diagnostik und Therapie stehen unter Zeitdruck. Je früher die Perfusion und die metabolischen Bedingungen eines relativ hypoxisch-ischämischen (auch bei Blutung!) Hirnareals verbessert wird, desto besser ist die funktionelle Prognose.

Sicherung der Vitalfunktionen: Ischämische Insulte mit Ausnahme der Basilaristhrombose führen nur bei maximaler Ausdehnung zu Koma, im Gegensatz zu Massenblutungen. Die Sicherung der Vitalfunktionen gehorcht den üblichen Regeln. Zu bedenken ist gerade bei sehr alten Patienten aber, dass die Prognose schlechter wird nicht nur mit initialer Schwere des klinischen Befunds, sondern auch mit Komorbidität, die das Rehabilitationspotential vermindert. Andererseits kann aber auch ein Leben mit Hemiplegie und globaler Aphasie durchaus als lebenswert empfunden werden. Auch bei Komatösen ist noch vor Intubation eine kursorische Untersuchung (Pupillen, Hemiparese/Schmerzreaktion, Pyramidenbahnzeichen) sinnvoll und möglich.

8.3.3 Therapie

8.3.3.1 Primärversorgung

In nicht vital bedrohten Fällen genügt zur Primärversorgung (Transport, Diagnostik) die Gewährleistung a) eines ausreichend hohen RR: möglichst > 140 mmHg (HAES), > 200 mmHg nur vorsichtig senken nicht unter 160 mmHg systolisch

(Nifedipin, Nitro-Spray, Urapidil), b) einer SaO2 > 95 %, c) Glukostix (jede BZ-Entgleisung kann Insult vortäuschen und verschlechtert eine Hirnschädigung durch Insult), d) ggf. »nur« Halbelektrolytlösung. Keinesfalls ASS iv oder ähnliches!

Initialphase

- Insult? → Anamnese
- Klinisch-neurologische Basisuntersuchung → typisches vaskuläres Syndrom?
- Sicherung der Vitalfunktionen, Herstellung der Transportfähigkeit (RR, O_2, BZ)
- CCT: DD Blutung/Ischämie

Zeigt sich im CCT eine Blutung, dann stellt sich vordringlich die Frage nach der OP-Indikation zur Entlastung. Die konservative Therapie der Hirnblutung (abgesehen von der Ödembehandlung) deckt sich mit der Allgemeintherapie des ischämischen Infarkts (s. u.). Als individuell zu prüfende allgemeine Richtlinien zur OP lassen sich angeben:

8.3.3.2 OP-Indikation bei Massenblutung

- sicher bei: Ventrikeltamponade mit Liquoraufstau, Kleinhirnblutung mit zunehmender Bewusstseinstrübung
- wahrscheinlich bei: Putamen- und Marklagerblutung > 30 bzw. 40 – 50 ml bei Nichtkomatösen
- i. a. nicht bei: Hirnstamm-, Thalamusblutung und supratentorieller Blutung mit primärem Koma

---

Findet sich im CCT kein Blut und liegt klinisch ein ischämischer Insult nahe, dann bestimmt der neurologische Befund die Aggressivität der einzuleitenden Maßnahmen. Bei einer zerebralen Mikroangiopathie im CCT und aktuell einem lakunären Syndrom wird man zurückhaltend sein, ein kortikales Syndrom weist auf einen embolischen und damit a) auch oft gut lysierbaren und b) nach Heparinisierung verlangenden Verschluss hin, das Syndrom eines Territorialinfarkts im Versorgungsgebiet der A.cerebri media ist klassisches Lyse-Objekt, eine Basilaristhrombose wird ohne Lyse fast stets deletär verlaufen.

Paradigmatische neurologische Befunde bei Hirninfarkt

- Lakunäre Syndrome: beinbetonte rein mot.Hemiparese ohne Gesicht mit Pyramidenbahnzeichen (PBZ); rein sensibles Hemisyndrom mit Dysästhesie; ataktische beinbetonte motorische Hemiparese; Hemiballismus/-chorea; dysarthria-clumsy hand-Syndrom
- Kortikale Symptome: Aphasie, (überwindbare) Blickwendung, Neglect, kortikale Blindheit
- MCA-Hauptstammverschluss: brachiofazial betonte sensomotorische Hemiparese plus Hemianopsie plus Blickwendung, evtl. kortikale Symptome
- Basilaris-Thrombose: meist prodromale HirnstammTIA; akut und rasch progredient Doppelbilder, Tetraparese (bds.pos. Pyramidenbahnzeichen), (Hemi-)Anopsie, Eintrübung

---

Neben dem Ausschluss einer Blutung bietet das frühe CT oft bereits schon den Nachweis der Ischämie (leicht hypodenses Territorium, verstrichene Rindenfurchen, hyperdense Arterie). Finden sich multiple Lakunen und aktuell ein lakunäres Syndrom, so kann man sich mit der Diagnostik meist begnügen. Eine optimale radiologische Ischämiediagnostik ist mittels MRI durchzuführen (Diffusions- plus Perfusionswichtung + MRA). SPECT- und PET-Darstellung sind gut, aber kaum routinemäßig verfügbar. Die Darstellung des intrakraniellen Gefäßverschlusses ist anzustreben bei aggressiver (Lyse-)Therapie. Dies gelingt am elegantesten mit MRA oder, wenn man weiß, wo zu suchen ist, mittels AngioCT. Weniger aufwendig, aber technisch limitiert, sind transkranielle Doppler- und Duplex-Sonographie (evtl. mit KM). In einem Zuge können dabei die hirnversorgenden Gefäße untersucht werden. Im Zweifelsfall wird eine invasive selektive Arteriographie zur Befundsicherung notwendig.

An Reperfusionsverfahren innerhalb der ersten 3 (evtl. sogar 6) h nach Insult stehen systemische (0,9 mg tPA/kgKG, 10 % Bolus, 90 % über 1 h) und selektive Fibrinolyse zur Verfügung. Gesicherte Indikation sind mittelschwere Arteria cerebri media-Ischämien (keine Bewusstseinstrübung, keine forcierte Blickwendung), sofern nicht nur die üblichen Lyse-Kontraindikationen beachtet werden, sondern auch eine Ischämiezone < ⅔ Arteria cerebri media-Territorium im frühen CT und Ausschluss einer rezenten Kopfverletzung. Bei Basilaristhrombose gilt das Zeitfenster wegen der desolaten Prognose nicht, und eine selektive Lyse ist zu bevorzugen. In jedem Falle ist die Indikation zur Lysebehandlung eine kritische individuelle und bedarf eines sorgfältigen auch angiologischen (TCD-) Monitorings. Die klinische Effizienz und die Quote sekundärer Infarkteinblutungen hängen ab von der Beachtung der Ein- und Ausschlusskriterien und wahrscheinlich der (neurologischen) Expertise des Behandlers. Eine Alternative könnte die Behandlung mit dem Defibrinierer Ancrod werden, die zwar logistisch (Labor) aufwendig ist, aber wohl mit einem deutlich niedrigeren Blutungsrisiko einhergeht.

Heparin wird verabreicht zur Verhütung von Reembolien und Verminderung intrakranieller Appositionsthrombosen. Eine allgemeine »beste Dosis« ist nicht bewiesen. Bei naheliegender Emboliequelle (Vorhofflimmern, Vorhofthrombus, Dissektion) erscheint iv-Gabe mit Verdoppelung der PTT sinnvoll. Je länger der Insult zurückliegt und je ungefährlicher die Emboliequelle bezüglich Reembolierisiko ist, desto eher wird man weniger aggressiv heparinisieren. Bei Heparinisierung nimmt das übermäßig gefürchtete Einblutungsrisiko nur zu bei unkontrollierter Hypertonie, unzureichend kontrollierter Gerinnung, sehr hohem Lebensalter und wahrscheinlich bei sehr großen Infarkten. In der Perakutphase ist die Gabe von ASS nicht gesichert nützlich im Gegensatz zur Indikation Sekundärprävention.

Die angiologische Therapie muss durch eine Allgemeinbehandlung (auch bei Blutungen) ergänzt werden. Deren Ziel ist einerseits die Verbesserung der Kollateralfunktionen in der »ischämischen Penumbra«, andererseits eine Verbesserung der metabolischen Bedingungen. Trotz großer Bemühungen wurde bisher keine beim Menschen klinisch effektive antizytotoxisch wirksame Substanz gefunden.

8.3.3.3 Allgemeintherapie des Insults

- Verbesserung der Kollateralfunktion: gute Oxigenierung, ausreichender Hb, RR-Ziel ca. 160 mmHg systolisch (tendenziell eher höher), gute Hydrierung, ggf. HAES
- Metabolische Kontrolle: Normoglykämie, Normotonie, Elektrolytoptimierung, Normothermie, ausreichende Alimentation
- Prävention von: Aspiration, Harnverhalt, Lagerungsschäden
- Einleitung von Physiotherapie, Ergotherapie und Logopädie

Trotz dieser Therapie kann es zu Verschlechterung des Zustands kommen. Tritt sie akut auf und ist ggf. auch noch dramatisch, so muss auf eine sekundäre Infarkteinblutung (auch ohne Lyse/Heparin) mittels Re-CCT untersucht werden. Es gelten dann zumeist die Regeln für die Behandlung einer primären Blutung. Tritt die Verschlechterung mehr oder weniger langsam progredient auf, so liegt entweder ein metabolisches Derangement vor, oder die zytotoxische Infarktschwellung wirkt raumfordernd. Besonders hohes Risiko haben Patienten mit großen hemisphärischen Infarkten, Kleinhirninfarkt und junge Patienten. Das Ödem erreicht sein Maximum etwa am dritten Tag. Hirndrucktherapie folgt einem Akzelerationsschema, an desse Ende sogar eine operative Entlastungstrepanation steht.

8.3.3.4 Hirndrucktherapie bei Hirninfarkt

- Allgemeintherapie s. o.
- Oberkörperhochlagerung 30 Grad bei ausreichend hohem RR
- Osmotherapie: ohne oder mit 1.000–1.500 ml Glycerol 10 %/d kontinuierlich als Basis: 4stdl. Sorbit 40 %/Mannit 20 % 50–100 ml (Ziel ca. 320 mosm/L Serum); Tris-Puffer/hochprozentiges NaCl nur kurzfristig bei Hirndruckkrise; optimale Steuerung möglich durch (epidurale/intraparenchymale) Drucksonde nach der Gleichung cerebraler Perfusionsdruck CPP = mittl. art. Druck minus intrakranieller Druck (Ziel-CPP > 50 mmHg) und/oder Bulbusoximetrie
- Analgosedierung (Propofol und Barbiturate wahrscheinlich besonders günstig)
- moderate Hyperventilation (paCO$_2$ 30–35 mmHg)
- Dekompressionskraniotomie
- experimentell: Hypothermie

bei Blutung
- statt Osmotherapie initial eher Glukokortikoide (z. B. Methylprednisolon 96 mg Bolus, dann 4 x 32 mg/d i. v.) (nicht gesichert wirksam)
- EntlastungsOP (s. o.) und Ventrikeldrainage überdenken

8.3.5 Literatur

Grond, M., Kieger, D., Busse, O., Hacke, W.: Zerebrale Ischämie. In: Schwab-Krieger-Müllges-Hamann-Hacke (Hrsg.) Neurologische Intensivmedizin, Springer, 1999, S. 329

Meixensberger, J., Schwab, S., Werner, C.: Therapie des intrakraniellen Drucks. In: Schwab-Krieger-Müllges-Hamann-Hacke (Hrsg.) Neurologische Intensivmedizin, Springer, 1999, S. 924

Müllges, W., Schellinger, P.D., Schwab, S.: Paresenmuster – Syndrome, funktionelle Neuroanatomie, Ursachen. In: Schwab-Krieger-Müllges-Hamann-Hacke (Hrsg.) Neurologische Intensivmedizin, Springer, 1999, S. 85

8.4 Epileptische Anfälle und Status epilepticus

8.4.1 Definition, Ätiologie, Pathogenese

Epileptische Anfälle sind Symptom einer paroxysmalen synchronen Exzitation von Neuronenverbänden (lokal → fokales Symptom), die sich bei gestörter Hemmung über das ganze Gehirn ausbreiten kann (generalisiert mit Leitsymptom Bewusstseinstrübung), durch eine Imbalance verschiedener biologischer Faktoren.

Jedes Gehirn ist krampfbereit, aber das erforderliche Ausmaß eines pathogenen Faktors ist individuell. Dazu zählen genetische Disposition, angeborene oder erworbene Strukturanomalien des Gehirns sowie erworbene metabolische oder toxische Einflüsse. Entsprechend differenziert ist im Einzelfall die Ursache eines Anfalls. Erstere Faktoren disponieren zur Entwicklung einer Epilepsie (Krankheit), letztere sind intensivmedizinisch häufiger Anlass zu (einem oder mehreren) sog. Gelegenheitsanfällen.

Häufige Ursachen von Gelegenheitsanfällen

Entzündlich	*Strukturell*
• Meningitis, Enzephalitis, Hirnabszess	• Insult, Sinusthrombose
• Fieber	• Leukosen
• Anaphylaxie	• Hirntumor, Metastasen
Metabolisch	• Contusio cerebri
• Hypo- und Hyperglykämie	
• Leber- und Nierenversagen	
• Eklampsie	*Schlafentzug*
• Hyperthyreose	
• Jede Störung des Wasser- und Na-Haushalts	
• Hypokalzämie	
Medikamentös-toxisch	
• zahlreiche Medikamente, z.B. Analeptika, Methylxanthine, Penicillin, INH, CYA, Psychopharmaka, Piperazine, Zytostatika, Lokalanästhetika	
• Alkohol, Antiepileptika, Heroin, Kokain, MDMA etc. (Intoxikation und Entzug)	

Ein epileptischer Anfall ist ein selbstlimitierendes Ereignis. Entweder kommt es durch Membranprozesse zu einer fokalen elektrischen Stille/Erregungsbegrenzung, oder die Energievorräte und exzitatorischen Neurotransmitter erschöpfen sich. Daher sind epileptische Anfälle für das Gehirn schädlich. Langdauernde Anfälle führen zu Membranfunktionsstörungen und intrazellulär zu nekrosedisponierenden metabolischen Veränderungen, die dann strukturelle Aberrationen hinterlassen. Zusätzliche anfallsbedingte Hypoxämie beschleunigt diese Vorgänge. Länger dauernde Anfälle können daher selber Ursache weiterer Anfälle sein.

Ein Status epilepticus wird operational am besten definiert als zwei oder mehr Anfälle, zwischen denen das Bewusstsein nicht wiedererlangt wird. Im Gegensatz zum einfachen Anfall ist dies stets lebensbedrohlich (Letalität 11–34 %).

Häufige Ursachen von Status epilepticus

- Vaskuläre Hirnerkrankung
- Meningoencephalitis
- Alkohol- oder Medikamenten-Intoxikation oder -Entzug
- Hypoxisch-ischämische Hirnschädigung

8.4.2 Klassifikation und Semiologie

Die Einteilung in fokale und generalisierte Anfälle ist diagnostik- und therapierelevant. Einfach-fokale Anfälle erkennt man an einem topologisch zuzuordnenden kortikalen Symptom (zB. rhythmische Kloni einer Extremität → kontralaterales parietales Armfeld). Ursachensuche mit Zusatzuntersuchungen ist stets dringlich. Gleiches gilt für komplex-fokale Anfälle, die entsprechend ihres Ursprungs im Temporallappen gekennzeichnet sind durch v. a. qualitative Bewusstseinsveränderung (psychische Symptome) sowie Automatismen (oral, mimisch, gestisch; z. B. nesteln). Die generalisierten Anfälle bei Schwerkranken sind meist sekundäre mit (sehr kurzem) fokalem Beginn (z. B. Blickwendung, tonische Armhebung), während primär generalisierte meist Ausdruck einer (dann oft schon bekannten) Epilepsie sind.

Anfallsklassifikation

Fokal
- *einfach fokal (mit motorischen, sensiblen, sensorischen Symptomen)*
- *komplex-fokal (mit qualitativer Bewusstseinsveränderung und motorischen Automatismen/Schablonen)*
- *fokale Anfälle mit sekundärer Generalisierung*

Generalisiert
- *Tonische, klonische oder tonisch-klonische Anfälle (Grand mal)*
- *Absencen*
- *Myoklonische Anfälle*
- *Atonische Anfälle*

Ein typischer Grand mal beginnt abrupt mit oder ohne fokale Einleitung mit Nichtansprechbarkeit, ca. 30 Sek. tonischer Verkrampfung (→ Initialschrei, Zyanose, Sturz, lichtstarre weite Pupillen), dann mehr oder weniger symmetrischen bilateralen 3 Hz-Kloni über ½–1 Minute (Verletzungen, lateraler Zungenbiss, Schaum vor dem Mund, Enuresis). Er endet mit ca. 2-minütigem Koma (sterkoröse Atmung) und geht über in postiktale Psychose (Verwirrtheit, Unruhe, Automatismen), oft gefolgt von bis zu mehrstündigem Terminalschlaf. Gelegentlich findet sich eine fokale (Toddsche) Parese als Ausdruck des energiedepletierten Anfallsfokus. *Gegebenenfalls erlittene Frakturen dürfen bei den Patienten nicht übersehen werden*!

8.4.3 Differentialdiagnose

Aufmerksame Beobachtung und Beschreibung eines epileptischen Anfalls sind Voraussetzung zur Diagnosestellung. Weiter gestützt wird die Diagnose durch Anamnese möglicher Anfallsauslöser (s. o.). Bei Grand mal ist die CK meist innerhalb 30 Minuten erhöht und steigt dann weiter an, z.T. ganz erheblich (*rhabdomyolytisches Nierenversagen!*). Bei unklarer Auffindungssituation fehlt die entscheidende Semiologie, und die Differentialdiagnose kann nur anamnestisch und laborgestützt vorgenommen werden, was in Einzelfällen schwierig sein kann.

Ein Status epilepticus ist dagegen kaum verkennbar. Ausnahme ist der non-konvulsive Status bei aus anderer Ursache bereits komatösen Patienten. Hier klärt nur ein EEG den Verdacht bei nicht plausibel prolongiertem Koma.

Differentialdiagnose

> • konvulsive Synkope (häufig!): *EKG-(RR)-Diagnostik*
> • tetanischer Anfall (Hyperventilation oder Tetanie): *Anamnese, Semiologie, Labor*
> • Beuge-/Strecksynergismen bei Hirndruck/Hirnstammläsion: *Semiologie, neurologischer Befund*
> • Migraine accompagnée: *Anamnese, weiterführende neurologische Diagnostik*
> • extrapyramidale Dyskinesien: *Semiologie*
> • Delir: *Semiologie, Anamnese*
> • Metabolisch-toxische Encephalopathie mit Myoklonien: *Labor, Semiologie*
> • Psychogene Anfälle (schwierig!!): *Semiologie, Anamnese, Neurologe/Psychiater*

8.4.4 Diagnostik

Anfallsbeschreibung und Anamnese haben hervorragende Bedeutung. Jede Vernachlässigung dieser Tugend führt im Fall »epileptischer Anfall« zu unnötigen, z.T. teuren (MRI!), den Patienten belastenden und potentiell gefährdenden Untersuchungen (CT-Strahlenbelastung, Lumbalpunktion, Arteriographie) und setzen ihn u.U. einer falschen und mit mannigfaltigen sozialen Implikationen (Fahrverbot!) behafteten Rubrifizierung als »Epileptiker« aus.

Diagnostik bei epileptischem Anfall

> *Sofort*
> • Vitalparameter
> • Fokal-neurologischer Befund, Nackensteife?
> • BZ, Elektrolyte, Leber-Nieren-Werte, evtl. Serumosmolarität, CK (mit Verlauf nach 12 Std.), Toxikologie (Urin), Alkoholspiegel (Antiepileptika-Spiegel bei bek.Epilepsie)
> • CCT (wenn erster Anfall oder ungewöhnlicher Anfall bei bekannter Epilepsie)
>
> *Später*
> • Lumbalpunktion (rasch bei Nackensteife oder prolongierter Bewusstseinsstörung)
> • EEG, MRI, evtl. Arteriographie

8.4.5 Therapie nach epileptischem Anfall

Indikation zur medikamentösen Intervention ist erst gegeben nach einer Anfallsdauer von 5 Minuten oder bei Anfallsrezidiv innerhalb weniger Minuten. Maßgeblich ist der Schutz des Patienten vor Selbstverletzung (Entfernung von Kanten, stabile Seitenlage, postiktal ggf. Absaugen des Mundraums). *Ein Mundkeil verletzt mehr als er nützt!* Vor Transport zum Krankenhaus ist das Anlegen eines venösen Zugangs sinnvoll. Bei Transport ohne Begleitung kann die Gabe einer Diazepam-Dosis sinnvoll sein. O_2-Gabe ist eine sinnlose Geste.

Einzelne, an sich harmlose, <u>Myoklonien</u> (z.B. nach hypoxisch-ischämischer Hirnschädigung oder bei metabolischen Encephalopathien) können, wenn sie z.B. die Beatmung stören, meist sicher und einfach mit wirkungsadaptiertem Benzodiazepin, Primidon (Liskantin®, Mylepsinum®) oder niedrigdosiertem Barbiturat (oral: Luminal®) kupiert werden.

Die Einleitung einer <u>dauerhaften antikonvulsiven Therapie</u> ist abhängig von der Ursache und Klassifikation des Anfalls, sollte also erst nach Abklärung der Differentialdiagnose nach neurologischem Konsil individuell erfolgen. Gelegenheitsanfälle werden *grundsätzlich nur dann* medikamentös behandelt, wenn die Ursache (z.B. Leberausfall) nicht rasch zu beheben ist und ein hohes Rezidivpotential besteht, auf Intensiv vorzugsweise mit rasch wirksamen Benzodiazepinen, ggf. mit Phenytoin/Valproat.

Therapie des Status epilepticus – einfach-fokal

Hierbei ist das Bewußtsein erhalten. Zugrunde liegt fast stets eine fokale Hirnläsion. Je länger der Anfall dauert, desto schwieriger ist er zu unterbrechen. Nur in einem relativ kleinen Prozentsatz neigt er zu späterer sekundärer Generalisierung. Mittel der Wahl sind zunächst Benzodiazepine nach Erfolg. Dann sollte Carbamazepin (Timonil®, Tegretal®) oral aufgesättigt werden.

Therapie des Status epilepticus – generalisiert konvulsiv oder -nichtkonvulsiv

Die Letalität korreliert eng mit der Anfallsdauer (30 Min. < 5%, 2 h > 30%). Zügige Unterbrechung ist höchstes Therapieziel. *Die Statusbehandlung geht vor die Diagnostik!* Im Laufe des Status können verschiedene fokale Betonungen auftreten, bis die motorischen Entäußerungen bei weiterlaufender zellulärer Hirnschädigung versiegen wie bei erfolgreicher Therapie. Das Bewusstsein bleibt tief gestört (nonkonvulsiver Status). EEG-Monitoring ist also stets wünschenswert.

Die Statusbehandlung erfolgt stufenweise nach Erfolg, wobei die Medikation (wie auch der Status) zu immer tieferem Koma führen. Man kann entsprechend zunächst mit Ambubeutel unter SaO_2-Überwachung beatmen. Spätestens bei Einsatz von Hypnotika und Narkotika sind Intubation und maschinelle Beatmung erforderlich.

Flow-chart: Therapie des Status epilepticus

1. Benzodiazepin i.v. (z.B. Lorazepam 2−8 mg; Diazepam 10−20(−60) mg, Clonazepam 2−6 (−12) mg, Midazolam 10−15 mg)
2. i.v.-Zugang, Herz-Kreislauf?, Labor, 50 mg Glucose-Bolus, O_2-Gabe, SaO_2-Monitor, 2 A Thiamin i.v.
3. Nach 5−10 Minuten 1. wiederholen (obere Grenzdosiswerte s. Angabe in Klammern)
4. Nach 5 Minuten
   Phenytoin i.v. (20 mg/kg. Bolus mit 50 mg/min, in 12 h 750 mg, in 24 h 1500 mg) (Zulassung des besser verträglichen Fosphenytoin wird erwartet)
   oder
   Na-Valproat i.v. (40−50 mg/kg über 30 Minuten, dann 2.400−3.600 mg in 24 h
5. nach 30 Minuten
   Barbiturat (z.B. Phenobarbital 200 mg Bolus, 20 mg/kg über 50−75 min, < 1.000 mg/d)
   und
   Intubation
6. *weiter* Therapie mit Narkotikum, z.B. Thiopental 200 mg Bolus, dann 4 mg/kg/h (alternativ: Disoprivan, Midazolam)
   plus EEG-Monitoring
7. nach EEG ggf. Kombinationsbehandlungen mit Distraneurin, Hochdosis-Xylocain etc. (spezielle neurologische Intensivstation empfehlenswert)

8.4.6 Literatur

Pohlmann-Eden, B., Szabo, K.: Status epilepticus. In: Schwab-Krieger-Müllges-Hamann-Hacke (Hrsg.) Neurologische Intensivmedizin. Springer, 1999, S. 596

9 Intoxikationen

9.1 Allgemeine Therapie der Intoxikationen

Das grundsätzliche Therapieprinzip bei allen Intoxikationen besteht in:

- primäre Giftelimination (z. B. Magenspülung, forcierte Diarrhoe)
- sekundäre Giftelimination (so möglich und nötig, z. B. Hämoperfusion)
- Gabe von Antidota (sofern existent)
- Überwachung und Stabilisierung der Vitalfunktionen bis zum Abklingen der Giftwirkung
- Hinzuziehen des psychiatrischen Konsiliarius nach Aufklaren des Bewusstseins (beim geringsten Hinweis auf Suizidalität)

Weiterhin wird stets Urin, Blut und ggf. Magensaft asserviert (für den Fall, dass der Krankheitsverlauf Hinweise auf über die bekannten Noxen hinausgehende Intoxikationen bietet) und für 3 Wochen aufbewahrt. Der sogenannte Triage-Test bietet die Möglichkeit, qualitativ verschiedene gängige Substanzen (Amphetamine, Barbiturate, Benzodiazepine, Cannabinoide, Kokain, Methadon, Opiate, Phencyclidine) qualitativ im Urin nachzuweisen und sollte bei **jeder** Intoxikation (auch der noch so »klaren«) durchgeführt werden (Beispiel: bei Alkoholintoxikationen dadurch Nachweis von Mischintoxikationen in bis zu 30 % der Fälle).

Entsprechend Vergiftungsmechanismus und physikochemischen Eigenschaften der Substanz müssen darüber hinaus gelegentlich Dekontamination der Haut und prophylaktische Therapie der Atemwege Bestandteil der Erstversorgung in der Notaufnahme sein (z. B. E 605, Reizgase).

9.1.1 Primäre Giftelimination

Methoden der primären Giftelimination sind provoziertes Erbrechen, Magenspülung, Giftadsorption an Aktivkohle und forcierte Diarrhoe:

Provoziertes Erbrechen

Mittels Sirup Ipecacuanhae (30 ml + reichlich Wasser beim Erwachsenen) oder Apomorphin (0,1 mg/kgKG, maximal 10 mg s.c. – NW: Bradycardie/Hypotension = sicherer venöser Zugang, Atropin bereithalten) kann Erbrechen induziert werden. Diese Methoden kommen wegen der zu befürchtenden Nebenwirkungen und der zahlreichen Kontraindikationen (z. B. Bewusstseinstrübung, Erkrankungen des Herz-Kreislauf-Systems, Ingestion von Lösungsmitteln und Schaumbildnern) nur äußerst selten zum Einsatz. Bevor man sich zum Einsatz dieser Medikamente entschließt, sollte die Indikation zur Magenentleerung noch einmal überdacht werden (siehe weiter unten).

9.1.1.1 Magenspülung

Die Magenspülung zur primären Giftelimination kommt bei uns zunehmend seltener zum Einsatz. Begründet ist dies durch die ernstzunehmende Häufigkeit gravierender Komplikationen (3 % Aspirationspneumonien!) bei gleichzeitig allgemein zunehmender Zurückhaltung in der Indikationsstellung, nachdem im vergangenen Jahr in mehreren Publikationen die Ebenbürtigkeit der Giftadsorption an Aktivkohle mit oder ohne begleitende forcierte Diarrhoe gezeigt haben. Schließlich haben die Intoxikationen mit Substanzen, die die Magenentleerung verzögern und somit bei Eintreffen in der Klinik noch quantitativ eliminiert werden können, in den letzten Jahren an Bedeutung verloren (z. B. Barbiturate).

Die Indikation im Einzelfall hängt somit von der Toxizität und eingenommenen Menge der Substanz (bei einer Letaldosis Paracetamol wird man sich auch noch nach mehreren Stunden zur Magenspülung entschließen), den zur Verfügung stehenden alternativen Eliminationsmethoden und der Existenz von Antidota ab. Grundsätzlich gilt heute, dass Intoxikationen, die mittels allgemeiner Intensivtherapie und ggf. Gabe von Antidota in der Regel gut beherrscht werden können (z. B. Benzodiazepine und Alkohol) auch bei frühzeitigem Eintreffen in der Klinik nach Ingestion keine Indikation zur Magenspülung mehr darstellen.

Technik der Magenspülung

Wenn nach Ausschluss von Kontraindikationen (Oesophagus- und Magenläsionen, Intoxikation mit Schaumbildnern) die Entscheidung zur Magenspülung gefallen ist, ist zunächst abzuschätzen, ob diese beim wachen Patienten oder in Schutzintubation erfolgen sollte. Jede Störung des Bewußtseins, die nur den Verdacht auf nicht zureichende Schutzreflexe bietet, aber auch der aggressiv-unkooperative Patient erfordern zwingend die vorherige Intubation und ggf. Sedierung zur Durchführung der Magenspülung.

Vorgehen beim nichtintubierten Patienten:
Absolute Voraussetzung sind ein sicherer venöser Zugang und Monitorüberwachung einschließlich Pulsoximetrie; wegen (seltener) vagaler Reaktionen sollten 2 x 0,5 ml Atropin griffbereit liegen. In Linksseitenlage wird der Patient aufgefordert, den mit einem Beißring geschützten Spülschlauch zu schlucken, was in aller Regel leicht gelingt. Meist entleert sich spontan die erste Portion Magensaft, die asserviert werden muss. Anderenfalls sollte die sichere intragastrale Lage mittels Auskultation (auch der Lunge), evtl. Durchleuchtung gesichert werden. Danach kann die erste Portion körperwarmen Leitungswassers in den Spültrichter gefüllt werden (ungefähr 100 ml) und dieser über Körperniveau gehoben werden. Bevor den Trichter sich völlig geleert hat, wird dieser unter das Körperniveau gesenkt, woraufhin sich der mit Wasser versetzte Mageninhalt in den Trichter entleert. So zuvor noch nicht geschehen, wird diese Portion asserviert und die Spülung anschlie-

ßend in dieser Technik fortgesetzt, bis sich nur noch klare Flüssigkeit entleert – mindestens jedoch 30 Liter. Abschließend werden 100 ml Aktivkohle in den Schlauch gegeben und dieser gezogen. Nach Auskultation der Lunge und ggf. Röntgenaufnahme kann der Patient unter weiterer Beobachtung nun auf die Station aufgenommen werden.

Bezüglich der Schutzintubation siehe entsprechende Kapitel im allgemeinen Teil dieses Buches.

9.1.1.2 Aktivkohle/forcierte Diarrhoe

Wie bereits erwähnt, hat sich in mehreren Untersuchungen die Gabe von Aktivkohle in Kombination mit beschleunigter Elimination der absorbierten Noxe durch forcierte Diarrhoe der Magenspülung gleichwertig erwiesen. Auch nach der Magenspülung führen wir die Giftelimination mit dieser Methode immer für die nächsten 24 Stunden fort.

Vorgehen:
Gabe von 0,5–1,0 g/kgKG Aktivkohle und 15 g Sorbit alle 2–4 Stunden, wenn erforderlich über Magensonde, bei gleichzeitiger oraler Flüssigkeitszufuhr.

9.1.2 Sekundäre Giftelimination

Im Gegensatz zur primären Giftelimination, deren Ziel die Verhinderung der Aufnahme des Giftstoffes in den Organismus ist, wird bei der sekundären Giftelimination versucht, die bereits in der Organismus aufgenommene Noxe mittels technischer Verfahren wieder zu eliminieren. Zum Einsatz kommen hierbei Hämodialyse, Hämofiltration, Hämoperfusion und Plasmaseparation – allesamt Verfahren, die einen oder zwei großlumige zentrale Venenzugänge erfordern und somit (auch wegen spezifischer Komplikationen) als invasiv zu bewerten sind.

9.1.3 Antidota

Für eine Anzahl häufiger und extrem seltener Intoxikationen gibt es spezifische Antidota, die bei den einzelnen Intoxikationen besprochen werden.

Allgemeine Intensivtherapie/überwachung bei Intoxikationen

Jeder intoxikierte Patient gilt bei uns bis zum Beweis des Gegenteils (Belege für akzidentelle Intoxikation oder nach psychiatrischer Konsiluntersuchung) als suizidal. Daher erfolgt die Aufnahme nach der Primärversorgung zwingend in einem Zimmer der Intensivstation, in dem Anwesenheitspflicht für das Pflegepersonal gilt (bei uns: Beatmungszimmer, auch um den Preis, dass eines der raren Beatmungsbetten belegt wird). Selbstverständlich ist die kontinuierliche Monitorüberwachung von Blutdruck, EKG und Sauerstofsättigung.

Psychiatrisches Konsil

Wenn wir auch über die Jahre umfangreiche Erfahrungen im Umgang mit intoxikierten Patienten gewonnen haben, so haben wir doch nicht die Kompetenz eines Psychiaters in der Beurteilung einer eventuellen Suizidalität. Somit ist die psychiatrische Konsiluntersuchung vor Entlassung/Verlegung des Patienten aus der Überwachung im Beatmungszimmer obligat. Nur in Ausnahmefällen wird der Patient hierzu in der psychiatrischen Ambulanz vorgestellt; in der Regel wird der psychiatrische Kollege den Patienten nach Aufklaren des Bewusstseins auf unserer Station visitieren. Aus schlechten Erfahrungen ist für uns die Arztbegleitung zu einem Konsil in der psychiatrischen Ambulanz obligat: Rettungssanitäter, die den Patienten zur Konsiluntersuchung begleiten, lehnen es ab, diesen gegen seinen Willen festzuhalten, wenn dieser sich entfernen will. Hilfsweise kann (und sollte unter gewissen Umständen, z. B. Missverhältnis von Statur Arzt/Patient) die Polizei (über Amtsleitung, nicht 110!!!!) zur sogenannten Amtshilfe gebeten werden.

9.2 Spezielle Intoxikationen

Im folgenden sollen kursorisch die häufigsten Substanzen, mit denen wir konfrontiert werden, besprochen werden. Auf jede Intensivstation gehört eine aktuelles Werk über Intoxikationen (sehr empfehlenswert: Giftindex von Günter Seyffart, erschienen bei Pabst Science Publishers 1996, ISBN 3-931660-45-1). Nur wenn hieraus keine erschöpfende Information gewonnen werden kann, sollte nach Rücksprache mit dem diensthabenden Oberarzt eine Giftzentrale kontaktiert werden.

9.2.1 Benzodiazepine (z. B. Valium®, Tavor®, Lexotanil® und viele mehr)

Symptome: Somnolenz, Ataxie, Hypoventilation, Hypotension, Hypothermie.
Komplikationen: Aspiration, Kreislaufdepression.
Therapie: Wegen der guten Prognose (und der Existenz eines potenten Antidots) keine Magenspülung, unabhängig vom Aufnahmezeitpunkt; allgemeine Maßnahmen der Giftelimination (Kohle/Sorbit, s. o.). Wenn erforderlich (Atemdepression, ggf. zur Anamneseerhebung) Gabe von Anexate® (Flumazenil) 0,1 mg repetetiv, maximal 1,0 mg. Wirkdauer deutlich kürzer als die der meisten Benzodiazepine.

9.2.2 Trizyklische und tetrazyklische Antidepressiva (z. B. Saroten®)

Wirkweise zentral antidopaminerg (therapeutischer Effekt), antiadrenerg, antihistaminerg und – klinisch führend bei der Intoxikation – anticholinerg. Sehr hohe Plasmaeiweißbindung – forcierte Diurese und extrakorporale Eliminationsverfahren ineffektiv. Geringe therapeutische Breite: therapeutische Dosis 2–4 mg/kgKG – Intoxikationen schon bei 5 mg/kgKG beobachtet; Letaldosis ~ 1 g. Symptome: in leichten Fällen Erregung und Halluzinationen. Schwere Intoxikationen: zentrale Sedation, Kardiotoxizität (EKG-Kontrollen! QRS-Verbreiterung, AV-Block, Asystolie, s. Abb. 43), epileptiforme Krämpfe, zentrales anticholinerges Syndrom mit Mydriasis, Myoklonien, Tachycardie, Hyperreflexie.
Therapie: Magenspülung bei bedrohlichen Intoxikationen auch nach 24 Stunden wegen Hemmung der Magenentleerung noch sinnvoll, Kohle effektiv. Antidot: Physostigmin (Anticholium®) bei anticholinergem Syndrom – 10 Amp. à 5 ml aufziehen – 1 ml = 0,4 mg. Bei ausgeprägter Symptomatik Bolus von 2 mg (= 5 ml), dann Laufgeschwindigkeit nach Klinik (Herzfrequenz) 0,5–1–2 ml/Std. Typische Nebenwirkungen von Physostigmin bei Überdosierung sind Übelkeit und Erbrechen. Bei Krampfanfällen z. B. Rivotril®, sofern diese nicht auf Physostigmin sistieren. Intoxikationen klingen in aller Regel innerhalb 24 Stunden ab, so dass nach 24stündiger Monitorüberwachung Verlegung erfolgen kann; nach Absetzen von Physostigmin den Patienten noch 3 Stunden am Monitor beobachten.

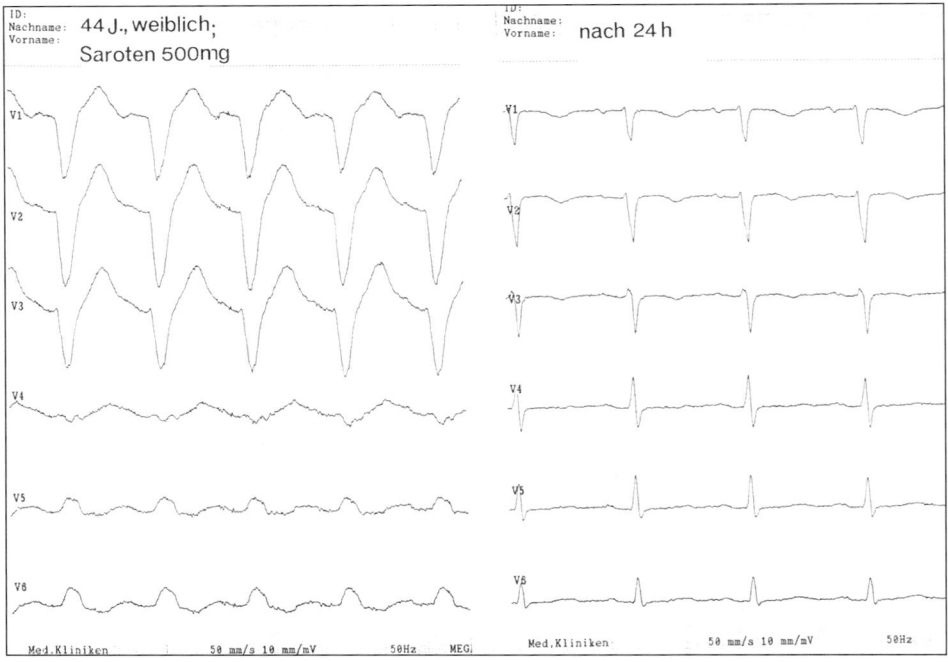

Abb. 43: EKG bei Saroten®-Intoxikation (links) und Kontrolle nach 24 Stunden (rechts)

9.2.3 Neuroleptika *(z. B. Haldol®, Atosil®)*

Wie tricyclische Antidepressiva zentral antidopaminerg, antiadrenerg, antihistaminerg und anticholinerg, jedoch deutlich größere therapeutische Breite. Symptome: Krampfanfälle, Bewusstseinstrübung, Atemdepression, Tachycardie, Hypotonie, Hypothermie, Arrhythmien (treten bereits unter therapeutischen Dosierungen auf), QT-Verlängerung im EKG. Therapie: Magenspülung bei bedrohlichen Einnahmemengen auch nach 24 Stunden noch sinnvoll, Physostigmin bei anticholinergem Syndrom, Rivotril® oder Diazepam bei Krampfanfällen. Monitorüberwachung, Kalium hochnormal halten (Arrhythmien!). Forcierte Diurese und Hämodialyse sind ineffektiv, Angaben über Effektivität der Hämoperfusion uneinheitlich, insgesamt wohl nicht sonderlich effektiv.

9.2.4 Paracetamol *(z. B. ben-u-ron®)*

Problem: weit verbreitet, frei verkäuflich, billig. Bereits kleine Packungseinheiten enthalten Letaldosis! Die Entgiftung der Substanz in der Leber verbraucht Glutathion – sobald dieses aufgebraucht ist, entstehen toxische Metaboliten des Paracetamol ⇒ Hepatotoxizität, Prinzip der Antidotbehandlung mit N-Acetylcystein als Glutathiondonator. Symptome: in den ersten 36–48 Stunden keine Frühsymptome (allenfalls unspezifische Oberbauchbeschwerden), Auftreten von Symptomen (= Zeichen des Leberzerfalls) erst zu einem Zeitpunkt, zudem eine wirksame Antidotbehandlung nicht mehr möglich ist.

Gängige therapeutische Dosis 2–3 g/die – schwere Hepatotoxizität mit Todesfolge bei fehlender Antidotbehandlung ab 8 g möglich. Anhaltswert: Unbehandelt verstirbt die Hälfte der Patienten im Leberversagen bei einer Dosis von 13 g. Entscheidend für die Prognose ist der Zeitpunkt, zu dem die Therapie einsetzt, weniger die aufgenommene Menge.

Als Entscheidungshilfe für das therapeutische Vorgehen ist die Bestimmung des Paracetamolspiegels im Plasma möglich: anhand von Nomogrammen lässt sich die Wahrscheinlichkeit der Hepatotoxizität in Abhängigkeit vom Zeitpunkt der Messung im Abstand zur Einnahme und dem gemessenen Spiegel ablesen. Anhaltswert: Hepatotoxizität wahrscheinlich, wenn der Paracetamolspiegel 4 Stunden nach der Einnahme > 150 mg/l.

Therapie: Magenspülung bei kurz zurückliegender Einnahme (bei Letaldosis wird man in Ermangelung besserer Maßnahmen auch noch nach Stunden spülen), Kohle/Sorbit. Unabhängig davon, ob Spiegelbestimmung möglich sind (Zeitverlust!), Einleiten einer Antidotbehandlung mit Acetylcystein (Hauptnebenwirkungen Bronchospasmus, anaphylaktische Reaktionen): 150 mg/kgKG in 15 Minuten, anschließend 50 mg/kgKG über 4 Stunden, danach 100 mg/kgKg über 16 Stunden; auch die orale Gabe ist beschrieben, problematisch ist hierbei jedoch die Adsorption des Acetylcystein an Aktivkohle, so dass wir ausschließlich die parenterale Gabe praktizieren. Wirksam ist die Antidotbehandlung in den ersten 8 Stunden, anschließend lässt die Wirksamkeit nach: nach 15 Stunden ist kein Effekt mehr zu erwarten.

Forcierte Diurese ist nicht effektiv, über die Effektivität von Hämodialyse und Hämoperfusion gibt es trotz gesicherter Elimination der Substanz durch beide Verfahren widersprüchliche Aussagen bezüglich deren klinischen Effektivität; wir wenden diese Verfahren an, wenn bei nicht rechtzeitig einsetzender Acetylcysteinbehandlung sicher toxische Paracetamolspiegel im Plasma bestimmt wurden.

Bei Eintreten der Zeichen der hepatischen Insuffizienz entsprechende allgemeine intensivmedizinische Therapie, ggf. Kontaktaufnahme mit Transplantationszentrum zur Frage der Lebertransplantation.

9.2.5 Ethylalkohol *(z. B. Würzburger Hofbräu®)*

Schnelle Resorption bereits im Magen – Magenspülung in aller Regel sinnlos. Schwere der Intoxikation hängt mehr von individuellen Gegebenheiten (vor allem Trinkgewohnheiten) denn von dem gemessenem Blutalkoholspiegel ab und zeigt üblicherweise vier Stadien: <u>Exzitationsstadium</u> mit Euphorie und Koordinationsstörungen, <u>Benommenheitsstadium</u>, <u>Narkosestadium</u> mit zunehmendem Verlust des Bewusstseins und schließlich dem Stadium des Asphyxie und Tod in der respiratorischen Insuffizienz (beim Nichttrinker ~ ab 4,0‰, bei Gewohnheitstrinkern haben wir selbst schon Werte über 6‰ bei nur mäßigen Koordinationsstörungen gesehen; berichtet wird über den Fall eines Patienten, der – allerdings mit Detoxikation durch Dialyse – 15‰ überlebt hat).

Therapie: in aller Regel nur Überwachung vor allem der Atemfunktion; evtl. ist eine Gabe von Glukose bei alkoholinduzierten Hypoglykämien erforderlich. Nur in Ausnahmefällen sind die Intubation und Beatmung bei Erlöschen der Schutzreflexe und Ateminsuffizienz erforderlich. Ein spezifisches Antidot steht nicht zur Verfügung. Einzige effektive Detoxikationsmethode ist die Hämodialyse, die bei anders nicht zu beherrschenden Alkoholintoxikationen, insbesondere aber bei Mischintoxikationen, gelegentlich indiziert ist (z. B. zunehmende respiratorische Insuffizienz und fehlende Beatmungsmöglichkeit).

9.2.6 Methanol

Industrieller Einsatz als Lösungsmittel, Frostschutzmittel, Windschutzscheibenreiniger u. a. »Ersatz« für Ethylalkohol nach Destillation (geringer berauschend, aber billiger, da zoll- und steuerfrei). Allgemein bekannt ist als Folge des Ersatzes von Ethylalkohol durch Methanol die Erblindung (»ein Auge riskieren wir«); es wird vermutet, dass 6 % aller Erblindungen von US-Soldaten im 2. Weltkrieg auf einen missbräuchlichen Genuss von Methanol zurückzuführen sind.

Methanol selbst ist nicht toxisch, erst der Abbau der Substanz, der den selben Weg wie Ethanol benutzt (Alkoholdehydrogenase), führt zu den eigentlich toxischen Stoffwechselprodukten Formaldehyd und Ameisensäure. Diese entstehen in toxischen Dosen erst nach 6 Stunden; da Methanol zudem wenig berauschend wirkt, ist die Diagnose oft schwer zu stellen.

Typisch ist der zweiphasige Verlauf: innerhalb einer Stunde nach Ingestition treten die berauschenden Wirkungen des Methanol mit Verwirrtheit und Ataxie auf, die alsbald abklingen. Die zweite Phase ist geprägt durch die toxische Wirkung der Metaboliten und tritt nach 6 bis 30 Stunden in Erscheinung: Gastrointestinale Symptome, Schwindel, Kopfschmerzen, Krampfanfälle, Desorientiertheit, verwaschene Sprache und die typischen Sehstörungen (durch eine destruktive Retinitis) prägen das klinische Bild, das von der metabolischen Entgleisung mit einer schweren metabolischen Azidose begleitet wird. Unbehandelt kann die Vergiftung mit nur 4 ml Methanol bereits zur Erblindung führen; schon bei 30 ml kann es zum tödlichen Verlauf durch Ateminsuffizienz kommen.

Therapeutisch kommt auch noch nach bis zu 8 Stunden nach Ingestition die Magenspülung zum Einsatz (obwohl Methanol ähnlich rasch wie Ethanol resorbiert wird, konnte noch nach Tagen im Mageninhalt intoxikierter Patienten eine höhere Methanolkonzentration gemessen werden). Da Ethylalkohol eine 10fach größere Affinität zur Alkoholdehydrogenase hat, wird der giftende Prozess durch

Blockierung dieses Enzyms mit Ethanol unterbrochen, wozu Ethanol 10% als Dauerinfusion (Ziel: Blutalkoholspiegel 1–2‰) gegeben wird. Eine metabolische Azidose ist frühzeitig mit Natriumbicarbonat auszugleichen. Wirksamste Detoxikationsmethode für Methanol (und dessen toxischem Metabolit Ameisensäure) ist die Hämodialyse. Indiziert ist diese bei Auftreten von Sehstörungen, metabolischer Azidose oder sobald die Einnahme der kleinsten potentiell letalen Dosis (30 ml) gesichert oder zu vermuten ist.

9.2.7 Knollenblätterpilzvergiftung

Das hier skizzierte Procedere sollte nur bei gesicherter Ingestion oder begründetem Verdacht durchgeführt werden – **Begründeter Verdacht = typische Anamnese und typischer Krankheitsverlauf**:

1. Verzehr von selbst gesammelten Pilzen.
2. Symptomfreies Intervall von 6–24 Stunden zwischen Pilzverzehr (α-Amanitin ist kochstabil) und gastrointestinalen Erscheinungen (Übelkeit, Erbrechen, profuse Durchfälle) – Differentialdiagnose zu anderen Pilzvergiftungen, dort nur ca. 2-stündiges symptomfreies Intervall – cave: Mischvergiftungen!
3. Nach 12-stündiger Phase gastrointestinaler Krankheitserscheinungen zunächst klinische Besserung.
4. Einige Stunden später erneute Verschlechterung mit Beginn der hepatischen Krankheitsphase: asymptomatischer Transaminasenanstieg bis zu Leberzerfall; begleitendes Nierenversagen durch direkte nephrotoxische Amanitinwirkung oder i. S. e. hepatorenalen Syndroms.

Liegt diese typische Konstellation vor, ist der Patient so zu behandeln, als ob eine Knollenblätterpilzvergiftung bewiesen wäre! Der beweisende Toxinnachweis aus dem Urin ist nicht abzuwarten!

Wer auf seiner Intensivstation neben Zeitungspapier auch 6-normale Salzsäure zur Verfügung hat, kann den qualitativen Toxinnachweis mit dem sogenannten Wielandtest führen: Reste der gesammelten Pilze werden aufgeschnitten, die Schnittfläche auf dem Zeitungspapier verrieben. Nach Trocknen wird ein Tropfen der 6N Salzsäure dazugegeben (Negativkontrolle: unbehandeltes Zeitungspapier), bei Anwesenheit von Amanitin verfärbt sich das Zeitungspapier blau.

Vorgehensweise bei typischer Anamnese:

• Asservation von Urin (10 ml) zur späteren Diagnosesicherung, Serum, Resten der Pilzmahlzeit, Mageninhalt
• Magenspülung, entgegen unserer heute zunehmenden Zurückhaltung bei anderen Intoxikationen auch bei länger zurückliegender Ingestion, da lebensbedrohliche Intoxikation mit begrenzten therapeutischen Optionen und in Fall-

beschreibungen mehrfach die Entfernung größerer Mengen von Pilzresten auch nach 24 Stunden beschrieben wurden
- Anschließend übliche Therapie mit Kohle/Sorbit (empfohlene Kohlemenge: 4 x 50 g)
- Bei den meist exsikkierten Patienten gilt es wegen des in den ersten 24 Stunden zumeist noch extrazellulär befindlichen, nicht proteingebundenen und vorwiegend renal eliminierten Toxins auf eine ausreichende Volumensubstitution (Ziel: ZVD ~ 10 cm H_2O) und Aufrechterhaltung einer adäquaten Diurese (Stundendiurese mindestens 1 ml/kgKG) zu achten – der Nutzen einer forcierten Diurese hingegen ist nicht belegt
- In den ersten 24 Stunden (siehe oben, Toxin noch vorwiegend extrazellulär) sollte eine sekudäre Giftelimination mittels Hämodialyse **und** Hämoperfusion durchgeführt werden. Später ist dieses Verfahren aufgrund der Pharmakokinetik des Toxins (enterohepatischer Kreislauf) nicht mehr sinnvoll, die Nebenwirkungen überwiegen
- Zur Unterbrechung des enterohepatischen Kreislaufs und der Aufnahme des Toxins in die Zellen haben sich die hochdosierte Gabe von Penicillin und Silibinin als wirksam erwiesen. Bei begründetem Verdacht ist daher umgehend mit einer ausreichend dosierten Therapie mit Penicillin und Silibinin zu beginnen:
  - Silibinin 20 mg/kgKG/Tag i.v.
  - Penicillin 1 Mio. Einheiten/kgKG/Tag (!) i.v.
- Die Dauer dieser medikamentösen Therapie ist noch nicht gesichert; empfohlen wird allgemein diese Therapie über 3 – 4 Tage durchzuführen, doch lässt der Umstand, dass auch zu späteren Zeitpunkten (bis 22 Tage) in Leberpräparaten Amanitin nachweisbar war, eine längere Therapiedauer bei schweren Verläufen gerechtfertigt erscheinen
- Bei hinreichendem Verdacht, insbesondere bei positivem Testergebnis: Alle an der Pilzmahlzeit beteiligten Personen müssen unverzüglich in die Klinik gebracht werden, bedarfsweise auch mit Hilfe der Polizei, und bei typischer Symptomatik ebenfalls zu behandeln
- Die weitere Therapie ist symptomatisch (Darmsterilisation, Ersatz von Gerinnungsfaktoren bei Leberversagen, Hämodialyse/Hämofiltration bei Nierenversagen). Bei schwerem Verlauf ist rechtzeitig Kontakt mit einem Transplantationszentrum zur Frage der Lebertransplantation aufzunehmen. Die üblichen Indikationen zur Transplantation scheinen nicht in vollem Umfang auf Patienten mit einer schweren Knollenblätterpilzvergiftung übertragbar zu sein; prognostisch ungünstige Parameter mit hoher Mortalität sind Spontan-Quick und Faktor V < 10 %

9.3 *Literatur*

Bradberry, S.M., Hart, M. et al.: Factor V and Factor VIII:V ratio as prognostic indicators in paracetamol poisoning. Lancet 1995; 346: 646

Flanagan, R. J., Meredith, T.J.:Use of N-acetylcysteine in clinical toxicology. Am J Med 1991; 91: 131S

Frommer, D.A., Kulig, K.W., Marx, J.A., Rumack, B.H.: Tricyclic antidepressant overdose. A review. JAMA 1987; 257: 521

Haddad, L.M., Winchester, J.F.: Clinical management of poisoning and drug overdose. 2nd Ed., Saunders, Philadelphia, 1990

Johnson, R., Noll, E., Rodney, W.: Survival after a serum alcohol concentration of 1,5 %. Lancet 1982; 320: 1394

Klotz, U., Kanto, J.: Pharmacokinetics and clinical use of flumazenil. Clin Pharmacokinet 1988; 14:1

Maitra, R.T., Koniczek, K.-H., Cyran, J.: Klinisches Erscheinungsbild und therapeutisches Management der schweren Intoxikation mit trizyklischen Antidepressiva. Intensivmed 1999; 36: 462

Makin, A.J., Williams, R.: Acetaminophen overdose and acute liver failure: Modern management. Intensivmed 1997; 34: 206

McBride, P.V., Rumack, B.H.: Acetaminophen intoxication. Sem Dialysis 1992; 5: 292

Pond, S.M.: Extracorporeal techniques in the treatment of poisoned patients. Med J Aust 1991; 154: 617

Rabe, C., Scheurlen, C., Caselmann, W.H.: Vorgehen bei Knollenblätterpilzvergiftung Dtsch Med Wschr 1999; 124: 1073

Seyffart, G.: Giftindex. Pabst Science Publishers, Lengerich, 1996

Weilemann, L.S.: Primäre und sekundäre Giftelimination. Internist 2000; 41: 1071

10 Ethische Aspekte und Grenzen der Intensivmedizin

Ethische Aspekte werden im Intensivteam häufig diskutiert und stellen durch die ständige Konfrontation mit lebensgefährdenden Situationen und den Kontakt mit schwerkranken und sterbenden Patienten einen ernsthaften Problemkreis dar. Im Folgenden soll deshalb erfahrungsgemäß häufig gestellten Fragen der Ethik und auch der rechtlichen Situation ein relativ ausführlicher Platz gewidmet sein.

Ethik stellt die Lehre von den Normen des menschlichen Handelns und deren Rechtfertigung dar. Unter Berufs- und Standesethik versteht man die Pflichten des entsprechenden Berufsstandes in der Gesellschaft. Das Problem der Ethik in der (Intensiv-) Medizin reduziert sich nicht auf das Problem der Behandlungsindikation und des Behandlungsverzichts, bzw. Abbruchs, sondern ist primär im professionellen und menschlichen Verhalten dem Patienten gegenüber zu sehen. Der Patient hat das Recht, menschenwürdig und fachlich gut, also professionell, behandelt zu werden. Dazu soll auch dieses Buch einen bescheidenen Beitrag leisten.

Ein in der Fragestellung der medizinischen Ethik und insbesondere in der Intensivmedizin zentraler Begriff ist der der **Menschenwürde**. Diese ist im Grundgesetz der Bundesrepublik Deutschland im Art. 1, Abs. 1 verankert als unabänderlicher Begriff, d. h. auch bei Verfassungsänderungen bleibt die Menschenwürde garantiert.

Danach ist die Würde des Menschen unantastbar, der Mensch gilt als Träger höchster geistiger und sittlicher Werte wegen seiner Fähigkeiten zu eigenverantwortlichem Handeln. Die Selbstbestimmung wird respektiert und eine verächtliche Behandlung durch den Staat ausgeschlossen. So sind auch Anordnungen nicht zu befolgen, wenn sie gegen die Menschenwürde verstoßen.

In der Zeit nach dem 2. Weltkrieg wurde der Weltärztebund gegründet, der 1948 die Genfer Deklaration oder das **Genfer Gelöbnis** ausarbeitete. Die Anerkennung dieses Genfer Gelöbnisses ist die Voraussetzung für die Aufnahme in den Weltärztebund.

Das Gelöbnis ist eine Modifikation des Hippokratischen Eides, die im wesentlichen aus den Erfahrungen des 2. Weltkrieges, insbesondere aus denen der Euthanasie heraus entstand. Im Vordergrund stehen Menschlichkeit, Menschenwürde, Kollegialität, Achtung der Schweigepflicht, Gleichbehandlung aller Menschen ohne Rücksicht auf Rassen und Klassen sowie Achtung des Lebens von der Empfängnis an. In fast unveränderter Form ist die Genfer Deklaration auch das Approbationsgelöbnis deutscher Ärzte, denn es ist der Berufsordnung Deutscher Ärzte als Präambel vorausgestellt.

10.1 Aufgabe der Intensivbehandlung

ist die Wiederherstellung und Erhaltung der Vitalfunktionen durch Behebung bedrohlicher Vitalfunktionsstörungen und Ersatz gestörter Organfunktion bis zur Wiederkehr der Eigenfunktion. **Voraussetzung dafür ist, dass die Möglichkeit besteht, dass ein Patient das Krankenhaus verlässt, der sich bei Bewusstsein befindet, zu eigenverantwortlichen Entscheidungen fähig ist und ein »menschenwürdiges« Leben führen kann.** Dies heißt nicht, dass bei Patienten mit geistigen Behinderungen eine Intensivmedizin primär nicht aufzunehmen ist.

Nicht indiziert ist eine Intensivbehandlung bei Hirntod und in der Terminalphase eines chronischen Leidens, z. B. einer Tumorerkrankung, einer Herzinsuffizienz, einer Lungenerkrankung oder einer Lebererkrankung.

Die Anamnese des physischen und psychischen Befindens des Patienten vor der akuten Verschlechterung sowie die Prognose aus dem Wissen und der Erfahrung des Arztes bestimmen dabei über die Indikation oder über die Fortführung der intensivmedizinischen Therapie. Die Intensivbehandlung kann ethisch nicht vertretbar sein und die Menschenwürde verletzen, wenn trotz des Erkennens der letztgenannten Faktoren eine Therapie aufgenommen oder fortgeführt wird und somit eine eindeutige Leidensverlängerung oder ein Dahinvegetieren des Patienten erzwungen wird. Andererseits ist zum Zeitpunkt der vitalen Bedrohung des Patienten, z. B. beim Eintreffen des Rettungsarztes, die Anamnese nicht erhebbar und damit die Prognose oft kaum abschätzbar.

Aus der Beurteilung der Prognose des Patienten und der Situation vor der Verschlechterung ergeben sich in der alltäglichen Situation Probleme. Durch Unerfahrenheit der verantwortlichen Ärzte und durch ein Naturell, welches entscheidende Maßnahmen scheut, werden solche Probleme hervorgerufen oder verstärkt.

10.2 Pflegerische Ethik und Aufgaben der Intensivpflege

Nach dem Weltbund für Krankenschwestern und Krankenpfleger hat die Krankenpflege vier grundlegende Aufgaben (1973):

- Gesundheit zu fördern
- Krankheit zu verhüten
- Gesundheit wiederherzustellen
- Leiden zu lindern

Nach § 4, 1 des Krankenpflegegesetzes soll die Ausbildung gerichtet sein auf:

- sach- und fachkundige, umfassende, geplante Pflege des Patienten
- gewissenhafte Vorbereitung, Assistenz und Nachbereitung bei Maßnahmen der Diagnostik und Therapie
- die Beobachtung des körperlichen und seelischen Zustandes des Patienten und der Umstände, die seine Gesundheit beeinflussen, sowie die Weitergabe dieser Beobachtungen an die an der Diagnostik, Therapie und Pflege Beteiligten.

Die Krankenpflege ist ein eigenständiger Beruf mit eigenständiger Ausbildung, wird aber durch das Tätigwerden anderer Berufe im gleichen Aufgabenfeld, insbesondere durch den Arzt, beeinflusst.

In der Regel werden Inhalt und Umfang der allgemeinen Grundpflege durch das Pflegepersonal selber bestimmt. Der Arzt ordnet dagegen die Behandlungspflege an. Die Anordnungsverantwortung liegt beim Arzt, die Durchführungsverantwortung bei der Krankenschwester.

Aufgabe der Intensivpflege ist die Grundpflege und Pflege des Patienten während der Durchführung intensivmedizinischer Maßnahmen sowie Verhütung und Beseitigung gravierender Komplikationen wie Haut- und Gelenkschäden, Infektion, Aspiration, Thromboembolien und zerebraler Hypoxie. Pflege ist aus ethischen Gründen unter der Zielsetzung der Erhaltung der Menschenwürde auch bei den Patienten indiziert, bei denen die Intensivbehandlung unter dem Aspekt einer hoffnungslosen Prognose weitgehend reduziert wurde.

10.3 Ethisches Verhalten, öffentliche Meinung, »Apparatemedizin«, »Entmenschlichung« – Segen und Fluch der Intensivmedizin

Ohne Zweifel hat die Intensivüberwachung und -medizin in den letzten 30 Jahren die Prognose vieler Erkrankungen deutlich verbessert (Beispiel: Myokardinfarkt, Defibrillatortherapie), in einzelnen Fällen kann auch in der Inneren Medizin bei früher infausten Leiden eine Restitutio ad integrum erreicht werden (Beispiel: Beatmung bei schwerer Pneumonie). Die Meinung in der Öffentlichkeit geht weit auseinander von »alles und auf jeden Fall versuchen« bis zu »unmenschliche Apparatemedizin« und »künstlich am Leben erhalten werden«.

Aufgabe des Pflege- und des ärztlichen Personals ist es, beim Patienten und bei seinen Angehörigen den Eindruck der unpersönlichen Apparatemedizin, der sich dem Außenstehenden angesichts der allgegenwärtigen Technik zweifelsohne aufdrängt, möglichst zurücktreten zu lassen. Dies geschieht beim wachen Patienten durch den Aufbau einer persönlichen Beziehung zum Patienten. Dabei sollte im Idealfall der Eindruck entstehen, dass die Technik »nebenher« läuft. Das kann z. B. dadurch erfolgen, dass zumindest kurz ein persönliches Gespräch gesucht wird, welches mit der Krankheit selbst scheinbar nichts zu tun hat. Beim Arzt sollte auch in der Intensivmedizin die Anamnese und die physikalische Untersuchung im Vordergrund stehen, wobei selbstverständlich vital notwendigen Eingriffen der Vorrang eingeräumt werden muss. Es ist aber z. B. abzulehnen, wenn der Arzt sich in Gegenwart des Patienten erst 10 Minuten die Akten und Befunde durchliest, ohne ihn begrüßt oder nach seinem Befinden gefragt zu haben.

Das Verhältnis zum beatmeten, bewusstlosen Patienten ist sicherlich am schwierigsten menschlich zu gestalten, da eine Äußerung, also eine Rückkoppelung des Patienten im allgemeinen fehlt. Die Versuchung ist dabei besonders groß, den Patienten zu versachlichen. Dies wird dann insbesondere durch die Angehörigen oder vielleicht manchmal durch den Patienten selbst im obigen Sinne negativ wahrgenommen. Ein Verhalten des Pflegepersonals, welches auch bei Bewusstlosigkeit (Narkose) den Patienten bei allen Verrichtungen anspricht und darauf achtet, dass alle Maßnahmen trotz der Narkose extrem vorsichtig erfolgen, ist dabei ein Beispiel für die Beachtung der Menschenwürde. Dies gilt natürlich auch für ärztliche Verrichtungen. Nur so wird man den Angehörigen ein positives Bild der Intensivmedizin vermitteln und auch in der Aufwachphase Vertrauen zu dem Patienten aufbauen. **Als selbstverständlich sollte es gelten, nie mit den Angehörigen oder dem Pflegepersonal in Nähe des (beatmeten) Patienten über dessen infauste Prognose zu sprechen, da man auch bei voller Sedierung eine Wahrnehmung nicht ausschließen kann, wie die Erfahrung zeigt.**

10.4 Probleme, Indikationen und schwierige Entscheidungen

Probleme der Intensivbehandlung

Primär besteht die Verpflichtung, auch rechtlich, Leben zu erhalten und den Patienten nach besten Möglichkeiten zu behandeln; es gilt im allgemeinen »in dubio pro vita« (im Zweifel für das Leben). Dennoch müssen gerade in der Intensivmedizin einige Einschränkungen gemacht werden und es erhebt sich in manchen Fällen im Sinne der Ethik und der Menschenwürde die Frage: Darf die Intensivmedizin alles, was sie kann?

Klare Indikationen

- Reversible Störung der Vitalfunktion (z.B. Beatmung bei Pneumonie) mit Ziel der Restitutio ad integrum oder Zurückführung in einen für den Patienten lebenswerten, menschenwürdigen Zustand bei chronischer Erkrankung oder Restdefekt (z.B. Coma diabeticum, Myokardinfarkt).
- Überwachung bei zu erwartenden vitalen Bedrohungen (frischer Myokardinfarkt).
- Vorwiegend pflegerische Indikation bei auf einer Allgemeinstation nicht zu bewältigendem Pflegeaufwand (z.B. Lyell-Syndrom) mit dem Ziel einer totalen oder zumindest partiellen Restitution.

Klare Kontraindikation

- Terminalstadium eines chronischen Leidens (Lungenfibrose, Cor pulmonale, fortgeschrittene Herzinsuffizienz, fortgeschrittene Leberzirrhose, fortgeschrittenes Karzinom). Diese Patienten sind mit einer palliativen schmerzlindernden oder sedierenden Therapie sowie mit normaler Grundpflege auf der Allgemeinstation oder zu Hause besser aufgehoben. Schon durch eine reduzierte, rein pflegerische Intensivtherapie wird u.U. das Leiden verlängert, zudem wird der Aufenthalt auf einer technisierten, unruhigen Intensivstation die Gefühle und die Würde des terminal Kranken verletzen und damit sein Befinden evtl. subjektiv verschlechtern.

Schwierige Entscheidungen

- Akute Verschlechterung eines schweren, statistisch-prognostisch ungünstigen, aber im Einzelfall schwer abzuschätzenden Leidens, welches aber dem Kranken vor der Verschlechterung noch ein vielleicht reduziertes, aber »lebenswertes« Leben gestattete.

Dabei darf unseres Erachtens nicht allein der Grundsatz »in dubio pro vita« eine Maximaltherapie einleiten. Man muss sich folgende Frage stellen:

Ist eine Intensivtherapie mit allen Konsequenzen erfolgversprechend in dem Sinne, dass der Zustand vor der Verschlechterung wiederhergestellt werden kann oder ist es sehr wahrscheinlich, dass es beim Überleben zu einer wesentlichen Verschlechterung des Befindens kommt? Bei einem schweren Lungenemphysem ist z. B. eine Beatmung nicht indiziert. Der Patient kann dadurch zwar am Leben gehalten werden, hat jedoch keine Chance, vom Respirator loszukommen. Ein Patient mit einem kardialen Lungenödem wird im Falle eines akuten Infarktes oder einer hypertensiven Krise sicherlich dann zu Recht beatmet werden, wenn davor keine schwere Herzinsuffizienz vorgelegen hat. Liegt jedoch eine deutliche chronische Herzinsuffizienz zugrunde, sind die Chancen, eine Respiratortherapie mit dem Einsatz von Katecholaminen zu überleben, sehr gering und man wird sich im allgemeinen nur bei jungen Patienten, wenn überhaupt, dazu entschließen. Entschließt man sich bei akuter respiratorischer Insuffizienz nicht zu einer Respiratortherapie, besteht selbstverständlich die ethische Pflicht, dem Patienten durch Medikamente das Erleben der quälenden Dyspnoe zu ersparen und eine konservative Therapie mit Diuretika ist u. U. schon aus palliativen Gründen angezeigt.

Man hat sich zu vergegenwärtigen, dass ein maximaler Einsatz der Intensivtherapie bei einem Leiden mit sehr reduzierter Prognose den Sterbevorgang in menschenunwürdiger Weise hinauszögern kann. Als Beispiel sei das Bild eines Patienten mit einer fortgeschrittenen Linksherzinsuffizienz genannt, der beatmet wird und hohe Dosen von Katecholaminen mit den entsprechenden Nebenerscheinungen erhält. Eine solche frustrane Therapie kann den Eindruck des Kranken auf seine Umgebung und bei seinen Angehörigen in mit der Menschenwürde nicht mehr vereinbarender Weise herabsetzen. Versucht man zudem noch, einen solchen Patienten mit Qualen vom Respirator zu entwöhnen, so hat man sich zu fragen, ob der Sterbevorgang nicht in menschlich und ethisch nicht mehr zulässiger Weise verlängert wird, auch wenn die Entwöhnung gelingt und der Patient noch Tage oder Wochen überlebt.

Andere Gesichtspunkte, die zur Therapieentscheidung beitragen:

Kapazität der Intensivstation

Die begrenzte Verfügbarkeit der Intensivmedizin (personell, räumlich, apparativ) wird in manchen Situationen, insbesondere im Katastrophenfall, eine Patientenselektion in dem Sinne notwendig machen, dass die Patienten bevorzugt werden, die am notwendigsten einer Intensivtherapie bedürfen und Patienten, die weniger von der Intensivbehandlung profitieren (schlechte Prognose, schon weitgehend therapierte Erkrankung) auf einer Normalstation behandelt werden, während sie zu einem günstigeren Zeitpunkt durchaus intensivmedizinisch betreut würden.

Rechtlich problematisch ist es, eine bereits begonnene Therapie bei einem Patienten wieder abzusetzen zugunsten eines anderen Patienten mit einer günstigeren Prognose.

Alter

Während noch vor wenigen Jahren Patienten mit einem Alter von mehr als 80 Jahren nahezu prinzipiell nicht mehr auf eine Intensivstation aufgenommen wurden, ist durch die heutzutage gestiegene Lebenserwartung (1985 bei männlichen Neugeborenen 72, bei weiblichen Patienten 78 Jahre, bei über 65-jährigen mehr als 80 Jahre) eine Intensivtherapie auch beim älteren Patienten aufzunehmen. Dabei ist v. a. das biologische Alter zu berücksichtigen.

Ein anderer Gesichtspunkt ist der, dass durch die moderne Medizin gestiegenes Lebensalter durch Multimorbidität erkauft wird und in manchen Fällen die Intensivmedizin nur zu einer Leidensverlängerung führt und fragwürdig ist. Die Anamnese sollte die persönlichen Lebensumstände (Versorgung, Mobilität, Lebenswillen) erfassen. Eine Reanimation mit allen ihren Folgen ist unseres Erachtens beim über 80-jährigen nur in wenigen Ausnahmefällen indiziert.

Kosten

Eine Intensivbehandlung kostet mehr als 1.000 Euro täglich. Wenngleich bei der Erörterung einer Behandlungsindikation im Zusammenhang mit Kosten immer ein Unbehagen aufkommt, so kann der Kostenfaktor insbesondere in der heutigen gesundheitspolitischen Situation nicht außer Acht gelassen werden. Man muss sich in Einzelfällen fragen, ob immense Kosten, die durch eine intensivmedizinisch erzwungene, begrenzte Verlängerung der Lebenserwartung bei chronisch Kranken verursacht werden, der Gemeinschaft auf Dauer zumutbar sind.

10.5 Sterbehilfe

In allen Bereichen stellt Sterbehilfe vor mehr oder weniger medizinische, ethische und rechtliche Probleme, wenn der Begriff wie unten angeführt definiert wird. Sterbehilfe in diesem Sinne wird von Sterbebegleitung und Sterbebeistand unterschieden, also die seelische und körperliche Unterstützung des Sterbenden, eine Art Sterbehilfe, die uneingeschränkt befürwortet werden muss.

Aktive Sterbehilfe

Absichtliche und aktive Beschleunigung des Todeseintritts.

- Tötung auf Verlangen: Strafbar nach § 216 StGB
- Totschlag: Ohne Begehren des Patienten (§ 212, in minder schwerem Fall § 213), ggf. Mord (§ 211), wenn aus niederen Beweggründen, aus Habgier, heimtückisch oder zur Verdeckung einer Straftat, was in Zusammenhang mit Sterbehilfe in der Regel nicht der Fall sein dürfte.

Es besteht die Forderung einzelner Gruppen, in der Regel von Gesunden, dass jeder das Recht hat, den Zeitpunkt seines Todes selber zu bestimmen, also auch vom Arzt aktive Sterbehilfe zu verlangen. Hilferufe schwer Kranker, »allem ein Ende zu machen«, werden nach Untersuchungen häufig missverstanden und sind in den meisten Fällen als eine Aufforderung z.B. nach wirksamerer palliativer, z.B. Schmerztherapie zu verstehen.

Aktive Sterbehilfe ist abzulehnen!

Passive Sterbehilfe

Verzicht auf lebensverlängernde Maßnahmen

Es ist nicht die Aufgabe der Medizin, einen Menschen, der aufgrund seines Alters oder aufgrund einer unheilbaren Krankheit an fortgeschrittenem körperlichem oder seelischem Abbau leidet und bei dem der Tod naht, künstlich am Leben zu erhalten. Die Medizin darf dieses im Gegenteil nicht tun, sie muss ein menschenwürdiges Sterben zulassen, bzw. ermöglichen. Passive Sterbehilfe heißt hier Unterlassen von lebensverlängernden Maßnahmen, aber nicht Unterlassen von palliativen Maßnahmen wie Schmerzbekämpfung, Maßnahmen gegen Dyspnoe und Grundpflege. Grundpflege umfasst alle Maßnahmen, die das körperliche Wohlbefinden steigern, z.B. Körperhygiene, Lagerung, Zuführung von Nahrung und Flüssigkeit und menschliche Zuwendung.

Passive Sterbehilfe beim entscheidungsfähigen Patienten

Lehnt der Patient eine bestimmte Behandlung ab, entzieht er dem Arzt für diesen speziellen Fall das Behandlungsrecht. Voraussetzung dafür ist eine exakte Aufklärung des Patienten über die Folgen der Ablehnung. Dies betrifft beispielsweise die Verweigerung von Bluttransfusionen durch die Zeugen Jehovas. Diesem Wunsch muss beim Erwachsenen nachgekommen werden, während Eltern bei ihren Kindern nicht zwingend eine Bluttransfusion oder andere lebensrettende Maßnahmen untersagen können und der Arzt hier nach seinen Wertvorstellungen handeln muss. Dies ist durch Anrufung eines Vormundschaftsgerichts, die auch telefonisch erfolgen kann, abzusichern.

Der Arzt ist allerdings gehalten, sich Gedanken darüber zu machen, inwieweit der Patient die Entscheidung frei getroffen hat und inwieweit nicht die Erkrankung sein Bewusstsein getrübt und die Entscheidungsfähigkeit eingeschränkt hat.

Umgekehrt ist der Arzt nicht verpflichtet, auf Wunsch des Patienten unnötige und unsinnige medizinische Maßnahmen vorzunehmen oder zu veranlassen.

Passive Sterbehilfe beim nicht entscheidungsfähigen Patienten

Die Entscheidung über medizinische Maßnahmen liegt beim Arzt, nicht bei den Angehörigen. Zwei Kriterien können den Arzt leiten:

- Der **mutmaßliche Wille des Patienten**, wie hätte er in dieser Situation entschieden? Im allgemeinen wird dieser schwer beurteilbar sein. Dabei kann ein Patiententestament, welches möglichst aktuell sein sollte, oder die Aussage von Angehörigen hilfreich sein. Die Anweisungen eines gesetzlichen Vormundes sind im allgemeinen zu befolgen.
- **Diagnose und Prognose**. Mit der Diagnose wird man das Ausmaß der Krankheit beurteilen, die Prognose ist meistens schwieriger zu stellen. Im Zweifel sollte, wie dies ja auch täglich geschieht, zunächst eine Maximaltherapie durchgeführt werden, die dann je nach Erfolg oder Misserfolg oder inzwischen exakter gestellter Diagnose reduziert wird.

Indirekte Sterbehilfe

liegt dann vor, wenn bei terminal Kranken der Tod aufgrund einer nicht gewollten Nebenwirkung eines dringend indizierten Medikamentes eintritt. Sie ist nicht strafbar, wenn das primäre Ziel der Behandlung nicht der Tod des Patienten war. Klassischerweise handelt es sich um die Gabe von scherzstillenden und sedierenden Medikamenten bei Patienten mit starken Schmerzen oder Dyspnoe, bei denen als Nebenwirkung eine Atemdepression auftreten kann.

Rechtliche Situation

Das Recht kennt den Begriff Sterbehilfe nicht! Es gibt lediglich die gesetzlich verankerte Strafmilderung bei Tötung auf Verlangen und in Deutschland (nicht in der Schweiz und in Österreich) die Straffreiheit bei der Teilnahme am Selbstmord, soweit nicht die Grenze zur täterschaftlichen Tötung auf Verlangen überschritten wird.

Juristische Begriffe sind das Selbstbestimmungsrecht des Patienten bei Eingriffen in seine körperliche Integrität und die verfassungsgemäße Garantie der Menschenwürde.

Die Rechtsprechung ist in puncto Sterbehilfe im Fluss.

Passives Sterbenlassen

- aufgrund der »Garantenstellung« des Arztes (§ 13 StGB) besteht formell die Pflicht zu lebensverlängernden Maßnahmen. Die heutige Rechtsprechung gibt allerdings Raum für passives Sterbenlassen (Sterbehilfe), damit es nicht zur Inhumanität durch Lebensverlängerung um jeden Preis kommt.
- Klar ist die Situation bei einverständlichem Behandlungsabbruch.
- Problematischer ist ein einseitiger Behandlungsabbruch des Arztes. Positiv entscheidet die Rechtsprechung, wenn der Sterbensprozess bei Schwerleidenden unwiderruflich eingesetzt hat und bei nachweislich irreversiblem Bewusstseinsverlust (z. B. endgültiges apallisches Syndrom), wenn jegliche weitere Kommunikationsfähigkeit und Selbstverwirklichungsmöglichkeiten verloren sind.

Indirekte Sterbehilfe wird in dem o. g. Sinne im allgemeinen von der Rechtsprechung für straflos gehalten.

10.6 Hirntod

Konzept

Ein Hirntodkonzept wurde notwendig mit Einführung der intensivmedizinischen Beatmungsoption. Es diente und dient stets primär zur Rechtfertigung eines Behandlungsabbruchs bei im Wortsinn infausten Fällen, um eine sittenwidrige Weiterbehandlung eines Toten zu verhindern.

Sterben ist ein Kontinuum mit dem Endpunkt Tod. Als *Individualtod* wird allgemein akzeptiert der Herz-Kreislaufstillstand. »Herztod« führt zum zeitlich dissoziierten biologischen Tod (Kolliquation, Nekrose) aller anderen Organe, wobei der »Hirntod« wenigen Minuten später, der »Knochentod« aber erst nach Wochen eintritt. Sog. supravitale Zeichen wie Haarwachstum nach dem Tod sind jedem geläufig.

Erst viel später entwickelte sich die Transplantationsmedizin. Die Feststellung des Todes ist zwingende Voraussetzung für die Organentnahme bei einem nicht einwilligungsfähigen Menschen. Aufgrund der abendländischen Annahme, dass 1. das Gehirn das organische Substrat des geistigen Individuums ist und 2. der Ausfall des integrativen Gehirns den Verlust der leib-seelischen Einheit bedeutet, darf mit Feststellung des Hirntods auch der Tod des Menschen angenommen werden.

10.6.1 Definition

1. Hirntod wird definiert als Zustand des irreversiblen Erloschenseins der integrativen Gesamtfunktion des Großhirns, des Kleinhirns und des Hirnstamms bei einer durch kontrollierte Beatmung noch aufrechterhaltenen Herz-Kreislauffunktion.
2. Hirntod ist der Tod des Menschen.

Interpretation

Teil (1) beschreibt zweigliedrig ein operationales Kriterium: die medizinische, klinisch und durch technische Zusatzuntersuchungen sicher stellbare Diagnose des Hirntodsyndroms, zweitens die Feststellung der Irreversibilität, die auf technischen Zusatzuntersuchungen oder einer gewissen Persistenz des Hirntodsyndroms entsprechend pathoanatomischer Evidenz gestellt wird. Weiterhin geht es auch nicht um den Funktionsausfall aller einzelner Ganglienzellen, sondern um den Funktionsverlust integraler Neuronenverbände.

Teil (2) dagegen ist eine Definition. Definitionen sind nicht richtig oder falsch, sondern sinnvoller Konsens weltanschaulicher Konventionen. Ob Tod des Menschen Tod des Körpers oder Tod der Person ist, kann pluralistisch beantwortet werden. Ein Zen-Buddhist oder Shintoist z.B. kann zwar (1) feststellen, aber (2) niemals zustimmen, da für ihn die spirituelle Existenz an die Einheit von Körper und Geist gebunden ist.

10.6.2 Ursachen des Hirntodsyndroms

Man unterscheidet primäre (strukturelle Hirnläsion) supra- oder infratentorielle Ursachen von sekundären (metabolischen, anoxischen). Je nach maßgeblichem Pathomechanismus kommt es zunächst zum Ausfall der Großhirn- und dann der Hirnstammfunktionen, oder umgekehrt. Die isolierten Kleinhirnfunktionen entziehen sich weitgehend der Untersuchbarkeit, hängen aus pathogenetischen und neuroanatomischen Gründen aber vollkommen ab von den vorgeschalteten supra- und infratentoriellen Funktionskreisen.

Beispiele

Primäre supratentorielle Läsion: Eine Marklager-Massenblutung kann lokal raumfordernd wirken, die intrazerebrale Zirkulation zum Erliegen bringen, gleichzeitig zu transtentorieller Kompression des Hirnstamms führen, drittens durch Liquoraufstau weiter den Hirndruck über den arteriellen Hirnperfusionsdruck erhöhen.

Primäre infratentorielle Läsion: Hirnstammblutung mit Erlöschen der Hirnstammreflexe und Diskonnektion aller Efferenzen und Afferenzen. Die Funktion des Großhirns entzieht sich dann der klinischen Beurteilbarkeit; ihr Erlöschen (z.B. durch Liquoraufstau) muss mit technischen Zusatzuntersuchungen nachgewiesen werden.

Sekundäre Hirnschädigung: Hypoxisch-ischämische Hirnnekrosen und globale Hirnschwellung, die den arteriellen intrakraniellen Druck übersteigt und zur Totalnekrose führt.

10.6.3 Hirntoddiagnostik

Vor Beginn der Diagnostik müssen alle Bedingungen ausgeschlossen werden, die ein reversibles Hirntodsyndrom bzw. ein damit identisches maximal tiefes Koma verursachen können. Einfachstes Beispiel ist eine Narkose mit Hibernisierung. Schwierig kann die Beurteilung von Medikamenteneffekten sein. Vor allem Barbiturate haben eine sehr lange kumulative Halbwertszeit. Besser als Spiegelbestimmungen ist die synoptische Beurteilung kumulativer Dosen, bisheriger klinischer Befunde, ggf. Antidotgabe. Benzodiazepine oder Opioide beeinflussen z.B. das EEG (s.u.) nicht relevant. *Jeder vernünftige Zweifel an der Erfüllung der Voraussetzungen schließt eine Hirntodfeststellung aus.*

Voraussetzungen

- sichere Diagnose und Klassifikation der Art der Hirnschädigung
- Ausschluss reversibler Ursachen
  - primäre Hypothermie (Ertrinken!)
  - Kreislaufschock
  - endokrine, metabolische oder entzündliche Erkrankung
  - Intoxikation/Medikamenteneffekte

Sodann wird der Ausfall der Hirnfunktionen klinisch überprüft.

Klinische Feststellung des Hirntodsyndroms

• Koma (Bewusstlosigkeit ohne Augenöffnen oder Reaktion auf adäquaten Schmerz) • Pupillen mittelweit oder weit, Ausfall der Lichtreaktion (II, III) • Ausfall oculocephaler Reflex (PPRF) • Ausfall Cornealreflexe, evtl. Schmerzreiz Nasenseptum (V) • fakultativ: kalorische Eiswasserprüfung (VIII) • fakultativ: Ausfall Würgreflex (IX, X) • Ausfall Absaugreflex (X) • Ausfall Atemantrieb (Apnoetest*) (Medulla oblongata) • fakultativ: Atropintest (negativ = 2 mg i.v. führen nicht zu HF-Anstieg um > 20/Min.) • *bei primären infratentoriellen Läsionen* muss der supratentorielle Funktionsausfall mit einer Zusatzuntersuchung (EEG, Dopplersonographie, SPECT) zusätzlich nachgewiesen werden!
*) vermeide Hypoxämie! Apnoische Oxigenierung z.B. durch Respirator 10 x 200 ml 100% O_2/Min. Ab $paCO_2$ > 65 mmHg Diskonnektion und prüfen auf Spontanatmung (nicht mittels Respirator wegen dessen Triggerungenauigkeit).

Der dritte Schritt der Hirntoddiagnostik besteht im Nachweis der Irreversibilität des Hirntodsyndroms. Dies geschieht durch entweder Zweituntersuchung im Verlauf nach einer Frist, die empirisch nicht mit Wiedererlangen einer Hirnfunktion vereinbar ist, oder durch technische Zusatzuntersuchungen, die entweder den Ausfall elektrischer Aktivität oder der Hirnperfusion beweisen.

Festellung der Irreversibilität

a) durch Verlaufsuntersuchung
  • primäre supratentorielle Läsion: nach 12 h
  • sekundäre Hirnschädigung: nach 72 h
  oder
b) durch technische Untersuchungen (alternativ)
  • standardisierte EEG-Ableitung über 30 Minuten (Nullinien-EEG)
  • Dopplersonographie der hirneigenen, evtl. auch der hirnversorgenden Arterien im Verlauf (Entwicklung von Pendelfluss/Widerstandsprofilen; nur durch DS-erfahrenen Untersucher!)
  • HMPAO-Spect (keine Anreicherung im Gehirn, hot nose-Zeichen)
  • cerebrale Arteriographie (obsolet wegen Invasivität und alternativen Untersuchungen)
  • Akustisch evozierte Potentiale oder hochzervikale + kortikale sensibel evozierte Potentiale (nur bei sekundären und bei primären supratentoriellen Läsionen)
Besonderheiten bei Kindern < 3. Lj
• stets Verlaufsbeobachtung! (bis 4. Woche 72 h, 5. Woche bis vollendetes 2. Lj 24h)
• jeweils plus 1 apparatives Verfahren (außer Perfusionsszintigramm, das nur bei zweiter Untersuchung durchgeführt werden muss)

Dokumentation

Der Hirntod muss zu jedem Untersuchungszeitpunkt auf einem Formular entsprechend der »Richtlinien der Bundesärztekammer« dokumentiert werden durch *zwei Ärzte*, die unabhängig voneinander die entsprechenden Befunde erheben. Diese Ärzte müssen jeweils zuverlässig diese Befunde erheben und bewerten können, d.h. im Regelfall über mehrjährige intensivmedizinische *Erfahrung* mit schwerst hirngeschädigten Patienten verfügen. Auch die Zusatzuntersuchungen müssen von einem damit vertrauten und erfahrenen Untersucher vorgenommen und bewertet werden. Die Feststellung des Hirntods (eine Untersuchung plus apparative Untersuchung oder Abschluss der zweiten Untersuchung) ist Zeitpunkt des Todes (*sicheres Todeszeichen*).

Der Patient kann (und muss!) dann vom Respirator diskonnektiert werden, oder das Transplantationszentrum kann informiert werden, wenn die entsprechenden Bedingungen patienten-/angehörigenseitig erfüllt sind.

Häufige kritische Argumente gegen das Hirntodkonzept

Daß *supravitale Reaktionen* wie Haarwuchs gegen die Feststellung des Todes bei Hirntod sprechen sollen, ist schwer verstehbar, wenn Herztod mit den entsprechenden Reaktionen als Tod akzeptiert wird. Der Nachweis *elektrisch aktiver kortikaler Inseln* oder *perfundierter Leptomeninx-Anastomosen* im Hirntod widerspricht nicht dem Hirntodkonzept, denn es geht um den Funktionsausfall von Neuronenverbänden. Auch pulsatile *ACTH- oder TRH-Ausschüttung* einige Stunden bis Tage nach Hirntodfeststellung spricht nicht gegen Hirntod, denn die Hypophyse ist ein extrazerebrales Organ (!).

Sehr irritierend können sogenannte *Spinalisationsphänomene* sein, die zu jedem Zeitpunkt einer Dezerbration auftreten können, besonders häufig nach Diskonnektion vom Respirator. Die Maximalvariante ist das Lazarus-Phänomen, das aktive Aufrichten eines Toten. Das lässt keinen Zuschauer unberührt. Weil es unvorhersehbar möglich ist, sollte man Angehörige nicht der Diskonnektion vom Respirator beiwohnen lassen. Aber auch zahlreiche andere, meist sensibel oder noxisch stimulierte, spinale motorische Schablonen sind bekannt – ein Grund dafür, dass Hirntoddiagnostiker erfahrene Ärzte sein sollten. Völlig spontan können auch extrazerebral generierte vegetative Phänomene auftreten (Gänsehaut, Blutdruckkrisen etc.).

Die Existenz *anderer Hirntodkonzepte* ist kein Gegenargument gegen das besprochene. Sie gehen von anderen Prämissen und weltanschaulichen Definitionen aus. In GB wird das Hirnstammtod-Konzept angewandt, das auf dem Ausfall aller Hirnstammreflexe beruht. U.U. ist also ein (un-/vor-)bewusstes Erleben, Denken, Fühlen noch möglich. Der Tod wird angenommen, weil eine Verwirklichung dieser supratentoriellen Fähigkeiten sicher nicht mehr zu erwarten ist. Das US-amerikanische Hirnrinden-Modell nimmt Tod an, wenn alle kortikalen Funktionen erloschen sind, unabhängig von etwaig erhaltenen Hirnstammfunktionen (Atmung!). Noch weiter geht die von Veatch und Singer angestoßene Diskussion, die als Tod das Erloschensein kognitiver Leistungen, von Reflexion und Selbst-Bewusstsein annehmen will. Dies könnte zu einer subjektiv wertenden Wanderung auf dem schmalen Grat von wertem/unwertem geistig behindertem Leben führen.

Ob allerdings Hirntod überhaupt mit dem Tod des Menschen gleichzusetzen ist, unterliegt der (christentumsmodifizierten) Definition einer Gesellschaft, deren philosophische Wurzeln aristotelisch/cartesianisch geprägt sind. Andere Weltanschauungen sind ebenso ehrenwert und zu akzeptieren.

10.6.4 Literatur

Dritte Fortschreibung der Richtlinien zur Feststellung des Hirntods. Dtsch. Ärztebl. 1998; 95: B 1509

Schneider, D., Janzen, R.W.C., Angstwurm, H.: Therapieende, Hirntod. In: Schwab-Krieger-Müllges-Hamann-Hacke (Hrsg) Neurologische Intensivmedizin, Springer, 1999, S. 1034

Schlake, H.P., Roosen, K.: Der Hirntod als der Tod des Menschen. Dt. Stiftg. Organtransplantation, 1995

11 Transplantationsmedizin

11.1 Allgemeine Grundlagen

Jede in der Bundesrepublik durchgeführte Organentnahme erfolgt nach Richtlinien, die das Transplantationsgesetz vom Dezember 1997 vorgibt, und für deren Erfüllung die sogenannte Koordinierungsstelle, vertreten durch den zuständigen Transplantationskoordinator, verantwortlich zeichnet. Dieser führt idealerweise nach eingetretenem Hirntod das Aufklärungsgespräch mit den Angehörigen und holt deren Einverständnis ein. Danach wird die Spendeeignung nach den im folgenden aufgeführten Gesichtspunkten organspezifisch überprüft:

- Generelle Eignung:
  - Alter (< 60 Jahre, bei alleiniger Nierenentnahme < 70 Jahre)
  - Vorerkrankungen (Malignome, chron. Virusinfekte, art. Hypertonus, Diabetes mellitus, Alkohol-, Nikotin-, Drogenabusus)
  - Systemerkrankungen
- Ausschluss von Organschäden mittels Labor, Urinlabor, Mikrobiologie, abdominellem Ultraschall, Echokardiographie, evtl. Organbiopsien usw.

Alle als transplantabel eingestuften Organe werden an Eurotransplant, die für Deutschland, Österreich und die Beneluxstaaten zuständige Vermittlungsstelle, gemeldet und über die dort vorgehaltene Datenbank verteilt. Herz und Lunge werden primär nach Dringlichkeit, Lebern und Nieren nach einem festgesetzten Algorithmus (zusammengesetzt aus Wartezeit, HLA-Übereinstimmung, Dringlichkeit sowie lokalen Faktoren) und Pankreata nach lokalen Faktoren und Blutgruppe verteilt. Alle Verteilungsparameter werden regelmäßig überprüft und an die Wartelistensituation angepasst.

Während dieser sogenannten Allokationsphase und der Zeit, die für die Organisation der Teamtransporte zum Spenderkrankenhaus verstreicht (zwischen 4 und 8 Stunden), müssen Beatmung, Kreislauf- und Ausscheidungsfunktion des Spenders engmaschig überwacht und reguliert werden. In bis zu 5 % aller Fälle kann jedoch trotz Einsatzes aller intensivmedizinischen Maßnahmen ein Kreislaufzusammenbruch nicht vermieden werden. Die eigentliche Organspende dauert je nach Anzahl der Organe bis zu 5 Stunden, zur Konservierung werden organspezifische Perfusionslösungen sowie Kühlung auf 4°C eingesetzt. Die Ischämiezeit sollte für Herzen und Lungen bis 4 Stunden, für Lebern und Pankreata bis 8 Stunden, für Nieren bis zu 30 Stunden nicht überschreiten.

11.2 Spezielle Organtransplantation

11.2.1 Nierentransplantation (NTx)

Die Nierentransplantation ist seit inzwischen 15 Jahren als eine der drei Säulen der Nierenersatztherapie (neben Hämo- und Peritonealdialyse) fest etabliert und muss grundsätzlich jedem Dialysepatienten nach einer Nutzen-Risiko-Analyse angeboten werden. Absolute Kontraindikationen stellen (wie bei allen parenchymatösen Organtransplantationen) akute Infekte und chronische HI- und Hepatitis B-Virusinfektionen, Malignome in unmittelbarer Vorgeschichte sowie schwerwiegende Compliancestörungen und psychische Instabilität dar, relative Kontraindikationen sind mit einem Lebensalter unter fünf oder über 65 Jahren, einer KHK oder pAVK ohne Interventionsmöglichkeiten und Anomalien des Urogenitaltraktes gegeben.

Die mittlere Wartezeit auf eine Nierentransplantation beträgt bundesweit derzeit über 4 Jahre. Die Transplantation erfolgt in der Regel extraperitoneal in die Fossa Iliaca mit End-zu-Seit-Anastomosierung von A. und V. renalis an die Iliaca-externa-Gefäße sowie antirefluxiver Ureterverpflanzung in die Blase, im optimalen Fall produziert die Niere noch intraoperativ Urin (sog. »primary function«). Operative Komplikationen können in Form von Transplantatnierenarterienstenosen, venösen Thrombosen, Ureternekrosen, Lymphozelen u. ä. auftreten. Harnwegsinfekte (35 %) sowie opportunistische Infekte (siehe unten: Immunsuppression) können auftreten.

Während sich die 1-Jahres-Statistiken in der letzten Dekade, insbesondere nach Einführung des Cyclosporins A, kontinuierlich verbesserten (1-Jahres-Patienten- und Transplantatüberleben über 90 % bzw. 80 %), konnte das Langzeittransplantatüberleben bisher nicht signifikant verbessert werden (s. Tabelle). Dieses wird beeinflusst durch die Organ- und Entnahmequalität, die kalte und warme Ischämiezeit, das HLA-Match, die Anzahl der akuten Abstoßungen, Zucker- und Fettstoffwechsel-Einstellung, und viele andere Faktoren. Die Halbwertzeit wird in großen Statistiken mit 8 Jahren nach Leichennierenübertragung, mit ca. 13 Jahren nach Lebendnierenspende angegeben.

Die Kontrolle der Transplantatfunktion erfolgt durch Bestimmung von Serumkreatinin und –harnstoff, Elektrolyten, Proteinurie, regelmäßigen Ultraschall- und FKDS-Untersuchungen sowie in jedem Zweifelsfall durch die Nierenbiopsie.

Organ	1a-ÜR	3a-ÜR	5a-ÜR	Quelle
Niere (postmortale Spende)	91 %	79 %	65 %	UNOS
Niere (Lebendspende)	95 %	87 %	79 %	UNOS
Leber	80 %	69 %	63 %	UNOS
Niere/Pankreas	91/82 %	84/76 %	69/66 %	UNOS
Herz	81 %	74 %	68 %	ISHLT
Lunge	74 %	58 %	47 %	ISHLT
Langzeit-Transplantatüberleben nach Organen (UNOS = United Network for Organ Sharing, US-Daten von 1999; ISHLT = International Society for Heart and Lung Transplantation, Internationale Daten von 1999)				

11.2.2 Lebertransplantation (LTx)

Als Indikationen zur Lebertransplantation gelten chronische Lebererkrankungen (chronische Hepatiden, postalkoholische Zirrhose bei erwiesener Alkoholkarenz, PBC, PSC, Gallengangsatresie, M. Wilson, α1-Antitrypsinmangel, Hämochromatose, singuläres primäres HCC mit Durchmesser < 5 cm, u. a.), bei denen alle konservativen Behandlungsverfahren ausgeschöpft sind, sowie akute Lebererkrankungen mit Leberausfall. Hinweise auf den Zeitpunkt zur Aufnahme auf die Warteliste geben das Allgemeinbefinden (z. B. Karnofsky-Index < 80 %), Aszites, gastrointestinale Blutungen oder ein sich entwickelndes hepatorenales Syndrom, Standard-Kriterien gibt es bisher nicht. Kontraindikationen entsprechen den bei der Nierentransplantation genannten.

Während einer Lebertransplantation wird zur Verbesserung der Hämodynamik während der anhepatischen Phase ein Bypass zwischen V. cava inf. und V. axillaris angelegt, erst dann erfolgt die Hepatektomie der Eigenleber. Nach Ex-situ-Präparation wird das Spenderorgan in der Reihenfolge suprahepatische V.cava, subhepatische V. cava, arterielle Anastomose, V. porta und Gallengang in den Empfängerkreislauf integriert, dann erfolgt die Reperfusion. Die Operationsdauer beträgt insgesamt zwischen 6 und 12 Stunden. Als Sonderformen sind die »split-liver« (Teilung eines Spenderorgans für 2 Empfänger) sowie die Lebendspende von Lebersegmenten an Kinder zu erwähnen. Spezielle postoperative Komplikationen sind die Pfortaderthrombose, die arterielle Thrombose, die Gallengangsstenose oder -leckage sowie die primäre Transplantatdysfunktion. Alle erfordern eine möglichst frühzeitige Revision, letztere eine Retransplantation. Bei chronischen Hepatitis B-Patienten ist neben der Immunsuppression zur Rezidivprophylaxe die Gabe von Anti-HBs-Antikörpern nötig.

Zur Nachbetreuung werden neben den Routinelaborparametern bei Bedarf Farbdoppleruntersuchungen, Leberperfusionsszintigraphien oder Punktionen durchgeführt. Häufige Langzeitkomplikationen bestehen in Rezidiven der Grundkrankheit (HepB ca. 50 % nach 3 Jahren, HepC serologisch 100 %), chronischen Rejektionen und Niereninsuffizienz durch die Immunsuppressiva. Sowohl die Kurz- als auch die Langzeitergebnisse haben sich durch bessere Technik, Immunsuppression und Organqualität sowie strengere Patientenauswahl in den letzten Jahren deutlich gebessert (s. Tabelle 1).

11.2.3 Kombinierte Nieren-Pankreastransplantation (NPTx)

Die NPTx ist indiziert bei Typ I-Diabetikern bis zum 45. Lebensjahr, die zumindestens eine eingeschränkte Nierenfunktion (S-Kreatinin > 3 mg/dl, Kreatinin-Clearance < 30 ml/min) haben oder schon dialysepflichtig sind und bei denen sich makroangiopathische Komplikationen im Sinne einer schwerwiegenden KHK oder pAVK noch nicht eingestellt haben bzw. noch sanierbar sind. Weitere spezielle Kontraindikationen zur Transplantation bestehen in einer schweren autonomen Neuropathie (wegen der häufig gestörten Medikamentenresorption) sowie in einer invalidisierenden Polyneuropathie.

Die Pankreas-Transplantation erfolgt intraperitoneal in die meist linke Fossa iliaca, die Niere wird kontralateral implantiert. Möglich sind grundsätzlich die Ableitung des exokrinen Pankreassekretes in die Blase (höhere Rate an Komplikationen durch Bikarbonatverluste, Zystitiden durch alkalisches Blasenmilieu) oder enteral zum Beispiel in eine Y-Roux-Schlinge (physiologische Drainage, aber schwierigere OP-Technik und eingeschränkte Möglichkeit zum Abstoßungs-Monitoring). Frühkomplikationen können in Form von Transplantatpankreatitiden und Transplantatvenenthrombosen, meist mit konsekutivem Organverlust, auftreten.

Die Funktionskontrolle des Pankreas erfolgt durch Erstellung von Blutzuckertagesprofilen, eine bessere Einschätzung ermöglicht der orale Glukosetoleranz-Test sowie die Messung des C-Peptids. Rejektionen können vor allem durch genaue Kontrolle der Transplantatnierenfunktion diagnostiziert werden, in über 80% werden beide Organe simultan abgestoßen. Auch bei der NPTx haben sich die Langzeitergebnisse über die letzten Jahre kontinuierlich verbessert, Langzeitüberlebensraten zeigt Tabelle 1.

11.2.4 Herztransplantation (HTx)

40% aller Herztransplantationen werden bei Patienten mit dilatativer Kardiomyopathie, weitere 40% mit zunehmender Tendenz bei Patienten mit ischämisch bedingter Kardiomyopathie durchgeführt. Seltenere Indikationen sind restriktive oder hypertroph-obstruktive Kardiomyopathien, nicht korrigierbare kongenitale Vitien oder auch primäre Tumoren des Myokards ohne systemische Beteiligung. Die Aufnahme auf die Warteliste erfolgt bei einem Cardiac Index unter 2,0 l/Min. x m², bei einer Ejektionsfraktion unter 20% und einem pulmonalarteriellen Druckanstieg unter Belastung (Kennzeichen für eine voraussichtliche Lebenserwartung unter 6 Monaten). Kontraindikationen sind bei einem Lungengefäßwiderstand über 8 Woodeinheiten, schweren Leber-, Pankreas- oder Nierenfunktionsstörungen, Malignomen oder einem instabilen psychosozialen Umfeld gegeben, relative Kontraindikationen bestehen in einem Alter über 65 Jahren, einem Diabetes mellitus und einer zusätzlichen, nicht kardial bedingten, Lungenfunktionseinschränkung.

Besondere Sorgfalt obliegt der Auswahl des Spenderherzens, hohe Katecholamindosen vor der Entnahme sowie Kontraktionsstörungen (evtl. Durchführung eines TEE vor Explantation oder intraoperative Druckmessung) haben deutliche Auswirkungen auf die Herzfunktion unmittelbar post transplantationem und erhöhen deutlich die Zahl der Frühkomplikationen (akute Rechtsherzinsuffizienz, Rhythmusstörungen wie Sinusarrest oder SA-Block).

Die Transplantation erfolgt in der Regel durch Anastomosierung der Vorhöfe, seltener des linken Vorhofs und der Vv. Cavae direkt, dann durch End-zu-End-Anastomose von A. pulmonalis und Aorta asc. unter extrakorporaler Zirkulation.

Das postoperative Monitoring wird mittels EKG, Rö Thorax, Echokardiographie und routinemäßige Endomyokardbiopsien, seltener auch durch Myokardszintigraphie, zytoimmunologisches Monitoring oder Telemetrie-Schrittmacher durchgeführt.

Das Langzeitüberleben (s. Tabelle) wird unmittelbar durch die Inzidenz der Transplantatvaskulopathie (früher: »chronische Abstoßung«) bedingt, Behandlungsmöglichkeiten bestehen in dem frühzeitigen und hochdosierten Einsatz von CSE-Hemmern, bei weiterem Fortschreiten nur in der Retransplantation.

11.2.5 Lungentransplantation

Als Indikationen zur Lungentransplantation gelten allgemein parenchymatös-restriktive (idiopathische Fibrose, Sarkoidose u. a.) und -obstruktive (α_1-Antitrypsin-Mangel, Bronchiektasien, Mucoviszidose) sowie vaskuläre Lungenerkrankungen (primär pulmonale Hypertonie, Eisenmenger-Komplex bei Vitien) mit rascher Progression, zunehmendem Sauerstoffbedarf (auch Respiratorpflichtigkeit) und Lebenserwartung unter 18 Monaten. Als absolute Kontraindikation gilt insbesondere eine ausgeprägte Adipositas oder Kachexie.

Präoperativ sollte der Kortikosteroidbedarf unter 15 mg/die liegen. Der Eingriff kann je nach Grunderkrankung als Einzellungen-, Doppellungen- sowie als Herz-Lungen-Transplantation durchgeführt werden. Die insgesamt häufigen postoperativen Komplikationen beinhalten Probleme der Bronchusanastomose (Dehiszenz mit Perforation und Infektion, Bronchusischämie, Stenosierungen), Infektionen (häufig des Spenders; häufig opportunistische Keime) und das Auftreten eines Reperfusionsödems als Ausdruck des durch die Ischämie entstandenen Schadens. Abstoßungsreaktionen sind trotz im Vergleich sehr hohen Dosen an Immunsuppressiva nicht selten, das Monitoring erfolgt mittels Thoraxröntgens, Bronchoskopien inklusive Biopsien und BAL sowie Lungenfunktionsanalysen. Die Langzeitresultate unterscheiden sich nicht nach Art der Transplantation und sind in der obigen Tabelle aufgeführt.

11.3 *Immunsuppressive Therapie*

Die Entwicklung neuartiger Immunsuppressiva – insbesondere des Cyclosporins A – verbesserte maßgeblich die Erfolgsraten nach Organtransplantationen. In den Achtziger Jahren wurden an jedem Zentrum standardisierte Schemata – meist Cyclosporin kombiniert mit Azathioprin und Steroiden – entwickelt, die für die Mehrzahl der Patienten angewendet wurden. Zu Beginn dieser Dekade drangen allerdings zunehmend mehr Präparate mit unterschiedlichsten Wirkmechanismen auf den Markt vor, der aktuelle Trend führt hin zur individualisierten, sogenannten »tailored immunosuppression« unter besonderer Berücksichtigung der Nebenwirkungen dieser Medikamente. Die folgende Tabelle gibt einen kurzen Überblick über die derzeit häufig verwendeten Immunsuppressiva.

Präparat	Hauptwirk- mechanismen	Häufige Nebenwirkungen	Besonderheiten
Cyclosporin A (CsA)	Hemmung der IL-2-Translation	Nephrotoxizität, Neurotoxizität, Hypertonie, Hypertrichose	Spiegelkontrollen
Tacrolimus	Hemmung der IL-2-Translation	Nephrotoxizität, Neurotoxizität, Hypertonie, diabetogen	Spiegelkontrollen
Azathioprin (AZA)	Hemmung der Purinsynthese	Leuko-/Thrombopenie, Anämie, Cholestase	Cave: Allopurinol
Mycophenolat-Mofetil (MMF)	Hemmung der de-novo-Purinsynthese	Übelkeit, Diarrhoe, Ulcus, Ileus, Thrombozytopenie, Anämie	
Rapamycin (RAPA)	Hemmung der IL2/IL4-induzierten Signaltransduktion	Fettstoffwechselstörungen, Thrombozytopenie	Spiegelkontrollen
Steroide	u. a. IL-1-Synthese-hemmung	Diabetes, Fettstoffwechselstörungen, Osteopenie, Katarakt	
Basiliximab	IL2-Rezeptor-antagonist	Bisher keine bekannt	Nur Induktions-therapie
Daclizumab	IL2-Rezeptor-antagonist	Bisher keine bekannt	Nur Induktions-therapie
Antilymphozyten-Antikörper (pAK)	Sequestrierung von Lymphozyt.	Anaphylaxie Typ I und III, Thrombopenie, ⇑ PTLD	Induktionstherapie Rejektionstherapie
OKT 3 (mAB)	Blockade des T-Zell-Rezeptors	»cytokine release syndrome«, Lungenödem, ⇑⇑⇑ PTLD, HUS	Induktionstherapie Rejektionstherapie

Häufig eingesetzte Immunsuppressiva (mAB = Monoklonaler Antikörper, pAK = Polyklonaler Antikörper, IL = Interleukin, PTLD = Post transplant lymphoproliferative disease, HUS = Hämolytisch-urämisches Syndrom)

Grundsätzlich werden zu Beginn mehrere Immunsuppressiva mit unterschiedlichen Wirkmechanismen (z. B. CSA, MMF und Steroide) kombiniert, um dann langsam unter Berücksichtigung der Klinik eine möglichst niedrig dosierte Erhaltungstherapie zu verabreichen. Nierentransplantierte bedürfen einer niedriger dosierten Erhaltungstherapie im Vergleich zu anderen Organtransplantierten. Hauptnebenwirkungen aller Immunsuppressiva bleiben die Malignominduktion (2–10 %, dosisabhängig, Letalität 75 %) sowie interkurrierende, oft auch lebensbedrohliche opportunistische Infekte (z. B. CMV, EBV, Candida, Nocardien), die besondere Aufmerksamkeit in der Nachbetreuung transplantierter Patienten verlangen.

Die künftige Entwicklung der Organtransplantation

Auch in Zukunft wird der Spenderorganmangel das bedeutsamste Problem der Transplantationsmedizin bleiben. Die postmortale Organspende wird die Hauptquelle für Spenderorgane auch in dieser Dekade darstellen, alle Organisationsstrukturen müssen deswegen ständig an den Bedarf angepasst und optimiert werden. Insbesondere müssen alle auf Intensivstationen arbeitenden Ärzte über die Durchführung von Organspenden **in jedem Krankenhaus jeder Versorgungsstufe** informiert sein. In Deutschland weiterhin ausbaufähig (Anteil derzeit: 19 %) ist die Lebendnierenspende als zusätzliche »Quelle« für Spenderorgane mit zudem hervorragenden Langzeitergebnissen für Spender und Empfänger. Intensiv erforscht wird auch die Ausweitung der Kriterien zur postmortalen Organspende (sog. »marginal donor«: Lebensalter über 60 Jahren, funktionsgeminderte Organe u. ä.).

11.4 Literatur

Wood, K. (Hrsg.): The Handbook of Transplant Immunology. MedSci Publications, 1995

Makowka, L., Sher, L (Hrsg.): Handbook of Organ Transplantation. Landes Bioscience Publishers, Austin, 1995

Largiadèr, F., Sturm, A., Wicki, O. (Hrsg.): Organtransplantation. Thieme-Verlag Stuttgart – New York, 1996

Gesetz über Spende, Entnahme und Übertragung von Organen (Transplantationsgesetz). Deutsche Stiftung Organtransplantation, Neu-Isenburg, 1997.

12 Anhang

12.1 *Medikamentendosierung bei Anurie und kontinuierlicher Hämofiltration*

Name	Handelsname	Normalpatient GFR 100 ml/Min.			Anurisch*		Anurisch mit 1,5 l/h CVVHD		
		Loading	Max.-Dosis	Intervall	Max.-Dosis	Intervall	Multiplikator	Max.-Dosis	Intervall
Analgetika									
Acetylsalicylsäure	Aspirin		300 mg	6 h	300 mg	6 h		300 mg	24 h
Codein	Codein p.o.		20 Trpf.	8 h	10 rpf.	8 h	wie beim anurischen Patienten		
Fentanyl[1]	Fentanyl i.v.	0,3–0,7 mg	0,05–0,1 mg	variabel	wie beim Nierengesunden		wie beim Nierengesunden		
Naloxon[1]	Narcanti i.v.	0,4–2 mg	0,4–2 mg	3 Min.	wie beim Nierengesunden		wie beim Nierengesunden		
Morphin[1]	Morphin i.v.		5–10 mg	variabel	Dosis 50–75% reduziert		wie beim anurischen Patienten		
Paracetamol	Benuron		500 mg	4 h	500 mg	8 h	wie beim anurischen Patienten		
Magensäure-Blocker									
Cimetidin	Tagamet i.v.		200–400 mg	6 h	100–200 mg	6 h	wie beim anurischen Patienten		
Famotidin	Pepdul i.v.		20 mg	12 h	10 mg	12 h	1,5	10 mg	12 h
Ranitidin	Zantic i.v.		100–150mg	12 h	50–75 mg	12 h	wie beim anurischen Patienten		
Omeprazol	Antra i.v.		10–20 mg	24 h	wie beim Nierengesunden		wie beim anurischen Patienten		
Antiarrhytmika									
Ajmalin	Gilurytmal	20–50 mg	0,5–1,0 mg/kg/h	Dauerinfusion	wie beim Nierengesunden		wie beim Nierengesunden		
Amiodaron	Cordarex	5 mg/kg	10–20 mg/kg	Dauerinfusion	wie beim Nierengesunden		wie beim Nierengesunden		
Disopyramid	Rythmodul		100–200 mg	6–8 h	100–200 mg	24–48 h	wie beim Nierengesunden		
Flecainid	Tambocor	1 mg/kg	1–2 mg/kg	8–12 h	0,5–1,5 mg/kg	8–12 h	wie beim Nierengesunden		
Lidocain	Xylocain	1–1,5 mg/kg	2 g/die	Dauerinfusion	wie beim Nierengesunden		wie beim Nierengesunden		
Propafenon	Rytmonorm		200 mg	8 h	200 mg	8–24 h	wie beim anurischen Patienten		
Antihypertensiva									
Captopril	Lopirin p.o.		25–50 mg	8–12 h	12,5–25 mg	8–12 h	wie beim anurischen Patienten		
Enalapril	Xanef p.o.		10 mg	12 h	5 mg	12 h	wie beim anurischen Patienten		
Enalapril	Xanef i.v.		2,5 mg	6 h	1,25 mg	12 h	wie beim anurischen Patienten		
Ramipril	Delix p.o.		10 mg	24 h	2,5–5 mg	24 h	wie beim anurischen Patienten		
Clonidin	Catapressan		0,3 mg	8 h	0,15–0,225 mg	8 h	wie beim anurischen Patienten		
Dihydralazin	Nepresol p.o.		25–75 mg	8–12 h	25–75 mg	12 h	wie beim anurischen Patienten		
Urapidil	Ebrantil i.v.		90 mg	8 h	??		wie beim Nierengesunden		
Diltiazem	Dilzem i.v.	0,3 mg/kg	0,2–0,5 mg/kg	Dauerinfusion	wie beim Nierengesunden		wie beim Nierengesunden		
Nifedipin	Adalat i.v.		5 mg	4–8 h	wie beim Nierengesunden		wie beim Nierengesunden		
Verapamil	Isoptin i.v.	5 mg/kg	100 mg/24 h	Dauerinfusion	50 mg/24 h	Dauerinfusion	wie beim anurischen Patienten		
Betablocker									
Atenolol	Tenormin		50–100 mg	12 h	25 mg	12 h	2,4	50 mg	12 h
Bisoprolol	Concor		10 mg	24 h	??		wie beim anurischen Patienten		
Metoprolol	Beloc		50–100 mg	8–12 h	wie beim Nierengesunden		wie beim Nierengesunden		
Pindolol	Visken		5–10 mg	6–8 h	wie beim Nierengesunden		wie beim Nierengesunden		
Propanolol	Dociton		10–40 mg	6–8 h	wie beim Nierengesunden		wie beim Nierengesunden		
Sotalol[2]	Sotalex		160 mg	6–12 h	80 mg	24 h	2,7	80 mg	8 h
Katecholamine/Kardiaka									
Dobutamin	Dobutrex		bis 15 µg/kg/Min.	Dauerinfusion	wie beim Nierengesunden		wie beim Nierengesunden		
Suprarenin	Suprarenin		nach klin. Erford.	Dauerinfusion	wie beim Nierengesunden		wie beim Nierengesunden		
Noradrenalin	Arterenol		nach klin. Erford.	Dauerinfusion	wie beim Nierengesunden		wie beim Nierengesunden		
Digitoxin[3]	Digimerck		0,1 mg	24 h	wie beim Nierengesunden		wie beim anurischen Patienten		
Digoxin[3]	Novodigal		0,2 mg	24 h	0,02–0,05 mg	24 h	wie beim anurischen Patienten		
Isosorbid-mononitrat	Coleb-Duriles		40 mg	8 h	wie beim Nierengesunden		wie beim Nierengesunden		
Antibiotika 1									
Gentamycin[4]	Refobacin	1,5–2,0 mg/kg	1,3–1,7 mg/kg	8 h	0,3–0,42 mg/kg	24 h	5 bis 6	1,5–2,0 mg/kg	24h
Tobramycin[4]	Gernebcin	1,5–2,0 mg/kg	1,3–1,7 mg/kg	8 h	0,3–0,42 mg/kg	24 h	5 bis 6	1,5–2,0 mg/kg	24h
Cefotaxim	Claforan		2 g	12 h	2 g	12 h	wie beim anurischen Patienten		
Cefotiam	Spizef		1–2 g	8–12 h	0,5 g	12 h	1–1,5	0,5 g	12 h
Cetazidim	Fortum		1–2 g	8–12 h	0,5 g	24 h	2,4	0,75 g	12 h
Ceftriaxon	Rocephin		1–2 g	24 h	1 g	24 h	wie beim anurischen Patienten		
Cefuroxim	Zinacef		1,5 g	6–8 h	0,5 g	24 h	3	0,5 g	8h
Ciprofloxacin	Ciprobay		200–400 mg	12 h	200 mg	24 h	wie beim anurischen Patienten		
Ofloxacin	Tarivid		200 mg	12 h	50 mg	24 h	1,4	75 mg	24 h
Amoxycillin	Clamoxyl		1–2 g	8 h	1 g	24 h	1,4	1 g	12 h
Ampicillin	Binotal		0,5–4,0 g	6 h	1–3 g	24 h	1,6	1–2 g	12 h

* bei HD: beachte evtl. Zusatzdosis lt. Packungsbeilage.

Name	Handelsname	Normalpatient GFR 100 ml/Min.			Anurisch		Anurisch mit 1,5 l/h CVVHD		
		Loading	Max.-Dosis	Intervall	Max.-Dosis	Intervall	Multiplikator	Max.-Dosis	Intervall
Antibiotika 2									
Flucloxacillin	Staphylex		1–2 g	6–8 h	2 g	24 h	wie beim anurischen Patienten		
Mezlocillin	Baypen		4 g	6 h	2 g	24 h	wie beim anurischen Patienten		
Benzylpenicillin	Penicillin G		1–5 Mega	4–6 h	2 Mega	12 h	wie beim anurischen Patienten		
Doxycyclin	Vibramycin		100 mg	12 h	100 mg	24 h	wie beim anurischen Patienten		
Clindamycin	Sobelin		300–600 mg	6 h	wie beim Nierengesunden		wie beim Nierengesunden		
Erythromycin	Erythrocin		250–500 mg	6–8 h	250–500 mg	12–24 h	wie beim anurischen Patienten		
Imipenem/Cilastin	Zienam		0,5–1 g	6–8 h	0,5 g	24 h	wie beim anurischen Patienten		
Metronidazol	Clont		500 mg	8–12 h	500 mg	24 h	wie beim anurischen Patienten		
Cotrimoxazol	Bactrim		160 T + 800 S	12 h	160 T + 800 S	24 h	wie beim anurischen Patienten		
Vancomycin [5)]	Vancomycin		500 mg	6 h	1,0 g	168 h (= 7 Tage)	4	1,0 g	48–72 h
Amphotericin	Amphotericin B		1 mg/kg	24 h	wie beim Nierengesunden		wie beim Nierengesunden		
Fluconazol	Diflucan		200–400 mg	24 h	200–400 mg	72 h	3,8	400 mg	24 h
Itraconazol	Sempera		100–200 mg	24 h	wie beim Nierengesunden		wie beim Nierengesunden		
Chloroquin	Resochin		155 mg Base	24 h	75 mg	24 h	wie beim anurischen Patienten		
Ethambutol	Myambutol		20 mg/kg	24 h	10–15 mg	24–48 h	wie beim anurischen Patienten		
Isoniazid	Tebesium		5–8 mg/kg	24 h	wie beim Nierengesunden		wie beim Nierengesunden		
Rifampicin	Eremfat		10 mg/kg	24 h	wie beim Nierengesunden		wie beim Nierengesunden		
Streptomycin	Streptomycin		15 mg/kg	12 h	7,5 mg/kg	72 h	6,6	7,5 mg/kg	12 h
Aciclovir	Zovirax		5–10 mg/kg	8 h	5–12 mg/kg	24 h	1,3	6,5–15 mg/kg	24 h
Amantadin	PK-Merz		200 mg	8–24 h	100–200 mg	168 h (= 7 Tage)	2,9	100–200 mg	60 h
Ganciclovir	Cymeven		5 mg/kg	12 h	1,25 mg/kg	24 h	2,1	2,5 mg/kg	24 h
Diuretika									
Furosemid	Lasix		20–80 mg	8 h	max. 500–1500 mg/24 h		wie beim anurischen Patienten		
Piretanid	Arelix		6–12 mg	8 h	wie beim Nierengesunden		wie beim Nierengesunden		
Spironolacton	Aldactone		100 mg	12 h	kontraindiziert		wie beim anurischen Patienten		
Xipamid	Aquaphor		10 mg	12 h	??		wie beim anurischen Patienten		
Chemotherapeutika									
Prednisolon	Decortin H		1 mg/kg	24 h	wie beim Nierengesunden		wie beim Nierengesunden		
Kortikosteroide (alle)					wie beim Nierengesunden		wie beim Nierengesunden		
Doxorubicin	Adriblastin	Dosierung nach onkologischen Schemata			wie beim Nierengesunden		wie beim Nierengesunden		
Cisplatin	Cisplatin	Dosierung nach onkologischen Schemata			50% der Normaldosis		1,9 x Anuriedosis		
Ciclosporin	Sandimmun	Dosierung nach onkologischen Schemata			wie beim Nierengesunden		wie beim Nierengesunden		
Cyclophosphamid	Endoxan	Dosierung nach onkologischen Schemata			50–75% der Normaldosis		wie beim anurischen Patienten		
Melphalan	Alkeran	Dosierung nach onkologischen Schemata			wie beim Nierengesunden		wie beim Nierengesunden		
Methotrexat	Methotrexat	Dosierung nach onkologischen Schemata			20–30% der Normaldosis		2,1 x Anuriedosis		
Sedativa/Psychopharmaka									
Diazepam	Valium	20 mg	50 mg	6 h	wie beim Nierengesunden		wie beim Nierengesunden		
Lorazepam	Tavor	0,05 mg	?		??		wie beim anurischen Patienten		
Midazolam	Dormicum	3,5–15 mg	2–8 mg/h		??		wie beim anurischen Patienten		
Oxazepam	Adumbran		20–30 mg	24 h	15–25 mg	24 h	wie beim anurischen Patienten		
Sonstige									
Metoclopramid	Paspertin		10 mg	8 h	5 mg	8 h	wie beim anurischen Patienten		
Lithium	Lithium-Duriles		6–12 mval	12	3–6 mval	12–24 h	2,3	6–12 mval	12–24 h
Phenytoin	Zentropil		250–500 mg	24 h	wie beim Nierengesunden		wie beim Nierengesunden		

Bemerkungen:
[1)] Narkotika: Dosierung nach Effekt
[2)] cave Sotalol: starke Kumulation bei Niereninsuffizienz!
[3)] nach Spiegel
[4)] Talspiegel < 2 µg/ml
[5)] Talspiegel < 10 µg/ml

Multiplikator = Faktor, mit dem die Dosis des anurischen Patienten während der CVVH multipliziert werden muss.
Nach Keller, E. (1989): Drug Therapie During Continuous Arterio-Venous Haemofiltration. In: New Persperctives in Peritoneal Dialysis, Arteriovenous Haemofiltration and Plasmapheresis. Plenum Press New York – London, Hrsg.: W. H. Hörl, P. Schollmeyer, p. 117–127.

12.2 Materialliste

- **Venöse Zugänge**
  - Vena basilica-Katheter
    - Fresenius Typ P 755 Art.Nr. 8405481
  - Vena jugularis externa Katheter
    - Fresenius Typ P755 Art.Nr. 8405441
  - Seldinger Katheter
    - 1-lumig: Arrow CS 04701
    - 2-lumig: Arrow CS 17702 E
    - 3-lumig: Arrow BR 14703 EK
    - 4-lumig: Arrow ES 14854 D
    - 5-lumig: Arrow CS 15855
  - Ultra-cover
    - International Medical 860703
  - Einzel-Drähte
    - 45 cm J-Draht: Cordis 501-228
    - 125 cm J-Draht: Cordis 502-529
    - 45 cm Draht, gerade :Cordis 501-224

- **Arterielle Zugänge**
  - Arteria radialis-Katheter Arrow
    - 20 Gauge: Arrow RA 04120
    - 18 Gauge: Arrow RA 04018
  - Arteria femoralis-Katheter
    - 17 G: Vygon 120153
    - 16 G: Vygon 120173

- **Dialysezugänge**
  - Einlumiger Shaldon
    - 15 cm Länge: Vygon 1134.815
    - 17 cm Länge: Vygon 1134.817
    - 20 cm Länge: Vygon 1134.820
  - Dreilumiger Shaldon
    - 16 cm Länge: Arrow CS 12123 – F
    - 20 cm Länge: Arrow CS 15123 – F

- **Punktionen**
  - Lumbalpunktionsnadel
    - Pajank 22G Ref.No. 001151-30 C
  - Adapter Luer-Saarstedt
    - Saarstedt Membran-Adapter No./Ref. 14.1112
  - Saarstedt-Kanüle
    - Saarstedt S-Monovette®-Kanüle 21G No./Ref. 85.1162

- Saarstedt-Monovette
  - Saarstedt 7,5 ml S-Monovette® Z No. 01.1601.026
- Pleurapunktionsset
  - B. Braun Melsungen Ref.No. 04461002
- Braunüle, dicklumig
  - Omeda 16G 1,8mm Ref.Nr. 3309-2

- **Perikardpunktion**
  - 8 F-Schleuse Cordis Avanti+ 11 cm mit Dilatator und Führungsdraht, Art.-Nr. 504-608X
  - Pigtailkatheter der Fa. Cordis 65 cm lang (Bestell-Nr.: SRO 654)
  - Führungsdraht mit beweglicher Seele Cordis EMERALD™ Guidwire 0.038 in. = 0.97 mm, Art.-Nr. 502-570
  - Pleurapunktionsset B. Braun Pleurofix Nr.1, Art.-Nr. 04461002

- **Swan-Ganz-Katheter**
  - Einmal-Angiographietuch Angiokard 208 x 330 cm Art.-Nr. AK396K
  - Swan-Ganz-Katheter mit zusätzlichem Infusionslumen Baxter 7,5 F 110 cm Art.-Nr. 831F75
  - Dazu passendes Punktionsset mit Schleuse Baxter Intro-Flex 8 F Art.-Nr. 1451BF8
  - Passende Kontaminationsschutzhülle Baxter Art.-Nr. CC5280 Spez.-Nr. 91-Y-054-B

- **Punktions-Tracheostomie nach Ciaglia**
  - Set der Fa. Cook® (Best.Nr. C-PTS-100-HC) mit mehreren Dilatatoren
  - Ciagla Blue Rhino™ der Fa. Cook® mit einem Dilatator (Best.Nr. I-PTIS-0007-272-03)
  - Spiralverstärkte Trachealkanüle ist z. B. Tracheosoft PERC Lanz™ der Fa. Mallinckrodt® (Best—Nr. 1371-80 für die 8 mm-Kanüle)

- **Überstimulation**
  - J-förmige Elektrode Cordis Art.-Nr. 370-420

- **Passagere Herzschrittmacher**
  - Externer Herzschrittmacher Biotronik EDP 20 auch für atriale Überstimulation geeignet
  - Einmal-Angiographietuch Angiokard 208 x 330 cm Art.-Nr. AK396K
  - Passagere Herzschrittmacherelektroden:
    - Cordis, F5 100 cm gerade mit Einführungs-Braunüle Art.-Nr. 370-230, oder
    - Cordis, F5 100 cm gebogene Spitze für atriale Stimulation Art.-Nr. 370-420, oder
    - Sulzer Osypka, 5 F 110 cm mit Mandrin und Ersatzmandrin Art.-Nr. 24161

- Einführungsbesteck Cordis, Avanti+ 6F 11 cm mit Ventil, Spülschlauch und Einführungsdraht

12.3 Auf der Medizinischen Intensivstation vorgehaltene Antidota

Die folgende Tabelle dient ausschließlich der Orientierung über gängige Dosierungen bestimmter Antidota und der erforderlichen Bevorratungsmenge und soll keinesfalls als Dosierungsrichtlinie oder als Ersatz für die Kontaktaufnahme mit einer Giftzentrale dienen!

Substanz/bevorratete Menge	Antidot für	Dosierung
Äthanol 40% 1.000 ml	Methanol	Initial 0,5–0,75 g/kgKG, anschließend Dauerinfusion 0,1–0,125 mg/kgKG – bis Blutalkohol = 1,0‰
Anexate 5 x 10 Amp.	Benzodiazepine	0,02–0,05 mg/kgKG i.v. alle 60 Min.
Antidotum Thallii Heyl 30 Kps. à 500 mg	Thallium	Initial 3 g p.o., anschl. 6 x 0,5 g/die
Anticholium 25 x 5 Amp.	Atropin, tricyclische Antidepressiva, Phenothiazine	2 mg Bolus, dann 0,2–0,8 mg/h nach Klinik
Atropin-Sulfat 100 mg 25 Amp. à 10 ml	1. Alkylphosphate, z.B. E 605 2. Kampfstoffe, z.B. Sarin	2–5–500 mg (!) initial, dann wiederholen nach Symptomen
B.A.L.-Sulfactin 24 Amp. à 10%	Arsen, Quecksilber	5%ige Lösung i.m. 1. + 2. Tag 4–6 x 2,5 mg/kgKG 3. + 4. Tag 2–4 x 2,5 mg/kgKG 5. + 6. Tag 2 x 2,5 mg/kgKG
Bentonit 1 x 500 g	Paraquat	500 ml einer 7%igen Lösung nach Magenspülung + abführen. 1–2stdl. wiederholen
Calcium Vitis 10 Amp. à 10 ml	Oxalsäure, Fluor	10 ml wiederholt i.v. oder s.c.
Dimaval (DMPS) 40 Kps. à 0,1 g	Quecksilber, Arsen u.a. Metalle	2–3 mg/kgKG i.v. 4stdl., ab dem 3. Tag 4 x tgl.
Ditripentat-Heyl (DTPA) 5 Amp. à 100 mg	Eisen, Cadmium, Chrom, Mangan, Zink, radioaktive Isotope	1 Amp. verdünnt über 10 Min. i.v., nach 6 Std. wiederholen, dann 2 x tgl. 1 Amp. als Dauerinfusion
Fluimucil-Antidot 25 x 5 mg	Paracetamol	150 mg/kgKG in 15 Min., dann 50 mg/kgKG in 4 Std., anschl. 100 mg/kgKG in 16 Std.
Folsan 90 Amp. à 15 mg	Methanol	1 Amp. i.v. alle 2 Std., max. 10 mg/kgKG
Kaliumpermanganat 5 x 1 g	Alkaloide, Blausäure, Glycole	0,05–0,1%ige Lösung zur Magenspülung
Dicobalt Edate = Kelocyanor 10 Amp. à 300 mg	Zyanintoxikation	300–600 mg in Glc 20% i.v.
Kochsalz 500 g	Brechmittel	In Wasser gelöst
Lutrol E 400 1.000 ml	Zur Giftentfernung von Haut und Auge; auch zur Magenspülung	Bei Magenspülung 1,5 ml/kgKG über Magensonde

Substanz/bevorratete Menge	Antidot für	Dosierung
Legalon SIL 20 Amp.	Knollenblätterpilzvergiftung	20 mg/kgKG/die
Metalcaptase 5 x 20 Tbl.	u. a. Kupfer, Quecksilber, Blei	1,0 g i.v., dann 3 x 300 mg p.o. für 10 Tage
Natriumthiosulfat 10% 5 x 10 Amp.\
\
Natriumthiosulfat 25% 3 x 100 ml	Zyanvergiftungen, Jod, Alkylantien	50–500 mg/kgKG Thallium: mehrmals 1 g i.v. Magenspülung (Jod) mit 10%-Lsg.
Naloxon 0,4 mg 10 Amp.	Opiate	0,4–0,8 mg i.v.
Paraffin 1 x 1.000 ml	Ingestion fettlöslicher Stoffe	200 ml p.o.
Toluidinblau 50 Amp.	Thionin, Anilin	2–4 mg/kgKG i.v., 2 mg/kgKG alle 30 Minuten
Paractol flüssig 1 x 200 ml	Ingestion von Tensiden	z.B. 6 x tgl. 2 Teelöfel
Toxogonin 3 x 5 Amp.	Alkylphosphate, **nicht** Carbamate	1 Amp. = 250 mg i.v., 1–2 x wiederholen
3 M-Trometamol Lsg. 10 Amp. à 20 ml	Zur Alkalisierung bei Barbituraten und Sylicylaten	Nach Säure-Basen-Status
Bronchocort 250 2 DA	Reiz/Rauchgasinhalation	Zunächst alle 5 Minuten, anschl. 2stündlich 2 Hub
Quantalan 50 100 Dosierbeutel	Unterbrechung eines enterohepatischen Kreislaufs, z.B. Digitoxin	Einschleichend nach individueller Toleranz (GI-NW) bis zu 3 x 3 Btl.
Apomorphin 10 Amp.	Brechmittel	10 mg einmalig s.c.
Brechwurz 5 x 20 ml 3 Flaschen	Brechmittel	
Digitalis Antidot 12 Amp. à 80 mg	Digoxin, Digitoxin	1 Amp. = 80 mg binden 1 mg Digoxin entspr. 1 ng Digoxin oder 10 ng Digitoxin i. Serum
4-DMAP 5 Amp.	Blausäure, Cyanide, Schwefelwasserstoff, Brandgase	250 mg (3 mg/kgKG) i.v., bei Blausäure in Brandgasen halbe Dosis. Anschließend Natriumthiosulfat
Desferal 5 Amp.	Eisenintoxikation	12 g p.o. nach Magenspülung. 1 g per Infusion, max. 80 mg/kgKG/die
Leucovorin 5 Amp.	Methotrexat	6–12 mg i.v., 4 x alle 3–6 Std. wiederholen
Kohle 30 x 10 g	Universelles Antidot	6 x 10 g p.o.

Index